西北大学"双一流"建设项目资助

Sponsored by First-class Universities and Academic Programs of Northwest University

新藥研發與注册

XINYAO YANFA YU ZHUCE

主　编　郑晓晖　赵　晔

副主编　谢艳华　贾　璞

西北大学出版社

·西安·

《新药研发与注册》
编委会

主编简介
ZHUBIAN JIANJIE

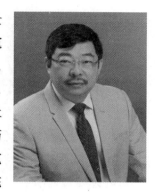

郑晓晖,长安人,西北大学教授,博士生导师,西北大学中草药现代化工程研究中心主任,陕西创新药物研究中心主任,九三中央促进技术创新工作委员会委员,九三学社陕西省委常委,陕西省九三学社教育文化专门委员会主任,陕西省中医药管理局中药复方效应成分分析重点研究室主任,西北大学–深圳清华大学研究院共建"创新中药及天然药物研究"联合实验室主任,云南民族大学兼职教授,民族药资源化学国家民委–教育部重点实验室学术委员会委员,西藏民族大学教育部工程中心委员会委员,中国化学会色谱专业委员会委员,陕西省化学会、陕西省药学会、陕西省植物学会等学会理事,教育部"长江学者和创新团队发展计划"——"基于秦巴优势生物资源的生命效应分析与新药创制研究"带头人,陕西省重点科技创新团队——"基于秦巴优势中草药资源的新药创制研究"带头人,陕西省"三秦学者"创新团队(创全国一流团队)带头人。荣获陕西省科学技术奖一等奖(2项,第一获奖人),陕西省高等学校科学技术一等奖(3项,第一获奖人),陕西省中医药突出贡献奖,陕西青年科技奖,九三学社中央及九三学社陕西省委先进个人、九三学社创建70周年全国优秀社员、西北大学优秀教师等荣誉表彰,入选国家百千万人才工程,被授予"有突出贡献中青年专家"荣誉称号,享受国务院特殊津贴。主要从事中药复方代谢、应答及分析,生物色谱及"泛组学"分析科学与技术构建,创新药物研发等教学科研工作,近年来主持、参与国家及省部级科研项目50余项,发表研究论文300余篇,获中国及国际发明专利授权80余项。

主编简介
ZHUBIAN JIANJIE

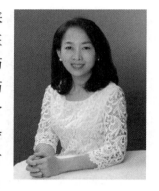

赵晔,西北大学教授,研究生导师,陕西创新药物研究中心副主任,中国民族医药学会信息与大数据分会理事,中国中药协会杜仲专业委员会常务委员,陕西省药理学会副理事长,陕西省实验动物学会常务理事,陕西省药理学会教学专业委员会常务委员,陕西省药理学会心血管药理专业委员会委员,陕西省"三区"科技人才,教育部"基于秦巴优势生物资源的生命效应分析与新药创制研究"团队核心成员,陕西省重点科技创新团队"基于秦巴优势中草药资源的新药创制研究"核心成员,"杜仲综合利用及科技产业化创新团队"核心成员,荣获陕西省科学技术奖二等奖 2 项(第一获奖人和第六获奖人),陕西省高等学校科学技术二等奖 1 项(第一获奖人),西北大学优秀党员、优秀工会干部等表彰。长期从事中药效应物质、分子化中药药性及药理学研究,主持、参与国家自然科学基金、陕西省重点研发计划项目、教育部长江学者和创新团队发展计划、陕西省重点科技创新团队项目等科研项目 20 余项,发表科研论文 30 余篇,参编药学专著 3 部,参编国家级教材 3 部。

序一

健康是促进社会进步和经济发展的必需条件,实现国民健康是国富民强的重要标志,也是全国各族人民的共同愿望。改革开放以来,我国健康领域的发展取得了显著成就,人民健康水平和身体素质持续提高;然而伴随经济飞速发展而来的工业化、城镇化、人口老龄化、疾病谱变化、生态环境变化等,给维护和促进健康带来一系列新的挑战,需要从战略层面统筹解决关系健康的重大长远问题。广大医药科技工作者肩负着稳定和推进经济发展格局的历史责任,要坚持面向世界学术前沿、面向国家重大需求、面向地方经济主战场、面向人民生命健康,不断向科学技术广度和深度进军。

人民健康离不开医药卫生事业的发展,需要创新药物的保障。新药研发是高投入、高风险、高回报的行业,要在未来的全球制药环境中生存下去,必须进行创新创智研究。高技术壁垒的创新药已成为研发热点,新思路、新技术和新方法不断涌现,为新药研发注入了生机和活力,也推动了药品注册管理的科学化和规范化进程。近年来,国家不断出台鼓励创新药研究的政策,支持以临床价值为导向、对疾病具有明确或特殊疗效和拥有自主知识产权的创新药物。创新药物的研发更是增强中华民族道路自信、理论自信、制度自信和文化自信的战略需求。

我一直从事药学教育和致力手性药物研究,20多年来我看到了一群勤勤恳恳、兢兢业业执着于自主创新的药学科研工作者,西北大学的王四旺教授(原空军军医大学教授)、郑晓晖教授、赵晔教授等在中药复方、分子中药、创新型化学药物和大健康产品等方面都进行了卓有成效的科学探索,提出了创新药物研究的新思路、新策略、新技术和新方法,为研发新药做出了贡献。

为了满足现代药物发展和高等院校药学专业科学研究与教学的需要,西北大学长期从事药学教育的科研团队,遵循2019年修订的《中华人民共和国药品管理法》、2020年修订的《药品注册管理办法》和2016年颁布的《中华人民共和国中医药法》等法律法规编撰了《新药研发与注册》一书。该书围绕安全、有效、可控的创新药物研究与注册管理诸方面知识,突出新药研发技术与方法的"创新""规范"和"实用"特点,全面系统地介绍了新药处方、制剂工艺、质量标准、稳定性、药理毒理及临床试验等的整体研究的设计和实施;同时将党中央有关药品安全"四个最严"要求,即最严谨的标准、最严格的监管、最严厉的处罚、最严肃的问责的管理原则和精神落实到药物研发和注册管理的实践中,促进服务于公众健康的药品管理。

自主创新、勇攀高峰的科学精神是我国科技工作者的优良品德,我愿勉之,并为此书作序。

张生勇

2020 年 11 月 29 日

序二

随着社会的发展和人类疾病谱的变化，人们对新药的需求不断地提高，药品的特殊性决定了新药研究是一项需要多学科、多部门密切协作的复杂系统工程，需要严格遵循国家相关的法律、法规，才能为人民提供安全有效的药物。

创新药物是 21 世纪实现健康中国的重要战略，人民健康也是社会主义现代化强国的重要指标。新药研发与科学前沿、特别是生命科学的发展有着非常紧密的联系。由于人口老龄化和疾病谱的不断变化，新药的研发和注册更显重要，解决新药研究的共性关键技术难题，创制高效低毒的治疗心脑血管、肿瘤和老年性疾病，以及开发治疗儿科疾病、罕见病等创新药，对于促进我国全民健康事业和国民经济的快速发展必将产生重大影响。

西北大学郑晓晖、赵晔两位教授主编的《新药研发与注册》一书，主要探讨有关新药的选题、新药研究的技术要求、新药注册等任务，研究内容包括新药的筛选与评价、原料药与制剂、新药的药学研究、临床前药理学和毒理学研究、药代动力学与生物等效性研究、新药临床试验、药品注册与申报资料等，涉及的药事法规包括《中华人民共和国药品管理法》《药品注册管理办法》《药物非临床研究质量管理规范》《药物临床研究质量管理规范》《药品生产质量管理规范》等内容，既新颖又实用。本书在系统总结中药及其复方物效基础研究和创新药研发成果与经验的基础上，较为全面地汇集、提炼、引证和总结了他们的一些重要的学术思想、观点、理论和研究发现、发明与创造。

该书内容丰富，图文并茂，实用性强，学术观点明确、独特，是一部高等医药院校师生、医药科研院所工作人员以及广大药学爱好者的重要参考书籍。该书的出版为我国医药学教学、科研和事业的发展提供了丰富的资源，对于我国创新药物的研发和加快走向世界将起到积极的促进作用。

张勇民

2020 年 10 月 28 日

前　言

药物是关系人民健康的特殊商品,有效性、优效性、可及性和安全性是药物治疗疾病的最重要参数,质量可控和具有良好稳定性是药物的基本属性。随着人口老龄化和疾病谱不断演变,一些老药产生耐药或对继发性疾病无效等原因,使得新药研发成为全球医药界广泛关注的大课题。人类处在共生生物众多的大千世界中,各种自然威胁无时不在,而新药就是提升抵御外邪能力的重要标志,新药研发是人类社会健康生存的永恒使命。

新药研发是一项艰巨的科学发现、漫长探索、不断验证和综合评价等复杂研究工程,涉及临床医学定位、自然与生态资源、药学、药理学、毒理学、伦理学、实践医学和政策法规等诸多学科,是集理学、社会学和科学于一体的综合性研究工程。新药研发是投资大、周期长、风险高、回报优的高技术产业,同时源源不断的新药产出护佑着人类的健康和发展,可见新药研发更是人类社会的生命健康工程。

本书编写时主要参考 2019 年修订颁布的《中华人民共和国药品管理法》、2020年修订实施的《药品注册管理办法》和国内外医药学术刊物发表的文献,以及编著者多年科研工作的积累和成果,内容上力求全面反映我国新药研发的最新进展。本书包括概述和中药新药研究思路,中药新药研究的新方法,中药系统药理学的原理、技术及应用,中药新药的研究内容,化学药物新药的研究方法及内容,药品注册管理七章内容。第一章重点概述了新药研发工程中的重要学术概念、新的学术观点、常规研究方法、基本技术路线和特殊规定,以及重要的政策与法规。各章节重点讲述了"中药新药研究思路""中药新药研究的新方法""中药系统药理学的原理、技术及应用""中药新药的研究内容""化学药物新药的研究"和"药品注册管理"等内容。

《新药研发与注册》对于新药的研发和注册全过程具有一定的指导作用,与其他同类书相比,具有明显的时效性和实践指导性。该书既是一部方法学论著,又是一部重要的新药研发工具书,具有科学性、先进性、实用性等特点。该书的出版,将为新药的开发和研究提供较为全面、系统的参考资料。

　　本书的编写得到南京大学陈洪渊院士、中国人民解放军空军军医大学张生勇院士、法国国家药学科学院张勇民院士、北京中医药大学乔延江教授等业界专家的关怀、支持与帮助,在此表示衷心的感谢!本书引用和参考了国内外一些书籍、文献资料,谨向这些文献和作者谢忱。

　　鉴于资料收集的局限性和时间仓促,加之编者专业水平有限,因此,在编写过程中,内容可能出现疏误,不足与错误之处敬请广大读者提出宝贵意见,以便修订时完善。

新药研发与注册编委会

2020 年 11 月 21 日

目　录

第一章 概述

一、新药的定义和历史沿革

（一）新药的定义

新药（New Drugs）是指化学结构、处方组成和药理作用等不同于现有药品的药物。新药的科学内涵在于"创新"，技术关键在于"成药"。具有全新的化学结构或组合物和作用机制的优效药品被称作创新药。真正意义上的创新药非常罕见，其发现和研制的难度较大。对已知的化合物或组合物和作用机制明确的药品进行再评价获得的优效或发现新适应证的药物被称作改良新药。已知化合物的结构修饰、优化组合，包括传统中药的药对或配伍与制备工艺的优化，发现新适应证相对容易实现，全球在研和已上市的 95% 以上的新药均属于这一类。

赋予新药的概念不是目的，而是为了更好地制定新药创新与研发政策和法规，以指导和规范新药研究全程符合科学规律和真实可信，使得研究数据可溯源和研究结论可重复，确保制备的药物具备新药的特质。新药的概念为制定相关行业法规、分类和评审与注册标准，以及界定新药的创新水平及预测市场价值提供了重要依据。

（二）新药定义的历史沿革

2019 年 12 月 31 日正式执行的《中华人民共和国药品管理法》规定，"药品，是指用于预防、治疗、诊断人的疾病，有目的地调节人的生理机能并规定有适应证或者功能主治、用法和用量的物质，包括中药、化学药和生物制品等"。新药的定义在不同的国家或地区有着不同的内涵。美国国家药品监督管理部门（Food and Drug Administration，FDA）对新药的定义为，"治疗成分从未通过任何成员国或地区的法律认可的新的化合物"。有的国家将新药定义为，"未在境内销售且活性成分或药物处方不同的药品"。我国对新药的定义是一个与时俱进和不断完善的过程。

1985 年 7 月 1 日实施的《中华人民共和国药品管理法》规定，"新药指我国未生产过的药品"。1999 年 5 月 1 日实施的《新药审批办法》（局令第 2 号）第二条，"新药系指我国未生产过的药品,已生产的药品改变剂型、改变给药途径、增加新的适应证或制成新的复方制剂,亦按新药管理"[1]。2002 年 9 月 15 日颁布施行的《中华人民共和国药品管理法实施条例》中将新药定义为,"未曾在中国境内上市销售的药品"。2007 年 10 月 1 日开始执行的国家食品药品监督管理局①(State Food and Drug Administration,SFDA)颁布的《药品注册管理办法》(局令第 28 号),将注册药品分为"中药及天然药物、化学药品和生物制品"三大类,相对应的新药亦分为"中药、天然药物新药,化学新药和新生物制品";同时规定"对已上市药品改变剂型、改变给药途径、增加新适应证的药品注册按照新药申请的程序申报",且"改变剂型但不改变给药途径,以及增加新适应证的注册申请获得批准后不发给新药证书;靶向制剂、缓释、控释制剂等特殊剂型除外"。

2015 年 8 月 9 日国务院印发的《关于改革药品医疗器械审评审批制度的意见》(国发〔2015〕44 号,2015 年 8 月 18 日起施行)将药品分为新药和仿制药,将新药的定义修改成"未曾在中国境内外上市销售的药品",同时将中国境内申请人仿制中国境外上市但境内未上市的原研药品列入仿制药中;并进一步规定,新药根据物质基础的原创性和新颖性,可分为创新药和改良型新药。

2016 年 3 月 4 日起施行的《化学药品注册分类改革工作方案》(2016 年第 51 号)对化学药品注册分类又进行了调整,明确了化学药品创新药和改良型新药的定义。1类化学药品为创新药,即"含有新的结构明确的、具有药理作用的化合物,且具有临床价值的药品";2 类化学药品为改良型新药,即"在已知活性成分的基础上,对其结构、剂型、处方工艺、给药途径、适应证等进行优化,且具有明显临床优势的药品"。由此新药的定义和分类也得到进一步的完善。[2]

2017 年 10 月 8 日,中共中央办公厅、国务院办公厅《关于深化审评审批制度改革鼓励药品医疗器械创新的意见》(厅字〔2017〕42 号)发布。之后,药品审评审批制度改革启动并持续推进,药品上市许可持有人制度试点、药物临床试验默示许可、关联审评审批、优先审评审批等多项新规落地实施。2017 年 10 月 23 日,由国家食品药品监督管理总局(China Food and Drug Administration,CFDA)办公厅发布《药品注册管理办法(修订稿)》并向社会公开征求意见。至 2020 年 1 月 22 日,国家市场监督管理总局令第 27 号公布的《药品注册管理办法》指出:

---

①　2013 年 3 月 22 日,国家食品药品监督管理局(SFDA)改名为国家食品药品监督管理总局(CFDA)。2018 年 3 月 13 日,十三届全国人大一次会议审议国务院机构改革方案,组建国家市场监督管理总局,不再保留国家食品药品监督管理总局。

（1）"从事药物研制和药品注册活动,应当遵守有关法律、法规、规章、标准和规范;参照相关技术指导原则,采用其他评价方法和技术的,应当证明其科学性、适用性;应当保证全过程信息真实、准确、完整和可追溯。"

（2）"申请人完成支持药物临床试验的药学、药理毒理学等研究后,提出药物临床试验申请的,应当按照申报资料要求提交相关研究资料。经形式审查,申报资料符合要求的,予以受理。药品审评中心应当组织药学、医学和其他技术人员对已受理的药物临床试验申请进行审评。对药物临床试验申请应当自受理之日起六十日内决定是否同意开展,并通过药品审评中心网站通知申请人审批结果;逾期未通知的,视为同意,申请人可以按照提交的方案开展药物临床试验。"

由此不难悟出,新药的内涵应该体现在药物研发的科学、规范和实用性价值等方面。

《药品注册管理办法》规定,"药品注册按照中药、化学药和生物制品等进行分类注册管理。中药注册按照中药创新药、中药改良型新药、古代经典名方中药复方制剂、同名同方药等进行分类。化学药注册按照化学药创新药、化学药改良型新药、仿制药等进行分类。生物制品注册按照生物制品创新药、生物制品改良型新药、已上市生物制品(含生物类似药)等进行分类。中药、化学药和生物制品等药品的细化分类和相应的申报资料要求,由国家药品监督管理局根据注册药品的产品特性、创新程度和审评管理需要组织制定,并向社会公布"。

基于上述实际,笔者认为新药的延伸概念应该是:适用于疾病的诊断、防治或特殊需要,其处方、制备工艺和使用方法等参数与现有同类药品不同的药物。该定义主要依据新药研发的核心环节即"适应证对应的疾病、处方组成、制剂工艺、药理研究数据警示的用药剂量和疗程等",概述其新药应具有的科学内涵。

（三）新药分类

新药的种类具有鲜明的国度区分。我国有 5 000 多年中医药传承历史,中药已成为我国新药的重要的一类。根据原 CFDA 自 2007 年 10 月 1 日起施行的《药品注册管理办法》(局令第 28 号)(简称"注册办法"),新药分为中药、天然药物和化学药品及生物制品四个种类。为方便新药注册,在注册办法中将中药、天然药物合并成一大种类,但对中药和天然药物分别给出明确的定义,即"中药是指在我国传统医药理论指导下使用的药用物质及其制剂;天然药物是指在现代医药理论指导下使用的天然药用物质及其制剂"以示区分。由定义可知,中药与天然药物的主要区别在于对药性理论和对病机辨识的指导思想方面。也正是这种原则上的差异,中药和天然药物是完全不同的两种药物。国家药品监督管理局（National Medical Products Administration,NMPA）目前执行的《药品注册管理办法》还是将"中药、天然药物"划在同一分类管理，仅要求注册申报资料上标注清楚"中药"或"天然药物"以示区分。2020年9月28日，国家药品监督管理局发布《中药注册分类及申报资料要求》（2020年第68号）的通告指出，"中药是指在我国中医药理论指导下使用的药用物质及其制剂"，"天然药物是指在现代医药理论指导下使用的天然药用物质及其制剂"，"天然药物参照中药注册分类"。

基于国家市场监督管理总局第27号令，即《药品注册管理办法》明确规定，"药品注册按照中药、化学药和生物制品等进行分类注册管理"。

中药注册按照中药创新药、中药改良型新药、古代经典名方中药复方制剂、同名同方药等进行分类。

化学药注册按照化学药创新药、化学药改良型新药、仿制药等进行分类。

生物制品注册按照生物制品创新药、生物制品改良型新药、已上市生物制品（含生物类似药）等进行分类。

中药、化学药和生物制品等药品的细化分类和相应的申报资料要求，由国家药品监督管理局根据注册药品的产品特性、创新程度和审评管理需要组织制定，并向社会公布。具体实施，必须参照国家药品监督管理局发布的《中药注册分类及申报资料要求》《化学药注册分类及申报资料要求》和《生物药注册分类及申报资料要求》相关规定和要求执行。

二、新药的属性

新药的属性同药品一样，必须同时具备适用、安全、有效、优效和质量可控的属性。这五种属性亦称新药的五大特性。

（一）适用性

宇宙间的一切物质均具有适用性。地球及其生存在地球上的人类是宇宙家族的重要成员，自然都是由物质组成的物体，所以，是物质一定就有功能性和适用性。新药作为人类自身防御和治疗等用途的物质，被称作药物，当然必须具备鲜明的药品可用特质。新药的适用性主要表现在社会和应用两个层面的许可。

1. 社会层面

研发的新药可保障社会防治疾病使用。所以，对于拟研发的新药的原料及其质量，原料的来源、产业链兼容性、生产成本、环境友好等不仅要保证新药研发过程中的需求，更重要的是研发出的新药批准上市使用必须满足工业化生产需求，同时还应保证能够扩大产能、延续和安全生产。因此,新药研发与设计首先必须满足该新药原料的社会层面具有适用性。

2. 应用层面

研发的新药能够让临床医患放心使用。因此,新药的适应证、用药途径、使用方法、剂量、毒副作用等是指导医师和患者用药的重要信息。试想,如果没有这些资料,研发出来的药物就不是新药了。其实,新药的全部研究内容都是为应用层面服务的;所有新药研发成功后,其全部精华最终均浓缩在一张或几张"使用说明书"上。所以,评价一个上市药品的研究水平,一般只需要仔细阅读使用说明书就能够初步确定其创新程度。

(二)安全性

新药的安全性是其重要的属性。所以,评价新药以何种方法使用、应用何种剂量和使用多长时间具有安全性是新药研发过程中非常重要的内容。不论何种新药,其安全性的研究内容主要包括急性毒性、蓄积毒性、遗传毒性、生殖毒性和长期毒性等实验研究;NMPA 明确规定,新药注册的安全性评价技术申报资料必须在指定的药品非临床研究质量管理规范(Good Laboratory Practice of Drug,GLP)实验室完成。如此规定,是为了保障新药的安全性达到科学性、规范性、真实性和可溯源性,确保其临床人体试验和上市后的使用安全。

1. 一般原则

凡属新药,包括按照新药注册管理的药物,研究者必须按照《药品注册管理办法》规范,依据相关种类注册药品分类要求、《药物研究技术指导原则》规定,应当完成药学、药理毒理学和相应的药物临床试验等研究内容。其中,药物非临床安全性评价研究应当在经过药物非临床研究质量管理规范认证的机构开展,并遵守《药物非临床研究质量管理规范》;药物临床试验应当经国家药品监督管理局药品审评中心批准,化学仿制药生物等效性研究应当报国家药品监督管理局药品审评中心备案,在经过备案的药物临床试验机构开展,并遵守《药物临床试验质量管理规范》。

2. 特殊要求

对于创新药中的避孕药、儿科用药和孕期用药等,注册前除应该完成一般原则约定的研究技术资料外,还应该根据新药的性质要求追加"三致"即致畸变、致突变和致癌实验研究。

国家鼓励和支持中药传承和创新。建立完善了符合中药特点的注册管理制度和技术评价体系,将中药传统优势与药品研发科学要求相结合。中药创新药,应当突出疗效新的特点;中药改良型新药,应当体现临床应用优势;经典名方类中药,按照简化标准审评审批;天然药物,按照现代医学标准审评审批。提高中药临床研发能力,中药注册申请需提交临床价值和资源评估材料,突出以临床价值为导向,促进资源可持续利用。鼓励运用现代科学技术研究开发传统中成药,鼓励发挥中药传统剂型优势研发中药新药,加强中药质量控制。

（三）有效性

新药的有效性系指被研发的药物对受用者的益处。新药的有效性研究主要包括非临床和临床评价。前者为后者提供基础与参考,后者是前者更有意义的验证。综合二者的评价数据及其推导的结论,是构成新药注册时编写使用说明书中"功能与主治、用法与用量"等重要参数的依据。

1. 非临床有效性评价

非临床有效性评价是指受试新药以注册药品为目的,在非人体实施的可能对人的特定疾病具有防治等益处的实验研究及其评估报告。所以,非临床有效性评价是为提出的临床假说提供有效性支持的依据,是合理选择临床适应证、设计给药方案的基础。1962 年,美国 FDA 通过的《Kefauver-Harris 修正案》中要求,"药物上市前必须证明其有效性";并强调,"如果药品无效,那么就不具备真正的安全性,药物上市前必须首先确定其疗效"[3]。虽然新药的有效性研究与评价得到普遍共识,但其有效性研究中仍然有许多问题影响着新药有效性评价的可靠性、准确性、效率、成本和时间等[4]。为此,《中华人民共和国药品管理法》(2019 版)明确规定,"开展药物非临床研究,应当符合国家有关规定,有与研究项目相适应的人员、场地、设备、仪器和管理制度,保证有关数据、资料和样品的真实性"。

2. 临床有效性评价

新药的临床有效性评价是在以非临床有效性研究确定有效的基础上,以上市注册为目的并依法获得批准在正常或患病人体上实施的包括安全性和具有治疗作用的试验研究及其评估报告。新药临床试验一般分为Ⅰ、Ⅱ、Ⅲ、Ⅳ期和生物等效性试验。

（四）优效性

新药的优效性是指二种以上同类药物对同一适应证有益作用显著性的比较研究。优效性之所以成为新药的重要属性,是因为随着新药不断发现和研发成功并上市,使得同一适应证具有多种药物选择。那么,选择哪一种药物治疗疾病更好,往往使医生非常茫然。于是,诞生了临床非劣效研究,亦给新药的研发带来了新的挑战。

1. 新药非临床优效性评价

新药非临床优效性评价指的是申请人对拟注册药物实施的非人体有效性的比较

研究及其总结报告。针对人类疾病谱的创新药物研究,有效带动了医药市场繁荣的同时,往往常见同病多药可治的情况,即同质化产品并非鲜见,譬如治疗感冒的上市治疗药物目前我国至少有 40 种。那么,新药申请人再注册治疗"感冒"的药物,NMPA 组织学术专家审评临床研究时,一定会质询其非临床优效性问题,如果无此研究资料或不具有显著的优效性,该注册一定是会被拒绝默许临床试验研究的。所以,新药的非临床优效性评价对于目前甚至今后更长时期,都是不可忽视的重要研究内容。

2. 新药的临床优效性评价

新药的临床优效性评价指的是申请人对注册药物已获得国家药品监督管理局药品审评中心默许实施的人体有效性必要的比较临床试验研究及其总结报告。新药临床试验研究计划应支持受试药物与对照药物进行疗效比较,从而客观评估药物的疗效;研究方案及研究结果报告应准确表述研究设计,如治疗持续时间,治疗组间的对照是平行设计、序贯设计还是交叉设计,样本量大小、统计分析方法等内容。如果治疗的条件是给予安慰剂或不给予任何治疗将违背患者的利益时,将试验药物与已知的有效治疗药物进行比较,即为阳性并行对照。阳性并行对照试验通常包括受试者的随机化以及受试者和研究者的盲法。然而,阳性对照研究也可以设有安慰剂对照组或剂量对照组。阳性对照试验在证明试验药物疗效方面有两个不同的目标,一是显示受试药物的疗效与某种已知的有效药物一样好,如等效或非劣效;二是显示受试药物的疗效优于阳性对照药[5]。

(五)可控性

新药的生产工艺、质量标准是其注册时国家药品监督管理局药品审评中心严格核准的重要技术资料。新药注册前,其质量标准及其起草说明书必须进行注册检验,包括标准复核和样品检验。标准复核是指对申请人申报药品标准中设定项目的科学性、检验方法的可行性、质控指标的合理性等进行的技术评估。样品检验是指按照申请人申报或者国家药品监督管理局药品审评中心核定的药品质量标准进行的实验室检验。上述规定和要求,目的就是确保新药注册后的临床和上市药品的质量能够依法控制。

三、新药的研究与开发

(一)新药研究与开发的历史

1. 古代药物研究

(1)求生发现模式。

古代药物最开始主要是通过对动物、植物(乃至矿物)作为食物的尝试和无意的误食发现的。我国药学家薛愚教授在其主编的《中国药学史料》一书中详细论述了中国药物的发展史,在"药物的萌芽"一节中指出"药物是人类在劳动生产中与疾病做斗争而萌芽的,是与物质生活联系在一起的,是凭人类的本能而选择必需的食物医治各种疾病而产生的",故有"神农尝百草,一日而遇七十毒"的传说。由此逐步积累起一些对于动物、植物或矿物可以成药的知识,这便是人类早期的药物发现模式[6]。

(2)总结提高模式。

我国古代创造过辉煌的药物学成就,不仅起源早,而且产生大量的影响重大的药物学著作和医药学名家,是同时代任何国家都无法相比的,在世界新药评价史上拥有着重要的地位。据《周礼》记载,早在公元前11世纪的周武王时代就设置了药师,掌管医药行政事务。先秦时期的《山海经》记载药物120种,是世界上最早有文字记录的医药古籍。成书于公元1至2世纪的《神农本草经》,系统总结了自战国以来到西汉时期的药物学基本理论和药学知识,记载了植物药252种、动物药67种、矿物药46种,共达365种,是我国现存的最早的药学专著,也是世界上第一部药学专著。《神农本草经》中首次提出的"君臣佐使"的方剂理论,一直被后世方剂学所沿用至今。南北朝陶弘景著的《神农本草经集注》,将药物品种进一步扩展到730种。在唐代,朝廷设置有尚药局,有专门从事药品管理的官员和具体的药工,规定"凡课药之州,置采药师"。唐代医圣孙思邈著有方剂名著《千金方》,收载药方5 300余个。公元659年,唐高宗令大臣李绩组织编撰《新修本草》,收载药物844种,是世界上第一部以政府名义编撰的药典,比意大利颁布的《佛罗伦萨药典》早800多年,比欧洲最早的全国性药典《丹麦药典》早1 100年。公元1151年,宋代由政府颁布出版的《太平惠民和剂局方》(简称《局方》)中,将成药方剂分为14门,共载788方,且于每方下详细列出组成、用量、炮制方法、主治疾病、制作方法等,具有较高的学术水平和法定权威,是一部流传较广、影响较大的临床方书。此外,宋代还出版了由法医鼻祖宋慈编撰的世界上最早的法医学专著《洗冤录》,其中记载了很多毒物学和解毒药的内容[7]。明代一代名医和药师李时珍编著的药物学著作《本草纲目》,全书载药1 892种,附方11 000多个,分为16部、60类,广泛翻译流传至世界各国,其中记载的内容对于今天的中药与天然药物的研究仍有相当珍贵的价值,成为世界性的重要药学文献之一,被称为东方药学巨典[7]。

6 000多年前的古埃及已经拥有不平凡的医学文化,在其一些与医药相关的"纸草文"中,除了介绍医学理论、妇科和外科的知识外,还介绍了多种药物,如止咳药、吸入药、熏蒸药、坐浴药、灌肠药等,其中著名的Ebers氏纸草文记载了包括植物药、动物药和矿物药的700余种药物和800余个处方。古罗马时期的著名医学大师克劳迪亚斯－盖伦(Claudius Galenus)，其药学著作记载了 540 种植物药、180 种动物药、100 种矿物药，他的一些药方被沿用至 17、18 世纪，至今西方药方中用物理方法提取制备的酊剂、浸膏、流浸膏等仍被称为"盖伦制剂"。古印度在公元前 2000 年至公元前 1000 年的宗教文献《吠陀》中记载了大量医药知识和各类药物，其中《阿育吠陀》记载药物最多，该书中记载了植物药、动物药和矿物药共 700 余种。阿拉伯医药学自 9 世纪起由翻译转向建立自己的医药体系，世界上第一个正规的药房就出现在阿拉伯。阿拉伯著名医生阿维森纳(Avicenna)所编著的《医学原理》包含了对病症的描述、治疗方法的介绍以及大量的药物使用经验，是医学中的百科全书[7]。

（3）专业发展模式。

中世纪后期(15—17 世纪)，地理的大发现对全球经济、政治和文化的发展产生了重大的影响，同时也促进了医用药物的发展，如南亚和东亚(印度、中国)的鸦片、樟脑、松香等随矫味香料一同传入欧洲，美洲的金鸡纳(含治疗疟疾的奎宁)、愈创木、药喇叭根、古柯果和可可等也在殖民统治的过程中进入欧洲。

19 世纪以前，国内外药物的发现评价方式基本上都是靠人体尝试，通过经验积累得到对疾病有治疗效果的天然动、植物或矿物药物。

2. 近代的新药研究与开发

随着化学、生理学、病理学、病理生理学及药理学等基础医药学科的发展，加之制药工业的迅速改进和提高，19 世纪以后的药物研究与开发进入了一个新的时期。19 世纪到 20 世纪初期，化学作为一门独立的学科诞生并获得了迅速的发展，这一阶段的新药研究与开发的主要特征是从天然产物中分离、提纯和鉴定出具有能够治疗疾病的生物活性成分的物质，并将其不加修饰地运用于临床。意大利生理学家阿贝·费利切·丰塔纳(Abbé Felice Fontana)通过动物实验对千余种药物进行了毒性测试，得出天然药物具有活性成分并选择性作用于机体某个部位而引起典型反应的结论。1805 年，德国化学家赛特纳(F. W. Serturner)从罂粟草(鸦片)中分离提纯出吗啡，这是第一个被分离的生物碱，客观验证了阿贝·费利切·丰塔纳提出的理论，并由此引发了 19 世纪从天然产物中分离有效成分的热潮。1818 年，法国化学家约瑟夫·布莱梅·卡旺图(Joseph Bienaimé Caventou)与化学家皮埃尔·约瑟夫·佩尔蒂埃(Pierre-Joseph Pelletier)合作，从番木鳖中分离得到番木鳖碱和马钱子碱；1820 年，他们从金鸡纳树皮中分离得到奎宁。1827 年，柳树皮中的活性成分水杨苷被英国科学家拉罗克斯首次分离、纯化出来。1831 年，德国药剂师格奥尔格·迈因(H. F. Georg. Mein)从颠茄和洋金花中分离得到阿托品。1859 年，德国化学家阿尔贝特·奈曼(Albert

Neiman)从古柯叶中精制出高纯度的可卡因(又称古柯碱)[8]。据记载,仅在1805—1835年的30年间即有约30种重要的有效成分被分离出来,这种分离天然药物有效成分的热潮一直持续到20世纪[7]。在这一时期,病原微生物学和免疫学也获得了较大的发展。1800年,英国医生爱德华·詹纳(Edward Jenner)在源自中国的人痘接种法的基础上进一步发现和推广更为安全的牛痘接种法,并广泛传播到欧洲大部分国家及美国。1880年,法国科学家路易·巴斯德(Louis Pasteur)成功研制了鸡霍乱疫苗,又与1885年用其研制的减毒狂犬病疫苗成功救治了两名被疯狗咬伤的男孩,开启了免疫学治疗的新篇章[9]。

化学知识的发展、有机合成方法的进步促进了化学药物的发展。1853年,德国化学家杰尔赫首次合成了具有退热止痛作用的水杨酸。1897年,另一位德国化学家霍夫曼将纯水杨酸制成具有解热与抗风湿作用的阿司匹林,并于1899年由德国化学家拜尔创立的工业方法进行生产,作为解热镇痛药上市,成为人类历史上第一个用化学方法对天然产物进行结构改造而得到的药物,并且一直沿用至今。

19世纪末,药物合成的兴起以及保罗·埃尔利希(Paul Ehrlich)化学治疗概念的创立,为20世纪化学合成药物的发展奠定了基础,使新药的研发与发现进入以化学方法合成药物为主的新发展阶段。1906年,砷凡纳明等大量有机砷化合物被合成,广泛用于锥虫病、梅毒等疾病的治疗。1927年,德国多马克发明第一个磺胺类抗菌药百浪多息,百浪多息作为人类征服链球菌引起的各类感染性疾病的第一个抗生素,迅速地普及全世界,众多的第二代磺胺类药物也很快被研发出来并推向市场。1928年,英国细菌学家亚历山大·弗莱明(Alexander Fleming)在被青霉菌污染的葡萄球菌培养基上发现了具有杀菌作用的青霉素,青霉素最终成为比磺胺类抗生素具有更强抗菌效果且副作用更小的抗菌药物。由此,开启了20世纪40、50年代在真菌和细菌的菌株中寻找新的抗生素的先河,一系列抗生素,包括四环素类、氨基糖苷类、大环内酯类和头孢菌素类等相继被发现,特别是链霉素的发现使得人们拥有了能够有效对抗结核杆菌的药物。在这一时期中,通过对皮质激素、雄激素、雌激素和孕激素等甾体激素生理作用和结构的研究,合成了可的松、氢化可的松、黄体酮、地塞米松等天然激素和类似物[8]。中枢神经系统药物的研究也取得重大进展,抗精神病药物氯丙嗪于1950年被合成,并在1954年通过美国FDA批准,用于治疗精神分裂症。1953年,苯妥英钠被FDA批准用于治疗癫痫;抗组胺药芬苯扎胺、苯海拉明相继被合成、上市;维生素C、维生素B_2、维生素K等多种重要的维生素实现人工合成。1955年,脊髓灰质炎病毒疫苗获得FDA批准。1958年,降糖药二甲双胍被引入英国销售,至今仍是世界上处方最多的降糖药[9]。

20 世纪 60 年代，β 受体阻断剂普萘洛尔（心得安）、阿替洛尔等的成功研制和上市，是药物研发史上的一次方法革命，其发现过程所应用的药物受体构效设计的理念，被广泛认为是新药发现的革命性概念之一。基于这一理念，用于治疗胃溃疡的 2 型组胺受体拮抗剂西咪替丁随后也研制成功。同时期的强效利尿药氢氯噻嗪、呋塞米也相继进入市场，替代了临床上常用的具有诸多副作用的利尿药汞剂。第一个非甾体抗炎药吲哚美辛于 1965 年上市；1969 年，抗炎药布洛芬也以治疗风湿性关节炎的药物在英国上市，并逐步成为除阿司匹林外应用最广泛的抗炎药。抗焦虑和紧张情绪的苯二氮䓬类药物氯氮䓬和地西泮分别于 1960 年和 1963 年上市，到 20 世纪 70 年代，该类药物成为临床上最常用的处方药[9]。

3. 近代新药研究与开发的沉痛教训

20 世纪 30—60 年代是新药研究与开发的黄金时期，大量的药物在这一时期被研发上市，有许多经典药物，如普萘洛尔、二甲双胍等一直被沿用至今。但由于当时对药品安全性评价的认识不足及评价手段的欠缺，加之没有严格的药品管理体系和法律，许多药物在上市和进入临床使用前并未经过严格的评价，而最终导致出现了大量严重的药品安全事故，如"磺胺酏剂事件""甘汞事件""反应停事件"等。对这些沉痛教训的反思学习，将为往后的药物研发与评价提供深刻的警示。

（1）磺胺酏剂事件。

1937 年，美国马森吉尔（Massengill）制药公司用乙二醇代替丙二醇作溶液制成磺胺酏剂，虽然乙二醇的毒性当时已经被一些人所知晓，但马森吉尔制药公司的主任药剂师瓦特金斯（Watkins）并不知情，导致磺胺酏剂在未做任何动物实验的情况下（当时并不违反美国法律）就进入市场，最终造成 358 人中毒，107 人死亡。由于无法可循，因此制药公司仅受到很小的处罚，但它的主任药剂师瓦特金斯因内疚和绝望而自杀。

（2）甘汞事件。

1939—1949 年，甘汞（氯化亚汞）在欧美国家被广泛用作儿童的轻泻药和驱虫药，造成大量儿童出现以"肢端疼痛症"为主要症状的慢性汞中毒，仅英国就有 585 人死亡，全世界至少有几千名儿童因此死亡。停用这一药物后，儿童死亡人数得以迅速减少。

（3）氨基比林事件。

1922—1934 年，氨基比林作为一种新型的解热镇痛药流行于欧洲、美国。后来陆续有人发现在服用氨基比林的患者中出现了口腔炎症、发热、咽喉痛等症状，并伴有末梢血中白细胞特别是粒细胞大量减少。最终调查证实氨基比林能引起严重的白细胞减少症,从而导致患者极易发生各种感染。到 1934 年,仅美国就有 1 981 人因此死亡,欧洲有 200 人死亡。1938 年,美国将该药从法定药物目录中删去,1940 年以后,该病在美国的发生明显减少。在丹麦,自 20 世纪 30 年代禁止使用氨基比林后,到 1951—1957 年就再未发现由服用本品所导致的白细胞减少症。

(4)非那西丁事件。

非那西丁是一种曾经在国外广泛使用的解热镇痛药。1953 年以后,许多欧洲国家,特别是瑞士、当时的西德和捷克、斯堪的纳维亚等国家突然发现肾脏病人大量增加,最后证实主要是由于服用非那西丁所致。这种病例欧洲报告了 2 000 例,美国报告了 100 例,加拿大报告了 45 例,有几百人最终死于慢性肾功能衰竭。直到相关国家政府采取紧急措施限制非那西丁出售后,这类肾脏病患者的数目才明显下降。但也有证据表明,有的病人即使停用非那西丁长达 8 年,仍有可能因肾功能衰竭而死亡。

(5)2,4 - 二硝基酚事件。

20 世纪 30 年代,在欧洲一些国家、美国及巴西等国家,2,4 - 二硝基酚作为一种口服减肥药被广泛使用。到 1935 年春季,这些国家发现白内障病人大量增加,最终证实是由于服用该药所致。这些国家服用 2,4 - 二硝基酚的人数超过 100 万人,白内障发生率约为 1% ,其中有些人是在停药 1 年后才发生白内障的。

(6)三苯乙醇事件。

三苯乙醇是美国默利尔公司于 20 世纪 50 年代上市的一种降胆固醇药物。该药上市不久后,就发现其能引起脱发、皮肤干燥、男性乳房增大、阳痿,有的人还出现了视力下降、白内障。在美国有几十万人服用此药,引起白内障的约 1 000 人。后追因调查发现,在动物实验中已发现大鼠出现白内障,但药厂在申报资料时将其舍去了。最后,美国政府对默利尔公司进行了严厉的处罚,最终公司倒闭、药厂破产。

(7)法国有机锡事件。

1954 年,法国巴黎附近一个小镇的药剂师制售一种含二碘二乙基锡的制剂,用于治疗感染性疾病。该药引起 270 人中毒,中毒的人出现头痛、呕吐、痉挛、虚脱、视力丧失等中毒性脑炎的症状,最终 110 人死亡。

(8)氯碘喹啉事件。

氯碘喹啉于 1933 年上市,最初主要用于治疗阿米巴痢疾,后来发现其能预防旅行者腹泻,于是很快风行到许多国家。20 世纪 60 年代后期,首先在日本发现许多人出现双足麻木、刺痛、寒冷、全身无力等症状,约半数病人伴有不同程度的瘫痪,约 1/4 的病人有视力减退。最终经长期流行病学证实,这些症状是由于长期服用氯碘喹啉引起亚急性脊髓视神经炎所致。1970 年秋,日本厚生省禁止氯碘喹啉出售,新发病例迅速减少。据统计,由于服用氯碘喹啉造成残疾的达 1 万多人,死亡约 500 人。

(9)黄体酮保胎案。

孕激素如黄体酮是治疗习惯性流产等妇科病的常用药物。1950 年,美国霍普金斯大学医学院的医生发现有许多女性婴儿出现外生殖器男性化畸形,经调查发现与孕妇怀孕期间曾服用黄体酮有关。化学合成的孕激素黄体酮在分子结构上与雄激素相似,经多种动物实验也证明其能够引起动物的雌性幼仔发生外生殖器雄性化现象。黄体酮在美国造成了约 600 名女婴出现了这种畸形。

(10)己烯雌酚致少女阴道癌事件。

己烯雌酚是一种广泛用于治疗先兆流产的药物。1966—1972 年间,美国发现 300 多名少女患阴道癌,大大超过了自然情况下这种病在少女人群中的发病率。最后经深入的流行病学调查发现,这些病例的发生与患者母亲在妊娠期间服用己烯雌酚有因果关系。己烯雌酚为雌激素,它可以引起的子宫内膜癌可以延迟至 13～22 年以后在子代中表现出来。

(11)反应停事件。

1959—1962 年,原西德、英国、加拿大、澳大利亚和日本等 17 个国家因使用反应停(Thalidomide)作为防治妊娠反应的药物,造成了 12 000 多名婴儿"海豹"畸形,这些婴儿的特点是上下肢特别短,甚至没有臂部和腿部、手和脚直接连在身体上,有的儿童还伴有心脏和消化道畸形、多发性神经炎等。因当时既无标准、全面的致畸实验方法,新药审批对此也没有相关要求,药商对反应停的广告宣传是安全、有效、无毒的催眠镇静药,尤其适用于妊娠妇女的烦躁、失眠与呕吐,最终导致大量孕妇服用,造成了震惊世界的"反应停惨案"。

(二)新药研究与开发的现状

1.新药研发与评价体系更加完善

近代新药研究与评价取得了大量杰出的成就,众多的经典药物被创制,并进入临床用于疾病治疗,成为人类对抗疾病的有力武器,但在当时的主客观条件的限制下,也出现了许多严重的药品安全事故,促使新药研究与评价的体系不断进行完善和提高,主要表现在相关法制法规不断健全、评价手段和项目不断完善、评价结果国际协调互认 3 个方面。

（1）相关的法制和法规不断健全。

美国早在 1906 年就颁布了世界上第一个食品药品法，但对药品的研发和评价管理并不严格，只强调事后的抽检；1938 年，因"磺胺酏剂事件"的发生，美国对原食品药品法进行修正，改为《食品、药品、化妆品法》，但对药品只严格强调了新药的安全性，对其有效性则没有过多要求，导致无毒但无效或药效差的药品上市销售，造成了延误患者疾病治疗的危害。1961 年，美国虽因 FDA 的凯尔西医生提出的多种质疑延迟了反应停的审批而免遭"反应停事件"造成的灾难，但却促使其对 1938 年修正案再次修订，形成了 Kefauver-Harris 修正案。该修正案对药物的安全性和有效形式做了具体而明确的规定，要求批准药物上市前必须呈报该药物确实疗效的药理证据和药物安全性证据，但过于严密烦琐，仅"新药临床试验申请书"中规定的文件就达 14 个大项、百余小项，上市新药需经过漫长而严格的审批手续，使美国的新药研发与注册受到极大的冲击，年均上市新药数量逐年下降。因研发与评价周期变长，许多有效新药停留在临床试用阶段，影响临床应用；很多美国首创新药也流入国外进行临床试用和生产。1980 年，针对上述问题，美国国会又重新修订《食品、药品、化妆品法》，删去过于烦琐的部分，修订和补充不合理的部分，建立了一套相对较完整的法规。自此，世界各国纷纷效仿，制定了相类似的药品管理法规[6]。

1988 年，美国 FDA 又成立药品上市后风险评估办公室（Office of Post-Marketing Drug Risk Assessment，OPDRA），主要开展对药品事故的鉴定、评价和法规管理工作。OPDRA 通过不断扩大与 FDA 药品评价和研究中心、国家药品安全性监察和评价法规管理部门，以及欧洲医药评价局和世界卫生组织等机构的密切联系，确保药品上市后不会丧失监管。

我国新药研发与评价的法制法规管理体系也经历了一个不断发展、完善的过程。1963 年，卫生部等联合下发《关于药政管理的若干规定》，对新药的定义、批报程序、临床研究和生产审批进行了明确的规定，是我国最早的新药管理文件。1978 年，国务院转批卫生部颁发的《药政管理条例（试行）》，对新药的临床鉴定和审批进行了专门的规定。1979 年，卫生部对原药政管理条例中的有关规定进行修订，制定了《新药管理办法（试行）》，对新药的定义、分离、科研、临床、鉴定、审批和生产管理工作提出了更加系统、具体、明确的要求。1980 年，卫生部对《新药管理办法》进行修改，于 1985 年 7 月 1 日起施行《中华人民共和国药品管理法》，对新药的管理、审批做了强制性规定，并明确授权卫生部进行新药审批。1985 年，卫生部根据该法案颁布了《新药审批办法》，这一办法的颁布标志着我国新药的研发与审批管理进入法制化阶段。其后

10 年的实践中,结合我国具体实际情况,并参考世界发达国家的相关要求标准,我国对新药审批办法进行了必要的补充和完善[10]。

1998 年,国家药品监督管理局(State Drug Administration,SDA)正式成立。2001年,中国加入世界贸易组织(World Trade Organization,WTO)后,为更好地与国际接轨,参与国际间交流与竞争,对原药品管理法进行了重新修订,颁布了新的药品管理法。SDA 也在 2001 年、2002 年对新药审批的法律法规进行了修订,于 2002 年 9 月 15日颁布施行《中华人民共和国药品管理法实施条例》。2003 年,在 SDA 的基础上组建了国家药品监督管理部门(State Food and Drug Administration,SFDA)。作为国务院的直属机构,SFDA 继续行使 SDA 的职责,并负责对食品、保健品、化妆品的安全管理进行综合监督和组织协调,依法组织开展对重大事故的查处。2007 年,SFDA 颁布施行《药品注册管理办法》,并一直沿用至 2020 年 7 月 1 日[6]。

(2)研究项目和评价标准不断完善。

首先是临床药理学、药代动力学等新药评价关键学科的发展。临床药理学的概念早在 20 世纪 30 年代就已经出现;在其后大量新药的研发上市过程中,临床药理学的重要作用被逐步认识到,并引起了新药研制单位及管理部门的高度重视,逐渐成为医药院校的课程之一。20 世纪 90 年代,临床药理学渐趋成熟,成为一门独立的学科,其所采用的盲法、安慰剂法、随机化、对照设计及统计分析等具体手段和方法的广泛运用,使新药的临床评价越来越具有更高的科学性、可信性和可靠性,成为上市新药安全、有效的重要保障。

药代动力学分室概念于 20 世纪 30 年代提出,但因描述不同分室模型的数学公式复杂,而电子计算机未广泛运用,故直到 20 世纪 60 年代才将理论和实践结合起来,发展成现代的药代动力学(以下简称"药动学")。近 30 余年,药动学发展迅速,在电子计算机的支持下,许多重要参数被推导计算出来,为临床前药效学、毒理学评价以及临床药理评价的给药方案提供重要参考和依据。新药研究者可以在药效学指标以外,根据药物代谢动力学特征,对药物的优缺点进行判断,决定取舍。在现今的新药研发与评价工作中,不论是临床前研究还是临床研究,药动学检测都是必须进行的项目。

其次是新药评价项目的完善和技术手段水平的提高。以安全性评价为例,20 世纪 60 年代以来,各国吸取药品安全事件的沉痛教训,特别是在"反应停惨案"发生后增加了致畸试验,并进一步完善发展成现代包含致畸、致突变、致癌试验的药物特殊毒性试验,药物特殊毒性试验成为新药研发与评价的常规项目,要求大多数药物在临床使用前完成。此外,在医药科学技术发展的支持下,新药评价技术的水平和质量不断提高,许多评价方法都做到了标准化、规范化、系列化和自动化。WHO 和各国先后制定了《新药评价技术指导原则》,对新药研发与评价的技术要求做出了明确的规定。美国 FDA 率先对新药研究计划、实验室要求、研究内容、技术方法、结果处理、申报要求和审批程序等进行了详细的规定。许多国家相继制定了药物非临床研究质量管理规范(Good Laboratory Practice for Nonclinical Laboratory Studies,GLP),其内容包含对药物非临床研究中药物安全性评价的实验设计、操作、记录、报告、监督等一系列行为及实验室的规范要求,是药物进行临床前研究必须遵循的基本准则。根据类似原则,药品生产质量管理规范(Good Manufacturing Practice,GMP)、药物临床试验质量管理规范(Good Clinical Practice,GCP)、药品经营质量管理规范(Good Supplying Practice,GSP)、药品注册质量管理规范(Good Regulatory Practice,GRP)、中药材生产质量管理规范(Good Agricultural Practice for Chinese Crude Drugs,GAP)等一系列规范被制定出来。为保证各国结果的可参比性,又分别制定了许多具体试验标准操作规程。这些指导原则和操作规程的制定和实施,为保障上市新药的安全、有效、质量可控发挥了重要的作用,也使新药的研发和评价工作达到了一个新的水平和高度[10]。

(3)国际评价标准及互认研发结果。

1990 年,欧洲、日本、美国三方药品管理当局及三方制药企业管理机构共同发起成立了人用药品注册技术国际协调会议(International Conference on Harmonization of Technical Requirements for Registration of Pharmaceuticals for Human Use,ICH),其目的在于针对三方国家之间人用药品注册技术规定和认识的现存差异,通过协调逐步取得一致,为药品研究开发、审批上市制定一个统一的国际性指导标准,从而更好地利用人、动物和材料资源,避免重复浪费,并加快新药在世界范围内的开发使用;同时采用统一的标准规范来保证新药的质量、安全性和有效性,发挥保护公共健康的管理责任。

ICH 的成立使三方成员国之间通过国际协调对药品注册取得了一致的规定,公布了几十个关于药品的质量、安全性和有效性方面的 ICH 指导原则,改进和规范了实验技术方法;减少了成员国之间的重复研究,缩短了新药研发时间,降低了研究经费和实验动物的使用数量;还促进了制药企业与管理机构的对话与合作,加强了成员国之间的合作关系,并对非成员国产生了积极的影响。特别是 1997 年 5 月公布的 ICH－GCP,代表了临床研究规范的国际最新水准,得到了世界各国的广泛重视。如今 ICH 的每次会议,WHO 都派观察员参加,越来越多的非 ICH 成员国也开始委派观察员参加,使协调成果推广到 ICH 三方成员国以外的国家。目前,全球范围的多国多中心临床试验基本都以 ICH 和 WHO 的各项指导原则为标准。

1997 年,中国药政管理部门的领导和专家参加了 ICH 的第四次大会,并与美国 FDA 及国际同行进行了广泛的交流。此后的每次 ICH 会议中国均有相关部门领导和专家参加,并在中国逐步颁布和实施了 GLP、GCP 等质量管理规范[10]。

2. 新药研究与开发相关技术快速发展

新药的研究与开发离不开医药科学技术的发展,当代生命科学、信息技术、化学学科等领域的发展所衍生出的计算机辅助药物设计、高通量筛选、组合化学、生物工程等技术,成为新时代新药研究与开发的有力工具,极大地推动了新药研发事业的发展。

(1)计算机辅助药物设计。

合理的药物设计(Rational Drug Design)是当前新药先导物产生的主要途径和手段,其通过对疾病过程中潜在的药物靶分子(酶、受体、离子通道、核酸等)结构的研究与明确,按照靶分子结构并参考其内源性配体或天然底物等相关化学结构特征来设计药物分子,以发现能够选择性作用于药物靶点的新药。定量构效关系(Quantitative Structure-Activity Relationships,QSAR)理论的提出为合理的药物设计奠定了理论基础,其将化合物的结构信息、理化性质与生物活性进行分析计算,建立合理的数学模型,研究构效之间的量变规律,从而为发现先导物、创制新药提供依据。计算机技术的快速发展使这一切能够成为现实,计算机辅助药物设计(Computer Aided Drug Design,CADD)成为当前生物学科、基础学科及相关先进技术共同提高药物研发水平的最新结合点。

(2)组合化学。

组合化学(Combinatorial Chemistry)是化合物合成的一种新策略,其利用固相合成方法及一系列的合成测试技术,实现合成的微量化和操作的自动化,能够在短时间内合成大量不同结构的化合物,克服了以往只靠从动植物或微生物中分离提纯天然产物作为先导结构的局限性,提供了一种快捷产生先导物的方法,极大地提高了新药研发的效率和水平,被称为新药发现的高速公路[7]。

(3)高通量筛选技术。

随着计算机辅助药物设计及组合化学的迅速发展,大量的新的化合物被合成,传统的运用动物及细胞实验对新化合物进行逐一验证筛选的方式已经无法满足对大量化合物进行高效筛选的需要,尤其是对组合化学库的微量化合物筛选束手无策。因此,高通量筛选(High-Throughput Screening,HTS)应运而生。HTS 利用基于配体结合实验的同位素标记法、酶底物法、报告基因法、荧光探针标记法等检测技术,与传统筛选方式比较具有微量(仅需微克样品)、一药多筛、快速规模化、操作自动化等优势,极大地提高了化合物的筛选速度,并大幅降低了材料试剂的消耗和药物筛选的成本[9]。

(4)生物工程。

生物工程(Biotechnology),也称生物技术,是在分子生物学的基础上创建新的生物或生物机能实用技术,主要包括基因工程、蛋白质工程、细胞工程、酶工程和发酵工程等复杂技术群。生物工程是现代生物科学和工程技术相结合的产物,发展极为迅速,为新药的研发开辟了一条新的道路。其渗透到新药研发的各个领域,从抗生素生产、化学药物合成,到单克隆抗体、靶向制剂等,都离不开生物工程的运用和支持。

3. 新药研发针对的疾病谱在不断变化

随着社会经济的发展、老龄化的加速、新型传染病的出现等一系列因素的影响,人类的疾病谱发生了极大的改变,新药研发的方向也随之发生相应变化,心血管保护药物、抗癌药、降糖药物和抗精神病药物等新药的数量迅速增长。心血管系统疾病是人类健康的头号杀手,以其极高的发病率和致死致残率给社会经济和家庭带来了巨大的负担,世界各国都非常重视该类药物的研发,各种类型的降压药、降脂药纷纷走上市场。癌症是人类生命的另一重大威胁,WHO 报告指出,全球因癌症死亡的人数占总人数的 12%,其中 60% 的患者死于肺癌、胃癌、乳腺癌、结直肠癌、肝癌等,奥沙利铂、舒尼替尼及贝伐珠单抗等不同作用机制的抗癌药物被研发出来[11]。

糖尿病的发病率在全球范围内不断上升,使得抗糖尿病药物在内分泌药物市场中占据着最大份额,治疗 2 型糖尿病的新作用机制药物一直是各大药企研究的重点。抗感染类药物仍在全球的治疗性药物中占有着相当的比重,多重耐药性细菌的出现使得抗菌药物的研发一直面临着不断的升级和挑战。艾滋病在全球范围内的蔓延加速了人类对抗艾滋病毒药物的研发,逆转录酶抑制剂、蛋白酶抑制剂等大量新型的抗病毒药物被成功研制。许多抗精神病药物、抗老年人骨质疏松的药物等,也因相关疾病的发病率不断升高而被研制出来。

(三)新药研究与开发的展望

1. 针对重大疾病的药物研发是重点领域

心脑血管疾病、恶性肿瘤是导致人类非正常死亡的首要因素,但它们现今仍未能得到很好的控制,心血管保护药物和抗癌药物的研发将继续在新药研发领域占据举足轻重的地位。糖尿病等代谢性疾病,因发病率不断攀升,患者基数巨大,给社会经济造成了沉重的负担,抗糖尿病及相关并发症药物的研发具有重大的意义。社会老龄化进程的推进,使阿尔兹海默症(即老年痴呆症)、帕金森症等神经退行性疾病的形势日趋严峻,而目前尚缺乏有效的防治药物,针对神经退行性疾病的药物研发需求将越发紧迫。艾滋病这一严重传染病至今仍未被有效攻克,且在全球范围内不断蔓延,给人类的生命和健康带来了重大威胁,研制能够有效阻断艾滋病的药物是未来药物研发中一个巨大的挑战。以上重大疾病防治药物的研发,对人类的健康事业有着至关重要的意义,将仍然是未来药物研发的重点领域。

2. 更多创新药研发机制和靶点将被发现

随着基因组学、蛋白组学、分子生物学、生物芯片等生命科学技术的迅速发展,疾病发生发展过程中的关键分子机制被不断揭示,大量与疾病相关的基因被确认,为创新药的设计和研发提供了新的机制和靶点。基于特定分子机制和靶点的药物研发已经在新药的研制中取得了巨大的成就,如针对费城染色体突变治疗慢性粒细胞白血病的特效药伊马替尼、抑制病毒逆转录酶的抗艾滋病药物齐多夫定、针对血管内皮细胞生长因子的抗肿瘤药物贝伐珠单抗等,这些药物的研制成功极大地推动了疾病的治疗进程。在未来的新药研发中,针对新发现的机制和靶点进行药物设计和研发,仍将是一种重要的研发模式。

3. 未来生物技术药物具有巨大的研发潜力

基因工程、蛋白质工程、细胞工程等现代生物技术的迅速发展,在广泛参与药物的研发、生产等各个环节的同时,也极大地推动了生物技术新药的出现。自 1982 年第一个基因重组药物人胰岛素在美国上市以来,至今全世界已有数十个生物技术药物,如促红细胞生成素、白介素 -2、集落刺激因子、人表皮生长因子受体单抗药物(曲妥珠单抗)等,被研制成功并广泛应用于临床[4]。在未来的新药研发中,生物技术药品研发的势头方兴未艾,仍拥有着巨大的潜力。

4. 中药创新药的研发将成为世界新的热点

中药与天然药物的应用在世界范围内有着漫长的历史,积累了大量的使用经验,是一个巨大的药物先导分子化合物库,并具有生物学活性的成分较多、毒副作用相对可控等优势。同时,中药等天然药物因在抗肿瘤、免疫调节、抗衰老等方面具有独特的优势,而再次成为新药研发的热点领域。在未来的中药与天然药物研发中,呈现出两个突出的特点:一是海洋药物的研究与开发迅速发展。海洋药物因其丰富的储量、巨大的未知化合物库以及大量具有独特生物学效应的分子,而成了抗肿瘤等研发领域的热点[7]。二是中药的现代化进程不断推进。在传承中药基础理论的指导下,充分吸收和运用现代先进的科学技术手段与观点,一系列的中药现代化理论被提出,并在实践中广泛推广运用,极大地促进了中药现代化新药的研发。分子中药、组分中药、组合中药分子化学等的理论和实践是中药现代化进程中的突出代表[12-15]。

《中华人民共和国药品管理法》修订版已于 2019 年 12 月 1 日正式施行。该版法规充分体现了国家支持以临床价值为导向、对人体疾病具有明确或者特殊疗效的药物创新,鼓励对具有新的治疗机理、治疗严重危及生命的疾病或者罕见病、对人体具有多靶向系统性调节干预功能等的新药研制,鼓励儿童用药品的研制和创新。

(王四旺,李凯峰)

参考文献

[1]   邵蓉,胡元佳,沈璐. 我国新药定义及完善[J]. 中国药科大学学报,2001,32(6):478-480.

[2]   国家食品药品监督管理总局. 总局关于发布化学药品注册分类改革工作方案的公告(2016 年第 51 号)[EB/OL](2016.03.04)[2017.03.14]. http://www.sda.gov.cn/WS01/CL0087/146140.html.

[3]   国家食品药品监督管理局. 药品注册管理办法[Z]. 局令第 28 号,2007.

[4]   袁曙宏,张敬礼. 百年 FDA:美国药品监管法律框架[M]. 北京:中国医药科技出版社,2008.

[5]   刘炳林. FDA 等机构药物有效性研究要求沿革及进展[J]. 中国新药杂志,2019,28(16):1991-1996.

[6]   薛愚. 中国药学史料[M]. 北京:人民卫生出版社,1984.

[7]   陆国才,袁伯俊. 新药研究与评价[M]. 上海:第二军医大学出版社,2011.

[8]   郭增军. 新药发现与筛选[M]. 西安:西安交通大学出版社,2017.

[9]   陈小平,马凤余. 新药发现与开发[M]. 北京:化学工业出版社,2017.

[10]   彭雷. 极简新药发现史[M]. 北京:清华大学出版社,2018.

[11]   李晓辉,杜冠华. 新药研究与评价概论[M]. 北京:人民卫生出版社,2013.

[12]   邓世明,林强. 新药研究思路与方法[M]. 北京:人民卫生出版社,2008.

[13]   王四旺,谢艳华,曹蔚. 分子中药研究与方法学[M]. 北京:军事医学科学出版社,2012.

[14]   刘丽梅,张俊华,岳广欣,等. 组分中药产生背景回顾及未来展望[J]. 中国中医药信息杂志,2016,23(5):1-5.

[15]   郑晓晖,贾璞,白亚军. 基于传统君臣佐使组方配伍理论的组合中药分子化学研究策略[J]. 西北大学学报:自然科学版,2015,45(3):405-412.

第二章　中药新药研究思路

　　中医药文化是中华民族在上千年与疾病抗争的过程中积淀凝练的瑰宝，既体现了我国古代劳动人民的创智精神，也是大自然赐予整个人类珍贵的财富，诺贝尔医学奖获得者屠呦呦先生发现的青蒿素就是发掘中药的成功典范。开发、利用中医药并使中医药文化璀璨生辉，好比登顶珠穆朗玛峰，需要面对高海拔和恶劣的气候环境、配备合格的装备、掌握攀登技术和科学的前进策略。由于雪崩、坠落、身体等原因，在不同海拔高度，死亡的概率和原因各不相同，越接近山顶危险越大，一些人永远地倒在了勇攀珠峰的路上。现代中药创智研究只有在不同的研究阶段解决了不同的问题和挑战，才能成功登顶绝对海拔 8 844.43 米的世界之巅，研发出创新药物。纵观全球，近 20 年新药研发呈现出"四高一低"的特点，即高投入、高时长、高风险、高回报、低产出，各类投入总和与获准上市的新药数量比值直线上升。现今新药研发的普遍模式是在已知靶标基础上构建、筛选并优化先导化合物，从 200 ~ 10 000 个乃至 10 万个候选化合物中能筛选出 3 ~ 10 个具有药效学、药理毒理学研究意义的新药候选化合物，此阶段新药研发的价值贡献度为 60%，候选化合物的有效性和非临床安全性评价研究是决定该化合物能否进入临床研究的关键节点。随着研发阶段的深入，研发困难与风险不断增加，而进入临床研究的新药中仅有不足 20% 能够最终被批准上市，整个研发周期需要 10 ~ 15 年，总研发经费平均在 10 亿 ~ 15 亿美元。《THE LANCET》刊文发出了"柳叶刀之问"——"Where will new drugs come from?"。据美国 FDA 统计数据显示，在 20 世纪末至 21 世纪初的 30 年间上市的小分子药物有 34% 来自天然化合物或其衍生物，中药的化学成分具有结构多样、活性丰富的特点，已成为寻找药物先导化合物的关注热点。中国政府也提出了"推动中医药发展，坚持中西医并重，传承发展中医药事业，促进实现健康中国战略目标"，中医药振兴发展迎来天时、地利、人和的大好时机。然而我们离真正意义上中国第一个中药创新药还有多远？在以科学技术和知识经济为主体的 21 世纪，医药已成为朝阳产业，以中药为源泉的疗效确切、作用机理明晰和副作用小的创新药物必将成为人类必备的健康产品。

中药是指在中医药理论指导下,用以预防、诊断和治疗疾病及康复保健使用的天然来源(植物、动物和矿物等)的药用原材料及其加工品。天然药物是指在现代医药理论指导下使用的天然药用物质及其制剂。天然药物包括来自药材的有效部位、单一药材来源的提取物、有效成分等天然药用物质。现行药品注册管理的法规、药品标准及监管机构等均将"中药""天然药物"的概念合并使用,在管理方面使得天然药物分类长期融入中药的范畴中,并无明确区分中药、天然药物的界限或范围[1-2],但是天然药物绝不等同于中药[3]。

第一节　中药新药研究的思维方式

中药新药是指未曾在中国境内上市销售的,在中医药理论指导下使用的药用物质及其制剂。中药新药的研制必须按照国家药品监督管理部门的有关规定,经过认真的临床前及临床研究,经由国家药品监督管理局药品审评中心审评通过,由国家药品监督管理部门批准发给新药证书和生产批准文号,才能投放市场销售使用。

一、注重以中医学理论为指导

中药,尤其是中药复方,是在中医理论指导下,按照"辨证施治"原则,根据中药的药性,按照"君、臣、佐、使"配伍组成,具有明显特色。离开了中医药理论体系,中药就不能被称为中药。中药新药的研制开发必须从国家和人民的需要出发,充分发挥中医药理论体系的特长和优势,对其进行挖掘、整理、提高,以弘扬祖国医药学。在中医药理论体系指导下进行中药新药的研制与开发,是中药新药研制与开发最基本也是最重要的特征与要求。遵循中医药理论这一理念,应贯穿于中药新药研制的各个环节。在选题立项阶段,可以围绕现实中医药治疗病种,选定与古代医籍中病症有对应关系的目标病症,辨明病机、症候,辨证组方,明确方中君、臣、佐、使的关系,使之符合中药的药性理论和配伍要求。组方时可以优选中药传统古方、民间验方,也可在整理中医药文献中采用现代科技方法进行发掘与筛选。

药学研究是中药产业化质量稳定可控的基础,也是药品安全、有效的保障。在药学研究阶段,某些研制者存在着借中医药理论指导之名,行植物药或天然药物开发之实,提取工艺、质量标准等研究方法基本参照西医西药的方法进行,与传统中医药理论结合不紧密,表现在筛选或制定复方的提取工艺时往往"唯有效成分论",不能充分考虑君、臣、佐、使各味药配伍的优势及相互间的作用,而是简单合并相似功效的成分,这样就会失去复方配伍的真正意义。在实际研究中,应该注重依方随证提取复方中各味药的成分,使各味药各司其职而发挥其应有的作用。因此,药学研究是一个系统工程,不仅与组分的提取分离、精制纯化过程有关,其内涵还包括中药的药效物质基础、组分的配伍关系、组分的药代动力学性质及毒性[包括药物的吸收(Absorption)、分布(Distribution)、代谢(Metabolism)、排泄(Excretion)及毒性(Toxicity),简称ADME/T],以及药材的种植、炮制等多个环节。

中药新药的药理研究是从无到有、从幼稚到成熟的逐步发展过程,既无古人的成熟经验,又不能照搬西药药效学的那一套。中药的药效学研究需要评价新药是否有效、为什么有效、什么成分有效、同类药的相似性能比较、组方原理、量效关系、时效关系、体内过程等。中药新药的药效学研究在借鉴现代生物医学技术的同时,也应该遵循中医理论,既要体现中药特色,又要达到当今科学技术发展的要求和水平,尽可能探索及使用中医症候的动物模型,通过病因模拟和症状模拟复制相关疾病模型,采用多种病因、以不同的方法同时建立几种相对应的模型,不断加强方法和思路的学习,以改进和提高,更好地探讨中药新药的药效。

中药新药的临床研究更是离不开中医药理论的指导,在充分运用现代科学技术手段和方法,保证整个临床试验研究设计方案的科学性与先进性的同时,注重中医辨证论治和理、法、方、药的特点以及中药方剂所特有的理论体系,在实践中努力建立一套符合中药新药临床研究实际的方法,参照国家中药新药临床研究指导原则的相关要求,制定合理的西医诊断标准及中医证候诊断标准,以判断新药的疗效。

二、正确处理中医学理论与西医学理论的关系

众所周知,由于社会、历史和文化背景的不同,中西医学虽同属生命科学范畴,但又有很大的差异。中医药学科的自身特性决定了它虽属自然科学门类,但又融会了大量人文哲学的内容。科学技术的发展,特别是现代医药学的进步,促进了中西医药的交流与沟通,人们既肯定了中医药在其理论体系指导下防治疾病的某些优势与特色,同时也开始尝试运用现代科学的理论、技术和方法来探寻中医药防治疾病的原理,以期进一步发展中医药,在世界范围内宣传推广中医药。

现在很多研究都是以西医模式进行的,而且中医和西医疾病的分类体系的内涵、外延都是不一样的,因此,它们的用药原则和理念以及疗效判定标准也是不一样的。

用西医理念还是用中医理念评价中药的疗效,结论会相差很大,甚至会得出完全不同的结论。很多人认为西医的标准才是唯一科学的标准,认为中医传统的认识是缺乏科学依据的。因此,将西医的评价体系套用到中药上,就造成了他们认为大多数中药疗效都不确切和不理想的结论,这其实是不太了解或者不理解中医药的内涵所致。中医和西医对疾病分类的角度和层次完全不同,所以治疗原则也有很大的差异,互相之间不是一一对应的关系,甚至有许多名词所指不同。西医是以解剖学为基础形成的医学体系,对机体生理病理的认识更注重器官部位、组织构造和相关指标检测等方面,并因此形成了相应的疾病分类体系和诊断标准。而中医是以功能为前提来大致划分脏腑经络的,而且看问题更多的是从整体宏观的角度进行,分析判断疾病推理的成分占有很大比重,但这并不是凭空想象的推理,而是在大量临床实践基础上总结的规律。

在中药新药研究中,不能以单一的化学成分代替中药材,不能以西医的药理术语代替中医药理论术语对中药的化学成分进行描述,中药材是以一种各个成分不可分割的整体形态呈现出来的,它与单一成分完全是两种不同本质的东西。同样,通过不同的认知途径建立起来的西药药理术语和中药理论术语所指不同,它们内在的含义也就有着本质的差异。比如青蒿与青蒿素,青蒿素是从青蒿中采用现代的化学手段解析出来的化学物质,但是青蒿素不是青蒿;青蒿是以一种植物整体的形态呈现的,它自身的物质基础就是这种形态的实体,而不是从中构造出来的具有结晶形态的青蒿素。青蒿是作为一个整体在中医的医疗实践中被认识和使用的,而青蒿素则是通过现代的化学手段构造出来并被西药药理所认识和描述,在西医理论指导下运用于临床的。青蒿素就是西医药理论在中医药理论中所看到的自己的面相,它已经属于真正的化学药品。

要理解中药材的性能还是要回到中医理论的话语系统内,要理解用西药药理描述的化学成分的性能也同样需要回到西医理论的语境之中,它们只有在各自的文化环境中才能得到清晰的呈现。西医直观、具体、数据化的思维模式导致它产生了成分明确、单一的用药形式。中医整体、宏观、辨证的思维模式孕育了中药综合利用成分、混合物整体应用的用药形式。如何在中西医学理论的指导下,充分考虑中药的作用特点和特色,借鉴现代科学技术和方法,建立能够揭示、反映中药作用特点的研究思路与方法,一直是我国中药学科研人员努力的方向[4]。

三、重视系统论和整体观

中医理论体系的基本特点是整体观念和辨证论治。中医认为人体是一个有机的整体。人体的结构互相联系,不可分割;人体的各种功能互相协调,彼此为用;在患病时,体内的各个部分亦相互影响。同时,中医认为人和环境之间相互影响,也是一对不可分割的整体。中医药是一门利用辨证和整体的思维模式、方法来研究和认识人体正常生理活动和病理变化、发病机制和治疗策略、方法、疗效评价等极其复杂的医学科学体系。随着现代药物分离、筛选技术的发展,中药药理和创新中药的研究取得了显著成效,但也表现出一些问题。如中药的作用特点是多成分整合调节作用,西药单一成分对应单一靶点的研究模式无法满足中药研究的需求;创新中药研究脱离传统中医理论与中药临床疗效,导致大量研究成果最终无法获得临床应用等。因此,必须根据中药的作用特点,遵循中医辨证论治的思想精髓,坚持中药的临床治疗特色,采用现代科技阐明中药的物质基础和作用机制,提高标准,创制新药,才能使中药更加安全有效地用于临床疾病治疗。

中医药学是具有重大的理论和应用价值的复杂系统,具有非线性、动态发展、整体大于部分之和以及整体并不等于宏观等特点,这种复杂性的特点致使中医药药效的物质基础和作用机制的研究非常困难。而多年来有关中医药的研究多借鉴现代西医学分析还原的方法,一般仅仅局限在单一的病理、生理指标上进行研究,忽视了中医学理论的关键问题——整体观,因此其合理性和科学内涵没有得到充分的揭示。目前,系统生物学应用于中药复杂体系研究的合理性和可行性已经获得广大中药研究者的认可。但在研究中需要注意,必须遵循在中医药理论指导下采用方证对应和病证结合的原则,选择中药复方药理模型和药理指标,将整体动物、器官组织、细胞、分子水平的药理评价以及系统生物学的评价指标相结合,系统评价所选择模型与临床病症的相关性和合理性,才能够全面、系统、准确地阐明中药及其复方的作用靶点、作用环节和作用过程[5]。

四、突出"辨证论治"的特色

中医疾病分类的角度与西医是不同的,中医的辨证论治,是在诊断众多疾病的基础上又上升一个高度,即按照病因病机的属性对疾病进行分类归纳,即不同的病属性相同,就是证相同;同一个病属性不同,就是不同的证。所以同病不一定同治,中医治病是以"证"为根本,不管是不是同一个病,先辨"证",然后根据"证"的属性来决定怎么治疗,即"论治",这是中医一再强调"辨证论治"的出发点。中医辨证从不同角度看问题,如八纲辨证是要确定疾病八大方面的根本属性,即阴阳、表里、寒热、虚实,辨证明确以后,相应的有滋阴、补阳,以及寒则热之、热则寒之,虚则补之、实则泻之等用药原则。如果按西医思维用药,不清楚中医的概念,没有辨证论治的思想,用药不对证,药就不会有效,甚至会加重病情。中医的"证"和西医的"病"是两套分类体系,不是一一对应的关系。在中药新药研究中,评价中药的疗效时,如果完全不理解中医的内涵而用西医病的概念和西医的理念去看待中药,就做不到充分发挥中药的疗效,也就对中药在解决"证"的问题上所体现出来的价值产生误解。中药大量成分混合应用也是药物应用的形式之一,中药的起源是药食同源,和食物的应用形式很类似。食物能给人提供能量和营养,但也是混合成分综合食用,如果只食用营养素的纯品,就会对人有毒副作用。中药也是同样的道理,它不是仅仅应用活性成分的纯品,而是综合应用,发挥疗效的同时,也能避免许多安全性的问题。

五、中药新药研究的选题

选题是科研人员在各自的研究领域内,选择研究课题的创造性思维活动。选题确定科研的主攻方向,是科学研究的起点,也决定了科学研究的高度或成败。中药新药选题的目标是选择或创造一个新的物质,它可以是全新的物质,也可以是外形/剂型、使用方法或使用目的上的创新。选题得当与否,往往是新药开发能否成功的关键,也关乎新产品开发的前景及企业的经济效益和社会效益。

中药新药选题应遵循一定的原则,概括而言即需要性、可行性、科学性、创新性、效益性等。

(一)需要性原则

需要性原则是最基本的选题原则。对于研究者而言,科学一旦为社会所需要,科学的发展才有动力,离开了需要的原则,科研选题就难以权衡其价值,也很难得到社会和大众的支持。任何新药的科研课题,都必须首先从国家、社会、学科发展的需要出发,选题立项时应切合临床需求和市场需求,一般针对临床发病率高、病死率高和致残率高或目前尚无有效防治方法的疑难病方面选择;也可针对现有药品的缺陷和不足,通过技术进步对该药品进行改造或改变给药方式及途径以提高疗效,市场需求永远是新药研究开发的原动力。中医药对哪些病症疗效突出,优于西医药,治疗那些病症的中医药便可以作为选题"重点"。一般选择西医药的薄弱环节,如病毒性感染、免疫性疾病、多种慢性病、内分泌失调、生理功能失调等,作为中药新药选题的着重点。同时,中医活血化瘀、祛湿化痰、调理脾胃等独特有效的治则,也是选题的依据。另外,随着健康意识和生活水平的日益提高,国民对保健的需求也与日俱增,这对新药开发也有一定的推动作用。在新药研究开发立项时,首先要考虑其临床的必要性和迫切性。针对临床发病率高、病死率和致残率高或目前尚无有效防治手段的疑难病而选择的新药研究开发项目,应当予以首选。针对现有药品的缺陷和不足,通过技术进步对该药品进行改造以及改变给药方式或途径以提高疗效,同样是新药研究开发的可选项目。

（二）可行性原则

选题也需要考虑可行性。研发项目应该尽可能追求先进性，但先进性还需要与可行性相结合，既要考虑先进性，又要考虑课题实际完成的可行性，达到课题预期目标需要从研究方案，课题的组织领导，研究人员的年龄、结构、素质、水平、专业组成，课题实施必需的仪器和设备，拟报批生产企业的技术设备条件，研究经费等技术因素、经济因素及非技术因素、非经济因素等入手，全面考核与课题有关的各方面信息，如市场需求、生产供给、技术信息、政策信息、自然资源、产品的市场竞争力及发展潜力等综合因素，在课题开始之前从市场需求、资源条件、科技研发能力、财力支持等方面进行充分的可行性论证，以免轻易地确定不可完成的项目，造成人、财、物的浪费。

（三）科学性原则

科学性以及合法性是科学研究的基本要求。对中药新药选题的科学性而言，处方来源是否可靠，辨证是否正确、是否符合中医药理论，国内外对此疾病的治疗情况等，都需要进行广泛的调查和课题检索。此外，要严格按照中华人民共和国药政法及有关国家法律、法规的要求选择新药研究开发的品种。积极遴选国家和政策鼓励的新药品种进行研究开发，如计划生育节育药品、戒毒药品等。对处方中含有濒危动、植物，无法监控的有毒、有害物质，胎儿器官制品等，则不应选择立项。对国家控制的剧毒麻品种，应该严格履行有关审批手续后再进入研究开发程序。

（四）创新性原则

创新性在日益激烈的国际科技及经济竞争中占据主导地位，课题是否具有创新性是关系到出成果、出人才的关键问题。我国有着独特的中药资源及中医传统优势，应在继承中医药理论的基础上，注重中医药基础研究，以增强我国新药研发的创新能力。拟研发的新药是否具有自己的特色，是不是一种创造性的工作，都关系到新药是否具有竞争力。因此，选题时对新药的处方设计、剂型、制剂工艺、质量标准、药效学等方面的研究，要在继承中医药传统理论和经验的基础上，结合现代科学技术加以考虑创新性问题，使研究成果成为前人未获得过的成就，坚持扬长弃短、人无我有、努力创新。而没有自己特色的新制剂，只能是低水平重复，缺乏竞争力。

（五）效益性原则

效益主要包括科学效益、社会效益和经济效益。科学效益一般针对基础研究，即选题对本学科在学术上、科学价值上的推动作用。科学效益是社会效益和经济效益的基础和保证。科学效益暂无直接的经济效益，但科学价值很大，具有潜在的经济效益。新药研究属于应用研究,经济效益和社会效益是衡量其价值的重要指标,但并不是决定性指标。一个新的药品,能否在临床广泛使用,是否具有一定的社会效益,除了疗效外,也要考虑其价格定位,如果产品价格过于昂贵,大多数患者无法接受,就会限制其在临床的推广,使其失去社会竞争力,从而影响其经济效益。因此,新药的选题也要在将来同类产品竞争、专利保护、市场定价等多方面进行论证,综合评价产品可能带来的经济效益和社会效益[6]。

（谢艳华,周暄宣）

参考文献

[1]　赵军宁,鄢良春,戴瑛,等.我国中药新药创制转化历程与药理学的作用[J].中国药理学与毒理学杂志,2019,33(9):657.

[2]　王金辉,李铣.中药现代化与天然药物化学的研究[J].中药研究与信息,2000,2(5):13 – 14.

[3]　张永文.关于中药、天然药物概念与范畴的思考[J].世界科学技术(中医药现代化),2011,13(5):925 – 928.

[4]　蒋宁,张永祥,杜冠华.新思路、新方法:中药药理学研究与中药新药研发[J].中国药理学与毒理学杂志,2016,30(9):893 – 909.

[5]　胡棠洪,毛友昌,孙继寅.中药新药研制学[M].南昌:江西科学技术出版社,2000.

[6]　王利胜.中药新药研制与开发[M].北京:科学出版社,2016.

第二节　分子中药学

　　中药治病具有"多用复方""多种成分"和"多个靶点"的特征。但因中药成分十分复杂,加之用药习惯和制剂工艺恪守传统等原因,中药复方存在成分不清楚,作用机制不明确,制剂外观"粗、大、黑",多数制剂起效较慢,含量检测指标单一等明显不足或缺陷,如何解决中药的创新已成为21世纪全球共识的难题。中药创新的关键首先在于中医药理论的继承与创新,其次是研究方法的科学与进步。研究和探讨中医药学博大精深的组方理论,求证中药复方的分子组成在受试体体内外的转运规律,寻找中药复方中次生代谢分子(物质即活性成分),特别是源于中药复方在机体内的次生代谢物质,对于发现有效先导化合物和创制新药具有重要意义。

一、中药分子与分子中药

(一) 中药分子的概念

源于单味中药或中药复方中具有特定药理作用的有效成分或有效部位/有效部位群(如总皂苷、总黄酮等)称为"中药分子"[1]。"中药分子"一词早在20世纪90年代由刘德麟等提出,其主张中医理论必须现代化,认为中药主要的整体效应可以归结为中药分子对机体生物分子的作用[2-4]。分析中药分子对机体生物分子作用的特点,不仅可以把握中药治病的整体效应规律,利于明确中药的疗效、药用部分、用量、炮制和制剂、服法、副作用、禁忌证、毒性反应、中药效应的多样性和多成分作用的综合性,而且方便确定中药合用时的功能与主治、判断中药配伍的合理性和发掘中药的新用途。单味中药或中药复方中均由几种至几十种、甚至成百上千种具有特定骨架(即结构)和药理活性的分子组成,中药分子的属性是具有药理活性的化学成分或有效成分群(或称其为有效部位)。相同中药及其复方的体内外分子可能一样,也可能不一样。因为人体(包括试验生物体)本身是一个综合反应器,外源性药物进入体内经过胃肠道的消化吸收入血进入肝肠等循环,本来就十分复杂的化学成分组合在各种反应体系的作用后,将发生更为复杂的化学变化。发现中药及其复方在机体内的药效分子,不仅是探讨和揭示其作用机制的重要方法,而且是创制特效、高效靶向治疗药物的有效途径。研究中药及其复方的化学组成和结构,并将其进行证效评价后分为表征性成分和非表征性成分,即表征性成分为与疗效有关的成分,通常为生物碱、黄酮、萜类、皂苷等小分子化合物;非表征性成分的组成较复杂,如多糖、蛋白质、鞣质等高分子化合物,这类成分的组成和结构很复杂,通常较难查明。大部分中药及其复方中都含有这些物质,不能用其表征单味中药的治疗特性。目前为使问题简单化,多数学者重点研究单味中药的表征性成分,着重探讨其组成、结构和活性之间的关系。

中药及其复方中蕴藏着巨大的治疗疾病的物效分子即有效化学成分或有效部位,分离、提取、纯化和评鉴中药及其复方中的这些物效分子,以中药及其复方治疗疾病的整体观和多成分、多靶点协同作用特点为切入点,充分考虑中药及其复方在体内外制备和使用过程中的化学成分变化,综合运用多学科知识和现代先进的分离、分析手段,构建中药及其复方在生物体内的吸收、分布、与靶细胞或分子结合、代谢和代谢组学等研究技术平台,从吸收、分布、靶向、结合和代谢等多方面阐明中药及其复方的多成分、多靶点协同作用特点和效应物质基础;结合化学指纹图谱、生物指纹图谱和代谢指纹图谱等技术,联合应用现代化学、药理学、细胞学和分子生物学等多学科的技术和方法,重点攻克中药及其复方的物效基础、体内代谢过程及作用机制,创建效应物质基础的关键技术与研究方法;在此基础上,建立与临床药效相关、体内起效、符合中医组方原理的多成分、多靶点协同作用特点、多种物效成分复方的质量控制和评价方法;同时建立中药及其复方物效分子即有效化学成分或部位群库,将是现代中医药学的主要研究内容。

中药分子是分子中药学研究的重要基础,为研制创新药物提供了保障。

(二)分子中药的概念

按照中医辨证论治原则,以中医"证"和病机为依据,继承并创立以治疗主证的中药分子为"君药"、协同或增强君药疗效者为"臣药"、治疗次证者为"佐药"、减毒或调和诸药者为"使药"等的中药分子配伍思想即为"方证组方"概念。按照方证组方思想组方并研制成功的中药新药称为"分子中药"[5]。分子中药的组方成分是具有药理活性的中药分子,可以是单一中药分子,也可以按照中医组方原则,经过进一步疗效评价证实分子组方(可以是单一有效成分或部位,也可以是多个中药分子或部位)后,遵循国家药品监督管理相关规定和要求进行成药研发。最有可能或直接研制分子中药的有效方法和途径是针对临床疗效确切且副作用小的标准中药或标准制剂进行二次开发,一是因为原传统中药所治疗的临床适应证疗效确切,中医治病的原则明确,组方药味和剂量清楚;二是研究目标容易确定,分析和检测手段及其数据具有可比性。

(三)分子中药的基础研究

1.分子中药的拆方研究

针对中医病症的优效性及其机制,探讨分子中药(包括单味中药分子及其两味以上组成的复方)的最佳组方方式、组方配比、组方剂型、组方使用方法等是拆方研究的任务或主要研究内容。

2.分子中药的组方原理

对于中药分子复方组成的分子中药,研究组成分子中药的各种中药分子对某一中医病症的功效性质、作用的强弱程度、主证和次证的亲和性能与协同关系等,阐明分子中药组方中各味中药分子的方解即"君、臣、佐、使"组方中的作用和地位。

3.分子中药的药代动力学

由于分子中药的组方是中药分子,即多为已知有效成分或有效部位/群,因此研究分子中药中各种中药分子体内药代动力学特征、比较多成分组方的药代动力学变化,阐明分子中药在体内的代谢规律。

4.分子中药的新药研究

分子中药可按照国家药品监督管理局(以下简称"国家药监局")颁布的《药品注册管理办法》的规定和要求,对其进行新药分类、成药性评价、药学研究、药理毒理学研究、临床研究等药品属性系列科学研究;其主要科研分段为新药的临床前研究和临床研究。分子中药属于创新新药,其重要特点:一是指标成分明确,便于检测与质控,一般制剂稳定性好,保质期较长;二是处方简单,成分清楚,功效和毒副反应的靶标较为明确;三是制剂的剂型研究选择余地较宽,成药的服用量小。

(1)分子中药的成药性评价。

成药性评价是指以治疗某种病症为目标,筛测一种或多个候选药物的优效、安全、制剂成型且质量可控和稳定的研究过程。成药性评价是分子中药新药创制进入临床前系统研究不可或缺的阶段,此阶段的评价不仅为分子中药提供成药依据,更重要的是使创制高效低毒新药成为可能。

①分子中药的药学评价。分子中药的药学评价是其成药性评价的重要内容,也是首要任务。分子中药的药学评价主要包括成药的处方筛选与确定、剂型选择、制剂的制备工艺、质量标准和稳定性等一系列研究。与新药研制相比较,一般成药性评价至少应先完成制剂的制备工艺以前的药学研究工作,并通过这些研究资料能够基本确定拟研制的分子中药具有成药前景。

②分子中药的药理评价。分子中药的药理评价是其成药性评价的第二个重要环节,是在药学评价的基础上进一步证实该分子中药对其适应证的优效性或有效特征的研究。该阶段的研究主要应包括分子中药与市场公认最有效药物的优效性、使用便捷性和成本等的比较,具备优效性的分子中药才具有成药性开发价值。

③分子中药的安全性评价。分子中药的安全性评价是其成药性评价的第三个环节,是在药学评价和药理评价后并具备成药的基础上进行的、必要的科学研究。该阶段的研究一般应完成急性毒性试验、长期毒性试验、三致(致畸、致突变和致癌)等实验。

(2)分子中药的临床评价。

分子中药的临床评价是新药研究的第二个阶段即属于临床试验研究。对于针对新药临床前研制完成按正常途径申报和注册获得国家药品监督管理局批准的临床试验(研究)默许,方能开展有组织、按计划在国家指定的 GCP 基地进行规范性人群临床试验研究。该研究同其他类别的新药一样,包括Ⅰ、Ⅱ、Ⅲ、Ⅳ期临床研究,每期研究均有其主要目的和考核标准；而Ⅳ期临床试验一般是新药完成前三期临床试验研究通过审评获得新药证书和生产批号，产品面市后进行的较大规模的临床疗效和安全性再评价的临床试验研究。

二、分子中药学的科学内涵

药物化学组学、蛋白质组学、分子生物学研究技术的快速进步及其在中医药研究领域的广泛渗透，使得传统中医药学理论不断丰富和发展，特别是借助西医的研究手段与方法，不断发现、揭示属于中医药临床应用中的许多优势和进步的分子表征，如针对不少慢性疾病如白血病、红斑狼疮、更年期综合征、骨质疏松等，中药及其复方治疗多显示出西药不可比拟的显著功效；究其原因，多归结为中药的多成分（组分）和多靶点及其多效应的特性。然而，如何分析中药中的成分（组分）？各成分对应何种靶标？又怎样发挥协同功能的呢？目前，人们对此还知之甚少。分子中药学的科学内涵正是为诠释这些制约中药学发展的瓶颈问题孕育而生，其研究的不断深入必将使中医药事业走向辉煌。

编者于21世纪初提出"分子中药学"思想，即分子中药学是研究和分析中药的分子组成、结构、理化性质及其药理活性和中药分子配伍规律、揭示中药复方组方原理和创制分子中药的一门科学[2]。中药学与分子中药学的不同是中药学多研究中药材及其组方和制剂与治疗中医病症的宏观科学问题，多能按照传统中医药理论合理解释其组方原则，亦属传统中医药范畴；分子中药学研究中药及其复方中具有功能的中药分子，探讨其药性、组方原理及其制剂和临床应用，多能按照天然药物或化学药物合理解释其药理作用和机制，具有组方成分清楚、功效机制明确、制剂工艺简单和质量易于控制等显著优点。分子中药学是中药学发展的标志，是现代医药科技高速发展的产物。我国已有不少分子中药学领域研究的具体实例。如陈竺院士率先在国际上采用分子生物学和生物化学的方法，从分子水平阐明了中药复方黄黛片治疗白血病的多成分多靶点作用机理，说明中药方剂"君、臣、佐、使"的配伍原则不仅是科学的，而且具有强大的生命力。

分子中药是分子中药学的从属概念。分子中药的研究内容主要涉及治疗疾病的新药产品，该产品研制基于分子中药学的理论指导，其基本评价体系在于药物的非临床与临床试验研究与评价。分子中药研究是分子中药学科学发展的最重要的标志性成果。分子中药学是传统中医药学概念的"衍生物"，是科学发展的延伸与深化。传统中医药学强调"天、地、人、和"整体论，推崇事物的辩证统一观，崇尚自然与人体相互作用及其适应的协调、平衡，多用自然辨证的观点分析与处理人体对自然变化适应所产生的不适或非正常反应,并常采用自然界宏观或有形自然实物即传统中医药学称之为中药及其复方施以治疗。分子中药学对应研究的是传统中药及其复方本身固有的物质成分、药学和药理特征、多种成分的相互配伍与制剂、体内药物动力学规律等,主要涉及并局限于中药成分及其体内作用特性等研究。相比较而言,分子中药学属于"微观"或肉眼不可见的分析性科学。

三、分子中药学的研究内容

分子中药学具有的显著特征,一是属于中药"微观"药学范畴,即研究和使用的分子中药多为人体肉眼虽可辨识实物的色泽、性味,但必须借助仪器才能确证其化学形态和结构;二是研究的分子中药多具有特定的药性,而其药性与其所含的中药分子结构密切相关,即分子中药多具有明显的构效关系;三是一方多单靶即一药专能特征显著;四是分子中药多为成分明确、组方简单,但筛选与评价十分复杂、更适于商品化和产业化。中药来源于自然界的天然植物、动物和矿物,其化学成分多种多样,包括苷类(包括皂苷、黄酮苷、蒽醌苷、香豆精苷、强心苷及酚苷等)、糖类、内酯类或鞣质、树脂、色素、氨基酸、蛋白质、挥发油、油脂、酶、生物碱、微量元素、无机盐等。分子中药学的研究方法是基于每种中药传统的功能主治,采用现代科技方法分析其活性成分即有效分子,研究定性、定量方法。

(一)中药分子组学

采用现代科学技术和手段,结合传统中药理论和现代药学发现,阐明与中药药性、功能与主治有关的物质基础即药效成分的组成、结构、含量、相互作用及性质等的科学。

(二)中药分子药学

研究中药分子的组成、结构及其特征、理化性质等的科学称为中药分子药学。其研究内容主要包括中药分子的分离、提取、纯化,中药分子的结构表征、物理和化学性质确证与分析等。

(三)中药分子制剂学

研究中药分子及其配伍关系、剂型的科学称为中药分子制剂学。其研究内容主要包括中药分子的单行、相须、相使、相畏、相杀、相恶、相反的七情,探讨中药分子的配伍原理、制剂工艺及其科学性等。

(四)中药分子方剂学

中药分子方剂学是按照中医理、法、方、药的辨证施治原理和君、臣、佐、使组方原则,研究中药分子方－证－效关系与临床应用规律的一门学科。其主要研究内容包括对证的组方理论、组方剂量、组方临床适应证等。

（五）中药分子药理学

研究中药分子对正常或非正常生物活体的药性的科学称为中药分子药理学。其研究内容主要包括中药分子对正常或非正常生物活体的神经、循环、呼吸、泌尿、生殖、血液等系统在体、组织、细胞、分子、受体等的量效、时效关系及使用方法等，阐明中药分子治疗病症的使用剂量、疗程和服用方法等技术参数。

（六）中药分子毒理学

研究中药分子对正常或非正常生物活体的偏性即副反应甚至致毒的科学称为中药分子毒理学。其研究内容主要包括中药分子对正常或非正常生物活体的神经、循环、呼吸、泌尿、生殖、血液等系统整体、组织、细胞、分子、受体等致毒的量效、时效关系及使用方法等，规定中药分子治疗病症时的剂量限度、使用时限，以及造成副反应、毒性或致死的剂量域、防治措施等。

（七）中药分子药代动力学

研究中药分子及其复方的体内吸收、代谢、组织分布等规律的科学称为中药分子代谢动力学。其研究内容主要包括中药分子单行、相须、相使等七情配伍的体内吸收、代谢规律，以及生物活体的血液、淋巴液、胃液、胆汁、尿液、粪便和组织中的分布等。

（八）中药分子临床药理学

研究中药分子及其复方临床治疗疾病的作用性质、特点及其规律的科学称为中药分子临床药理学。中药是中医临床治疗疾病的重要手段。由于中药分子是中药的物质基础，因而其研究内容主要包括中药分子临床使用的功效、适应证、毒副反应、量效关系等。中药分子与单味中药或化合物等一样，是创制分子中药的原料药，具有与所有原料药同样的属性即单用或组合应用的特性。但作为原料药一旦获得批准生产文号后，即代表着大规模将被用于制剂生产并应用于临床，由于患者病情和临床用药等的复杂性，故研究和探讨中药分子的临床药性、量效、时效、多中药分子配伍的疗效与患者的性别、年龄、职业、饮食和生活习惯等关系是中药分子临床药理学的重要内容。

四、分子中药学实施策略

（一）最大限度地应用现代科学技术获得分子中药

以中医药理论为依据，充分利用现代医学科学技术成果，建立高效、准确、快速的中药有效成分的分离、纯化方法；研究化合物或有效部位等中药药效物质基础，探索和建立分子中药（或分子复方中药）物质基础的研究理论与方法；建立规范的分子中药药理作用评价动物模型、评价方法和指标;开展分子中药的方证组方理论基础研究,科学地阐明其药效、作用机理及方证组方规律的科学性。加强分子中药毒理学理论和方法论研究,以探讨分子中药的配伍、禁忌及配伍使用减毒增效的作用机理。

（二）分子中药的生产工艺工业化

分子中药学研究能够积极引进和消化吸收已经成熟的先进生产和检测技术,如超临界液体萃取、树脂吸附、膜分离和浓缩、喷雾或冷冻干燥、一步造粒、毛细管电泳等技术,并在分子中药的生产中应用,提高分子中药的生产质量和效能。改造目前中药生产中相对落后的提取、分离、精制等技术,采用计算机和标准程序控制或优化生产工艺,逐步实现分子中药的工业化生产。

（三）分子中药产品化和标准化

从中药中获得分子中药是传统中药的集约放大,更是传统中药方剂的指数富集,必将极大地丰富传统中医药学概念意义上的中药产品,而同时使标准化的产品比传统中药产品更科学、更严谨,标准的检测方法更易操作。对于大量分子中药的数据与信息,采用现代信息技术和数据库加以收载、分类和编目,是分子中药产品化和标准化的重要任务之一,这不仅有利于总结现代中医药学研究成果,而且可以在借鉴中药及其方剂的传统使用经验的基础上,分别建立国际分子中药、天然药物市场、中药化学成分、药理作用、毒副反应、临床疗效、药用有效成分或有效部位等现代中医药信息数据库,促进现代分子中药的产品化和标准化。此举对促进我国乃至全球中医药事业的发展具有重要意义。

五、分子中药学理论指导创新药物研究的意义

（一）分子中药学是创新中药研究的理论基础

中药走向世界的基础是中药现代化,而中药现代化的前提必须是中医药理论现代化。中药治病必须依从于中医药理论,加大中医药理论研究才是研究开发中药新药的关键问题。中医药学只有吸收现代多学科理论和科学技术,建立现代中药学全新的药效和物质基础研究的方法,揭示组成中药的各个有效分子的作用特点、各个分子单独或联合组方理论的现代科学基础,才有可能研制出真正创新或源头创新的中药新药。分子中药学概念的提出,既是当今科学技术发展的必然产物,又为中药现代化提供可靠的理论指导。

（二）分子中药学研究是中药现代化的具体实践

中药现代化的核心是发展与创新。中药的有效活性成分如是挥发油,则应先提取挥发油;有的属生物碱,则以水提醇沉或者树脂吸附新工艺提取;黄酮、内酯则可用

萃取法提取;有的属于多糖,则可将水煮后的水溶液经过有机溶媒分离纯化提取;有的仅含极少量稀缺贵重细料(含人工合成)如麝香、牛黄、珍珠、蟾酥等,则可原药粉碎加入。总之,可借鉴和运用现代科技手段与方法,首先对每种中药以传统的功能主治为线索,采用现代科技方法分析其有效活性成分即有效分子,实验研究出定性、定量方法与数据。对复方制剂,根据药味组成,区别不同药物,分别采取提纯制药方法,以尽量保留其有效活性成分,尽量除去非有效成分(杂质),即取其精华,去其糟粕,不仅能减少有效成分的损失,又能减少服用剂量。制成品与原生药之比一般可达1:20或更高。有的可精制成 1:50 ~ 1:100。对制成品应以理化或色谱方法制定质量标准;对其毒性、药理、药效学采用现代医药科技方法进行动物实验,以对照法取得急性毒性、长期毒性试验数据;以药理、药效学客观指标对其活性作用及其安全性做出客观科学的评价;以双盲、模拟等试验研究方法获得临床病例治疗有效率,经统计学处理阐明其功能主治(适应证)、用法与用量、注意事项等。新药的临床前实验研究应符合GLP,临床试验研究符合 GCP,药品生产符合 GMP,从而使中药及其复方制剂达到数据科学,能够"说清楚、弄明白"的程度,符合安全、有效、可控、稳定的原则。中药现代化应当是在中医药学理论的指导下,中药中的有效分子进行单方或复方用药,功能主治、性味归经、理法方药均采用分子中药学研究方法即现代科学技术、制药工艺,提纯不同有效成分,精制成便于服用、利于吸收的制剂。所以,分子中药学研究为实现中药现代化提供了有力保证。

(三)分子中药学理论是多学科技术发展的产物

国内外的药物研究已广泛采用分子中药学理论所涉及的研究方法与技术,如麻黄碱、青蒿素、参一胶囊等。由于分子中药学研究的透明性,因此研制出的新药制剂至少应具备如下特点:①"三确",即化学结构确定、药理作用明确和临床疗效确实;②"三效",即治疗作用高效、速效、长效;③"三小",即治疗用药剂量小、毒性小、不良反应小;④"三便",即药物的贮存、携带、服用更方便。2001 年王四旺等从陕西道地药材——槐角中提取、分离和纯化获得多个具有不同药理活性作用的"分子",其中"染料木素"(Genistein)经药效学研究证实,4.5 mg/kg 和 9 mg/kg 染料木素连续给药12、16 周可使骨质疏松症模型大鼠股骨干重、灰重、骨钙及股骨和腰椎骨的密度显著增加($P < 0.05$ 或 $P < 0.01$),可显著改善去势诱发性骨质疏松症模型大鼠的股骨及椎骨最大载荷、最大挠度、弹性载荷、弹性挠度($P < 0.05$ 或 $P < 0.01$);明显增加模型大鼠骨小梁面积百分比(BV/TV%)、骨小梁厚度(Tb. Th)和骨小梁数目(Tb. N),减小骨小梁间隔(Tb. Sp;$P < 0.05$ 或 $P < 0.01$);给药 4 周可使模型大鼠的血清 ALP 水

平下降,8 周后能使尿 Ca/Cr、Pyd/Cr 水平降低,并持续至 16 周($P < 0.05$ 或 $P < 0.01$)。在此物效研究的基础上,经一系列药学、制剂学、药理学和毒理学等实验研究,染料木素原料和染料木素胶囊于 2004 年 4 月 9 日获得国家药品监督管理部门药物临床研究批件。编者从棘豆中提取分离的"苦马豆素"(Swainsona Canescens)被证实具有抗肿瘤和抑制肿瘤转移、刺激骨髓细胞再生和升高血象、抗艾滋病等活性作用,有望开发出低毒高效抗肿瘤转移兼有抗肿瘤作用的创新药物。从椒目的仁油中提取高纯度 α – 亚麻酸开发新型营养强化制剂,从肉桂油中提取肉桂醛(Cinnamic Aldehyde,CA)研制治疗病毒性心肌炎新药,从连翘挥发油中提取分离 β – 蒎烯(β-pinene)试制抗流感病毒新制剂等研究,均依从分子中药学理论正在有序地研究中。

（四）节约和保护中药材资源是中医药事业发展的关键

人类的生存有赖于自然生态的平衡,这是世人皆知的道理。据文献记载[3],全球可以入药的中药材共有 12 807 种,其中植物药有 11 146 种,动物药 1 581 种,矿物药近 100 种,此外还有加工类药 50 种左右。目前,仅有不到1%的中药材可以人工栽培并能入药使用,可见大量的中药材是在自然条件下生长并被使用的。由于人类对中药材资源保护不利,加之生态环境被破坏,植物药材被过度采挖,再加上违背生态规律的不科学采收等行为,因此已造成至少 3 000 种中药材物种消亡或濒危绝种的境地[4,6]。加快分子中药学的研究进程,推进中药的分子化和研制分子中药新药,将有利于节约和保护中药材资源、促进现代中医药事业发展。

时代给现代中药学赋予了新的内涵和意义。分子中药同传统中药新药的创制一样,必须遵循从实验中来,再回到临床应用中去的原则。分子中药新药的研究也至少涉及实验医学、药物化学、制剂学、药理学及临床药学等领域。分子中药学是中药学的继承与发展,是医学、药学乃至于整个自然科学共同发展又相互渗透、影响与综合运用的结果。虽然分子中药学的定义还有待于进一步完善或修正,但该理论的提出与明确,一是最大限度地体现了中医药广泛应用现代生物医学工程,诸如层析、液质、超微粉碎、超临界二氧化碳萃取、新吸附、膜分离和浓缩技术、喷雾或冷冻干燥,以及发酵工程等技术,研究中药的分子组成、结构特征、理化性质及其药理和毒理作用的巨大成就;二是该理论有助于解释中药多效应和多靶点的特性及机制,并将为现代中医临床的辨证论治赋予新的内涵;三是分子中药学概念不仅是传统中医药理论的继承、发展与创新,更重要的是指出了现代中医药科学的研究内涵;四是有助于创新中药即"分子中药"的发现和研制。分子中药学研究是实现中药现代化与产业化开发的前提,亦是中药现代化、产业化和国际商业化的必由之路。通过现代科学技术对中医药的科学内涵进行证明和阐述,不仅带动了中医药学术水平的提高,拓展了中医药的生存空间,而且对现代科学,特别是相关学科的发展必将产生有益的启迪和促进作用。

(王四旺)

参考文献

[1]　王四旺,谢艳华,孙纪元.中药现代化与"分子中药学"[J].中国医学月刊,2002,1(9):743 – 745.

[2]　王四旺,王剑波,谢艳华,等.综观中药研究新观点,试论药物开发新思路[J].医学研究杂志,2008,37(2):95 – 99.

[3]　杨光.试论中药现代化[J].北京中医,2000(1):13 – 15.

[4]　索风梅,陈士林.论濒危中药替代品的研究[J].亚太传统医药,2006,2(4):68 – 72.

[5]　王四旺."中药分子"与"分子中药"[J].第四军医大学学报,2008,29(18):1633 – 1636.

[6]　黄璐琦,郭兰萍,崔光红,等.中药资源可持续利用的基础理论研究[J].中药研究与信息,2005,7(8):4 – 6,29.

第三节　"良关系"与君 – 使药对

方剂配伍是中国医学的特色和精华所在,探寻方剂的作用机制和效应物质基础,促进中医药现代化,具有重要的现实意义。中药组成灵活复杂,中医临床用药需随证加减,辨证灵活,使得其作用机理很难用现代科学技术加以表达。在经方、效方中寻找其关键配伍关系、研究复方作用机制、发现效应物质是丰富中医药理论及开发高效创新药物的重要途径。药对又称对药,是方剂的核心,是组成方剂的基本单位,体现着中药方剂适证化裁、灵活加减的运用特点。每首方剂都是由一个或几个药对相合而成,甚至有的药对就是一个方剂。通过药对的体内作用机制研究,可揭示药对配伍应用的原理,是方剂现代研究的一个新的切入点。针对药对的研究主要包括以下三个方面:①以药对的功效为依据,借助实验动物模型,进行药物配伍前后的药理药效和药物化学研究。②通过药物不同比例的剂量配比研究,来揭示该药发挥最佳作用的用量比例。③将药对放入全方中进行研究。如王庆国等根据"寒温并用,升降相伍,祛邪扶正,调畅气机"的配伍特点,按照药味特点与中医病机结合的原则分组,将半夏泻心汤全方药物分为辛味药组(半夏、干姜)、苦味药组(黄芩、黄连)和甘味药组(人参、炙甘草、大枣),即将药对放入全方中进行研究的典型代表。通过对传统经方、效方配伍组成及其归经、性味等特点进行归纳分析,编者发现由君药和使药组成的特殊药对不仅有引经调和作用,还反映了"七情"配伍中增效的"相使"关系,据此提出了"良关系"与君 - 使药对的新概念。

一、国内外药对配伍理论的研究现状

(一)药对的历史沿革

人类防治疾病最初是采用单味药,积累了"常山截疟""柴胡退热"等一系列朴素的用药原则,经过漫长的医学实践和总结,发现两味或两味以上药物较单味药疗效更佳,据此形成药性理论、药对及药对理论的雏形。《吕氏春秋》即有"夫草有莘有藟,独食之则杀人,合而食之则益寿"。《五十二病方》等古帛医书中亦有数种药物共用治疗疾病的记载,如以续断根、乌头等治疗诸伤。《黄帝内经》中有用半夏秫米汤治疗"胃不和则卧不安证",用乌贼骨、蘆茹配合治疗"血枯"的记载。在《神农本草经》中,药物相互作用的"七情合和"理论才基本成型。如《神农本草经·序例》指出:"药有阴阳配合……有单行者,有相须者,有相使者,有相畏者,有相恶者,有相反者,有相杀者,凡此七情,合和视之。当用相须相使者良,勿用相恶相反者。"随着组方配伍的复杂化,药对配伍理论也就发展为方剂配伍理论。东汉时期张仲景在《伤寒杂病论》中提出了 257 方,其中以两味药配伍组方的就有 40 方,体现了药专力宏的特点,如麻黄与石膏配伍,大青龙汤用之,麻杏石甘汤用之,越婢汤亦用之,病证不同,方理各异,药对配伍也各有道理。《伤寒杂病论》中的经典药对已为后世医家所沿用,如和解少阳药对柴胡 - 黄芩,调和营卫药对桂枝 - 白芍,缓急止痛药对芍药 - 甘草,疏肝柔肝药对柴胡 - 白芍。治疗风寒夹湿用防风 - 羌活。北齐徐之才的《药对》出现了某药为之使、畏某药、恶某药等药物相互作用的"七情"关系的表述。药对符合中医药对七情配伍理论,临床发挥协同、持制或新生功用,协同指两药同用可相互辅佐,相得益彰,直接或间接增强药物的某一功效;持制指两药同时应用,互相牵制,或降低其毒性,或减少其副作用,充分发挥药效;新生指两药配对后可产生某些特殊的或新的药效作用。药对是复方的主干,也是中药复方配伍最简单、最基本、最常见的形式,便于展开中药现代化研究。

(二)药对的配伍原则

药对不仅为长期的临床实践所验证,又有理可据、有法可依。理即中医基础理

论、中药药性理论等。法即治疗大法。治病依照八法，又不囿于八法，一法之中，八法备焉，灵活多变。药对的组成规律也可归纳为：相须、相使配对，相畏、相杀配对，以及相恶、相反配对。

相须、相使配对：相须，就是将性能功效相类似的药物配合成对使用，可起协同作用，能加强药效；相使，即把性能功效有某些共性，或性能功效虽不同但是治疗目的一致的药物配合成对，并以一种药物为主，另一种药物为辅，以提高主药物的疗效。如羌活与独活皆有祛风湿止痛作用，但羌活性较燥烈，尤善发汗解表，多用于风寒湿痹，痛在上半身者；独活性较缓和，发汗之功不及羌活，多用于风寒湿痹，痛在下半身者；如全身皆痛，羌活、独活两者同用，可散周身风湿而舒利关节。

相畏、相杀配对：相畏，即一种药物的毒性反应或副作用能被另一种药物减轻或消除。相杀，即一种药物能减轻或消除另一种药物的毒性或副作用。相畏、相杀配对，就是能够制约、减轻或消除别的药物的毒副作用的配对方法。如截疟七宝散，方中常山为治疟专药，药性猛烈，能祛痰截疟，但存在较严重的恶心、呕吐等消化道反应；方中配用槟榔，通过槟榔的相畏，能使呕吐反应显著减轻，且不影响常山的抗疟作用。

相恶、相反配对：相恶即两药合用时，一种药物能使另一种药物的原有功效降低。相反是指两种药物合用，能产生或增强毒性反应或副作用，属于配伍禁忌，原则上应避免使用。如生姜畏黄芩，生姜的温肺、温胃功效与黄芩的清肺、清胃功效互相牵制而使疗效降低。

临床应用药对，一定要辨证选药，如相须、相使配对多用于同一性质或由同一原因引起的病证。

（三）药对的现代研究

药对是临床常用且相对固定的两味中药的配伍应用，它不是两味中药的简单加和，而是在中医药理论指导下，根据药物的"七情和合"，针对病症，结合药性辨证而成，为中医千年临床用药经验的凝结。药对是单药与复方之间的桥梁，既具复方特性，组成又相对简单，可作为复方中药研究的切入点，有助于化繁就简地探索复方中药配伍关系的科学内涵。药对配伍一般以增效减毒为目的，研究者们通过比较单药或不同配比药对在煎煮后化学成分的溶出率，获得药对配伍后的化学成分信息。邢学峰等采用气相色谱－质谱联用（Gas Chromatography-Mass Spectrometer，GC-MS）技术对不同比例的麻黄－白术药对配伍后的化学成分进行了研究，结果发现两药配伍后麻黄与白术中有效成分的溶出率均明显减少，药理学实验发现二者配伍可减轻麻黄生物碱产生的毒副作用[1]。郑晓君发现,与单独提取白芍相比,不同比例的当归-白芍配伍后,白芍的三个有效成分的溶出率均发生明显变化,当归-白芍的最佳配伍比例为3:1[2]。

药对的药代动力学研究为阐明药对的配伍机制提供支撑。Dong L. C. 等采用高效液相色谱-质谱联用(High Performance Liquid Chromatography-Mass Spectrometer, HPLC-MS)技术研究了大黄、栀子在胆汁淤积型大鼠体内的药代动力学性质,发现与单独给药相比,配伍后药物中的有效成分京尼平、大黄素、大黄酸等入血的量增加,且作用时间延长;药效学研究表明,大黄-栀子配伍比单独给药表现出更强的护肝作用[3]。Zhi H. J. 等研究了丹参、三七在急性心肌缺血大鼠体内的药代动力学行为,发现丹参可显著提高假手术和急性心肌缺血大鼠体内三七皂苷类成分的生物利用度[4]。Zeng H. T. 采用超高效液相色谱-电喷雾三重四极杆质谱(Ultra Performance Liquid Chromatography-Electrospray Triple Quadrupole Mass Spectrometry, UPLC-TQ-MS)方法研究了蒲黄花粉、五灵脂提取物的药代动力学性质,发现蒲黄花粉-五灵脂配伍可增加蒲黄花粉中香蒲新苷、香草酸、对香豆酸三个有效成分的吸收。以上实验结果从药代动力学角度为药对配伍提供了协同增效的实验支持,为药对配伍的内涵提供了科学依据[5]。此外,药理药效学、谱-效关系、网络药理学、代谢组学以及亲和色谱技术等也越来越多地被应用于药对研究中,为阐明药对物质基础及其治病的作用机制打下了坚实的基础。

二、"良关系"

道德经曰"道生一,一生二,二生三,三生万物。万物负阴而抱阳,冲气以为和"。人体是一个阴阳平衡的整体为"和"的状态,而患病的病机是外界及机体本身的种种病因造成了阴阳的失衡,恢复"和"的平衡,是为医之道。用药治病,是利用药物的阴阳偏性,即药物的"四气五味、升降沉浮"之性等,有针对性地来协助调整恢复人体的平衡,对此中医谓之"正治法",为"道生一";用有阴阳二种属性之药谓之"一生二",这里的"二"即"药对";据君臣佐使之理组成方剂谓之"二生三",即由"药对"形成"复方";针对"证候"病机加减组成千变万化变方药,谓之"三生万"。可见,"药对"作为从单味药发展到复方的关键节点,其配伍规律的研究能提纲挈领、删繁就简,已成为方剂配伍规律研究的一个重点方向。

编者通过提炼药对之"七情"与君臣佐使配伍法则,聚焦相须相使药对,针对中药复方的主要矛盾,提出"良关系"的新概念:相辅互助、相得益彰,二药相宜、共相宣发,产生倍增功效的药物、功效物质群或药物分子间的两两搭配用药形式。"良关系"的研究对象为复方核心配伍,两味中药组成简单,配伍形式包括协同、相辅、兼治,作用特点为增效、减毒、靶向。"良关系"新概念融合传承了七情合和,创新发展了配伍理论,完整体现了复方核心药效,核心阐明了中药配伍机制,在单味药与复方药之间架起桥梁,针对主病或主证,有利于纲举目张地掌握群体中药的证候效应,围绕矛盾的核心方面展开复方体内效应物质研究,为删繁就简开展中药创新研究提供了新思路,如图2-1所示。

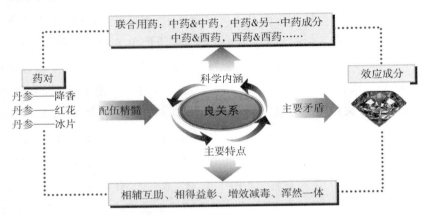

图2-1 "良关系"的科学含义

三、君-使药对

(一)君-使药对的含义

君臣佐使是中药复方配伍的主要形式,最早见于《黄帝内经》,《素问·至真要大论》中记载:"主病之谓君,佐君之谓臣,应臣之谓使,非上下三品之谓也。"中药"君臣佐使"的组方原则体现了中药复方治疗疾病的宏观整体性。处方中,药物多,化学成分也多,从微观上研究常常造成"说不清楚",更难以形成规范的质量标准。为了便于机理与质量控制研究,中药组方客观上需要降维处理,即减少中药组方中的药物数量,从而降低中药向微观研究的难度。这种降维并非随意删减组方成分,而是还需保持药方的安全性与有效性,防止将中药的研究方法简化为天然植物的研究方法[6-10]。君药是针对主病或主症起主要治疗作用的药物,其药力居方中之首,用量通常较方中其他药物大,药味少。使药有画龙点睛之功,一为引经,引导药力直达病所;二为协调诸药,使复方药力成为一个有机整体,针对疾病的病因病机发挥浑然一体的治疗作用。使药的药力、药量均小,药味亦少。"君-使"药对是中药复方中的核心药对组成,使药既协调诸药,又引君药直达病所,这种药对配伍体现着中药"七情"中的"相使"关系,对中药复方发挥整体疗效往往起到"画龙点睛"的关键作用,也反映了中药方剂对证用药、适证化裁、灵活加减的运用特点。2007 年,编者在中药复方"君臣佐使"配伍的基础上,提出"君使"药对的研究思路,去繁从简,又不失中药的主体性,为部分中药的深入研究提供了方便、可行的研究方法。在"良关系"概念的指导下,编者采用多层次有效成分群辨识技术,开展了丹参 - 降香、丹参 - 红花、丹参 - 檀香、远志 - 石菖蒲、丹参 - 杜仲等药对的"良关系"体内机制研究,不仅发现了药对配伍后组成药物之间药代行为的促进增效作用,更为重要的是发现了丹参素异丙酯、咖啡酸异丙酯、α-细辛醇等体内关键效应成分。上述研究揭示了"良关系"药对协同增效的内涵,明确了"良关系"源于临床、集中反映药物优效组合的理论指导功能,证明其能删繁就简开展复方配伍及效应成分解析研究,为创新药物研发提供了新思路。尤为重要的是,该关系在分子水平上集中体现了中药配伍理论的科学内涵和内在机制,能够用于中药成分的再组方、组分中药及分子中药、化学中药、组合中药分子化学等的研发,可为创新药物的开发提供优势资源。

（二）君 - 使药对的研究思路

君 - 使药对体内效应物质的研究是一项复杂的系统工程,其研究思路如图 2 - 2 所示。该研究思路主要包括研究对象的选择、待测样品的分离检测、色谱数据的代谢组学处理、效应物质的发现及活性研究等。

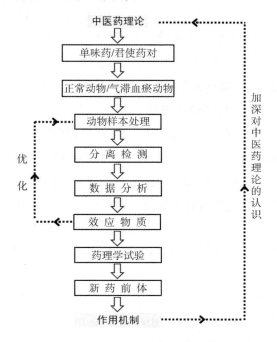

图 2 - 2 君 - 使药对体内效应物质研究思路

1. 研究对象的选择

为了易于开展君－使药对及其体内效应物质的研究,编者认为应选择满足以下条件的君－使药对为对象:①所选复方为中医临床广泛应用,所包含的药的味数应尽可能少;②所选复方的君药或使药至少有一味相同;③方中使药味数宜少,且与君药归经相类似,具有芳香开窍的性质及作用。研究时首先筛选分析传统的经方和效方,选择临床应用广泛、组方相似的复方进行研究。或选择君使药物归经相似,且君药不变而使药变化或使药不变而君药变化的复方进行研究。然后有层次地系统研究君使药物归经不同的复方,进而寻找君－使药对之间的配伍规律。

2. 待测样品的分离检测

最大限度地保持样本中物质的数量和活性是君－使研究的先决条件及成败的关键。离体的细胞或组织内的代谢状态可迅速改变,代谢物质的质与量亦随之变化,为正确反映其在体内的真实信息,采集的离体样品须立即阻断内在酶的活性,并尽量避免氧化等活化因素。编者采用液氮降温法来避免上述这些因素对药对研究的影响。

(三)君－使药对的药代动力学研究

君－使药对的体内相互作用是其发挥增效、减毒和协同作用的本质原因。药物体内药代动力学研究则是研究药物体内相互作用的有效方法,研究内容包括单味药物的药代动力学研究、各个指标之间血药浓度的动态相关性、使药对君药药代动力学的影响等。代谢组学研究分析方法的建立是君－使药对体内效应物质研究成败的另一关键因素。在对样品进行分析时,常选择灵敏度高、分离能力强、能提供待测样品整体信息的研究方法,如高效液相色谱－串联质谱法(HPLC－MS^n)。

四、"良关系"君－使药对的研究进展

君－使药对能反映中药复方综合用药、对症治疗,又直达病所的运用特点。君－使药对体内效应物质是指在体内协同起效的原药成分、代谢物和神经递质等的组群,在一定程度上可体现君－使药对的体内作用过程和临床作用效果。君－使药对体内效应物质之间的相互配合与西医临床联合用药在作用本质上具有相通之处。编者秉承传统中医药"七情和合"及"君臣佐使"的配伍理论,抓住复方的核心有效部位,从中抽提出"君－臣""君－使"药对作为研究对象,研究了多个药对,包括复方丹参滴丸(丹参－冰片)、香丹注射液(丹参－降香)、丹参饮(丹参－檀香)、丹红注射液(丹参－红花)、血府逐瘀汤(桃仁－甘草、红花－甘草)、广枣－冰片、广枣－降香、广枣－檀香、远志汤(远志－石菖蒲)等。采用代谢组学方法对君－使对药、体内效应物质及其治疗心脑血管疾病的机制进行了系统研究。建立了上述药对中丹参素等酚酸类

成分血浆及组织样品分析的新方法,如以离子液体和纳米金为添加剂的高效液相色谱 - 电化学高灵敏检测体系联合微透析实时取样技术,并用该方法从药代动力学角度对药对体内效应物质进行了系统的研究;结合代谢组学、有机合成、现代药理学等技术,发现药对体内效应物质[11]。2010 年南叶飞在对丹参 - 冰片的研究中发现冰片能促进丹参中咖啡酸在大鼠体内的组织分布,使咖啡酸在心和脑中的含量明显增加,药理作用时间延长,一定程度上验证了中医有关使药"引药归经、载药上行"的论述。基于对君使药对丹参 - 冰片的研究,以君药丹参的有效成分丹参素和使药冰片为原料合成了丹参素冰片酯,丹参素冰片酯在体内可代谢转化为丹参素异丙酯,且具有明显的抗脑缺血的作用,说明丹参素冰片酯为可体现丹参 - 冰片体内作用特征的归经药物,可望开发为治疗心脑血管疾病的创新新药(先导化合物)[11]。Wang S. X. 等利用代谢组学手段在正常与气滞血瘀型家兔中发现丹参 - 降香药对的特征代谢产物为丹参素异丙酯[12]。2018 年杨凌鉴对香丹注射液在正常与气滞血瘀大鼠的体内代谢产物进行了分析,在心、脑等靶器官和肝组织中检测到丹参酚酸类成分,包括丹参素、迷迭香酸、丹酚酸 A 等,原形药物的体内代谢形式有甲基化、硫酸化、葡萄糖醛酸化,在 76 个药物代谢物中发现了丹参素的异丙基化产物——丹参素异丙酯等。师白梅进一步应用因果相关数理模型辨识技术确证丹参 - 降香药对的体内因果效应物质也是丹参素异丙酯,其在心、脑组织中显著富集,药理学研究表明丹参素异丙酯对大鼠肠系膜动脉血管有明显的舒张作用及抗心肌缺血等作用。利用代谢组学等现代分析手段可发现效应物质,再根据君药和使药的药性特征和临床应用特点,利用药物设计的拼合原理,对效应物质进行结构修饰,就可设计出能体现君 - 使药对体内作用过程的创新药物。上述研究实例肯定了"君使"药对的研究思路,在经方、效方中寻找"君 - 使药对"关系,研究其体内作用机制,发现体内效应物质及其分布特征,是丰富中药理论及开发创新药物的有效途径,同时也为中药新药的开发提供了新的思路。

(郑晓晖,赵晔,贾璞)

参考文献

[1]　邢学锋.麻黄 - 白术药对主要化学成分、药效及尿液代谢物研究[D].广州:南方医科大学,2013.

[2]　郑晓君,毛菊华,王发英,等.当归与白芍不同比例配伍对白芍中 3 个有效成分溶出率的影响[J].中国药师,2018,21(8):1385 - 1388.

[3]　DONG L C,FAN Y X,YU Q,et al. Synergistic effects of rhubarb-gardenia herb pair in cholestatic rats at pharmacodynamic and pharmacokinetic levels[J]. Journal of Ethnopharmacology,

2015,175:67 - 74.

［4］　ZHI H J,DENG Y P,YAN B P,et al. Study on the herb-herb interaction of Danqi Tongmai Tab-let based on the pharmacokinetics of twelve notoginsenoides in acute myocardial ischemia and sham rats［J］. Journal of Pharmaceutical and Biomedical Analysis,2019,166:52 - 65.

［5］　ZENG H T,XUE P,SU S L,et al. Comparative Pharmacokinetics of three major bioactive com-ponents in rats after oral administration of Typhae Pollen-Trogopterus Feces drug pair before and after compatibility［J］. DARU Journal of Pharmaceutical Sciences,2016,24(1):1 - 8.

［6］　马林生,肖庆慈,周述华,等. 药对研究的思路和方法［J］. 云南中医学院学报,1993,16(1):24 - 26.

［7］　张晓丹,邢小燕,张建荣. 小议《伤寒杂病论》治则［J］. 吉林中医药,2006,26(9):1 - 2.

［8］　陈家炎. 张仲景组方"制性取用"思维探讨［J］. 中医研究,2004,17(1):13.

［9］　赵秀莉. "药对"在病毒性心肌炎治疗中的辨证选用［J］. 中国社区医师,2003,18(10):23 - 24.

［10］　王均宁. 活血祛瘀方剂的配伍原则探析［J］. 山东中医药大学学报,2006,30(1):13 - 15.

［11］　郑晓晖. 三组君 - 使对药及其体内效应物质的研究［D］. 西安:西北大学,2007.

［12］　WANG S X,LUO K,LIANG J,et al. Metabolomics study on the synergistic interaction between *Salvia miltiorrhiza* and *Lignum dalbergiae odoriferae* used as "*Jun-Shi*" herbs in a *S. miltior-rhiza* recipe［J］. Medicine Chemistry Research,2009,20:16 - 22.

第四节　其他现代中药新药研发模式及观点

　　基础理论的发展对于中药的发展至关重要,而基础理论发展的核心是方法和观念的创新,中医药研究人员一直没有停止对中药新药研发新模式和新观点的探索。

一、西药中药化

　　1982 年岳凤先认为所谓西药与中药是传入我国后人为地依据地域来源划分的,西药学本身具备中医药学理论体系的药物特性及功用,能按中医药理论使用,故他提出"西药中药化"的观点,主张将西药放入中医药体系中去研究,赋予它中药的属性,用中医药术语去描述它的功效,按中医药配伍组成规律完成药物的配合使用而施治于人,以期增加中药品种,实现中西医联合用药[1]。

二、中药配位化学学说

1993 年曹志权提出"中药配位化学学说"，认为中药有效成分有可能是其中的几种有机物成分，也有可能是中药中的微量元素，但更可能是有机成分与微量元素结合成的缔合物或者配合物，此类物质更能作为其活性中心发挥药效，从而为中药起效成分的发现提出了一种新的可能性[2]。

三、中药基因组学

2000 年王升启提出"中药基因组学"及"中药化学组学"，中药基因组学即引入现代基因组学手段，将中药的自身特性（如药性、功效及主治）与其对应一定疾病的相关基因表达与调控的影响联系起来，用基因组学方法来阐释中药理论及作用机制。传统中医学与基因组学的结合是基于人体的整体性，虽然因其层次不同而各具特点，但基因组的整体性和人体宏观的整体性在根本上是一致的，在有序性上和进化性上也是一致的，在结构上更是一一对应的。人类乃至整个地球生命都是在分子基础上建立起来的，核酸序列本身的遗传变异和生物自身在环境中的进化相互呼应，一方面宏观整体对环境的不断适应导致基因组整体性的不断提高，使机体结构不断进化；另一方面基因组自身的遗传变异又导致物种的多样性，适者生存，劣者淘汰。生物就是这样以最微小的生命基础与最宏观的状态建立了对应关系。传统中医的五脏系统微化至基因组中，有对应的脏腑功能模块系统；经络系统微化至基因组中，形成对应微观的基因组功能性通路。经络系统和腧穴是基因组在生化人体时脏腑系统和自然界交流以通达信息的产物；"精"和基因组相关，"气"与基因组生化的蛋白质和其他物质相关，而"神"则与整体功能的集中表现相关联。神经系统是我们所已知的宇宙中最复杂最精密的物质系统，它的细胞总数占到全身细胞总数的 50% 以上，这是 21 世纪科学发展的重点学科。中医学必须随之建立完善的以"神"为主体的生命科学，以中医学的方法、手段研究这个最复杂的世纪课题必须不断地完善自己的理论体系，中医中药是一个统一的整体概念，在治疗疾病的过程中彼此是相辅相成且不可分离的，中药基因组学的概念随着中医基因组学的提出而产生。采用分子生物学特别是基因组学和传统中药学相结合，并且以中药为研究对象的这门新的学科已引起世人极大的兴趣。中药基因组学利用生物科学研究的前沿技术，从微观上探索中医的辨证论治、寻找证候在基因组上的表征，在微观基因组整体上进行辨证论治；再结合中药的性味归经理论以及复方配伍原则，研究和确定中药分子在基因组上作用的靶点和中药整体作用的规律。由此不难看出，中药基因组学就是要把中医和中药在基因组的水平上结合起来，真正在分子水平上诊断疾病和治疗疾病，从而使人类在分子水平上提高自己的健康。中药基因组学的根本点就在于从基因组的高度,从分子水平上解释"药证""方证"的基因组原理,发现和研究中药在人类基因组上的整体作用原理,即基因组药理。研究方剂对基因组的整体作用原理,在分子水平上进一步把方剂精确化、简单化,或者分子化,把中药学推向分子水平;或者寻找中药有效成分或活性成分的基因,也可以是根据中医基因组学而找到更好的改性基因,将活性基因转入植物细胞基因组中或者细菌基因组中,进一步培养(植),以获得大量的药物,更可以以分子化的中药促进基因组的良性整体循环,以提高人类的健康水平和延长人类的寿命。

四、中药化学组学

中药化学组学是采用现代科学技术与手段,结合传统中药理论和现代科学理论,阐明中药药性、功能及主治有关的物质基础的方法学,亦有人将其定义为探讨药效成分的组成、结构、含量、相互作用及性质等的一门科学。中药化学组学的核心内容是研究能代表中药药性、功能及主治的中药药效成分,并至少应包含药效成分的结构、组成、性质、相互作用等内容,或还应该包含药效成分的生物活性、代谢及作用机制的研究。中药化学组学的另一研究内容是中药药效成分数据库的建立及数据处理方法学研究。此外,"中药化学组学"的方法学研究如"多维色谱差异显示""现代色谱及色谱-波谱"或"波谱-波谱联用"等技术的应用为中药化学组学的研究提供了有力保障。中药化学组学研究的切入点至少应该包括疾病、药物和技术三个方面。在疾病方面,在中医"证"的研究尚未有突破性进展的情况下,应尽量选择中医理论研究相对清楚并与现代医学比较接近的疾病作为研究对象,如血虚、血瘀、肾虚及健忘等。在药物方面,国内外对单味中药及一些经典方剂的有效成分与药理研究已达到相当高的水平,给中药基因组和化学组学的研究搭建了良好的科研技术平台,考虑到对"证"的研究,建议选择临床有效和药理作用明确的中药复方或单味中药来进行。在技术方面,技术的应用对于科学研究来讲是至关重要的,一个理论是否成立,在很大程度上取决于是否有一项能够验证该理论的可靠技术,中药化学组学研究策略的提出也是基于现代生物高技术的发展,特别是生物芯片技术和人类基因组计划(特别是功能基因组学包括蛋白组学和疾病基因组学)的完成,为该理论的提出奠定了必要条件,也为揭示与中药药性、功效及主治等相关的物质基础,包括药效成分的组成、结构、性质、含量及相互作用等提供了技术手段[3]。

五、中药分子方剂

2001年刘德麟提出"中药分子方剂"的方剂研究观点,认为中药分子组合能够表示方剂的药效,称之为"分子方剂",他采用归经分析简化中药方剂成分,从分子配伍

－效应关系寻求最佳组合,运用方剂配伍设计中药方剂分子,使得方剂高度简化而特色疗效增强,可以用中药分子方剂取代中药方剂。刘氏等学者推崇中药分子药理学是古典中药药理学的发展,是现代中药药理学的方向,力荐用中药分子方剂取代中药方剂[4-7]。

六、组合中药学

2002 年吴凤锷提出"分子中药学"和"组合中药学"的思想和命题,主张运用组合分子方法从分子水平研究中药及其药效物质,阐明中药的功效活性部位的相互作用与药效的相互关系及其作用机制[8]。组合中药学提出了三个新概念:①中药功效分子族:具有药效作用的相同或相似分子骨架的一类分子的组合;②中药表征性组合分子:单味中药药效的代表性功效分子,即主要药效分子组合;③中药非表征性组合分子:单味中药表征性分子以外的其他功效分子,即辅助药效分子组合。组合中药学的研究内容包括生药的组合、分子群的组合与特定药效功能的中药组合,即研究生药的组合原理(包括生药学、传统中医药理论);研究中药功效分子的组合分子学基础(包括植物化学、药物化学、结构化学);研究中药功效分子作用机制(包括药理学、细胞生物学、分子生物学)。组合中药学在研究过程中可将复杂的分子组合进行拆分,分别进行研究,然后再分别进行组合,有利于研究不同组合后功效的变化规律,特别对于探索中药复方的物效基础及其作用原理或机制具有重要指导意义。

七、组分中药

2005 年张伯礼、王永炎联合提出,研究复杂系统,应在复杂性科学理论指导下,遵循"复杂－简单－复杂"的原则,即将其中非线性规律部分进行降阶、降维处理后去研究;同时借助现代化学的研究手段,发挥中药方剂的配伍优势,研制创新中药,从而构建以组分配伍的现代中药[9]。

八、本草物质组学

2007 年梁鑫淼提出"本草物质组学"计划,拟建立高效高通量的样品制备方法及相应的表征方法(定性、定量研究),构建本草物质资源库,依据组分的组成、结构和功能,数字化物质资源库,全面展开组分配伍、成分配伍及组效关系等中药特色研究,构建创新中药体系,以期为中药新药开发提供支撑,加快新药研发的步骤[10]。

九、化学中药

2007 年邓家刚将中医药理论指导下的化学药物称为"化学中药"[11],系统地将化学物质进行中药特性和应用规律的研究与归属,并将其按中医辨证论治原则应用于临床,使其具有中药的身份;并于 2008 年出版了《中药新家族——化学中药》一书,载入 428 种常用化学药物,对其进行了中医特征性的诠释与功效种类划分。

十、分子生药学

生药学是一门研究生药(药材)的名称、来源、生产、采制、鉴定、化学成分和医疗用途的科学。生药的品种鉴定和质量控制是生药研究的主要内容,传统的四大鉴定方法在药材的真伪鉴别、品种鉴定上发挥着重要作用,但是对于一些近缘种、种、亚种、变种与种内变异的药材却很难准确鉴定。近年来随着分子生物学的迅速发展,如各种 DNA 分子遗传标记技术、DNA 测序技术等取得很大进展,同时也为生药的鉴定提供了全新的方法;国内外学者采用分子生物学技术对许多难以鉴定的药材的鉴定做了大量研究,已取得不少重要成果,并逐渐形成了生药学新的分支学科即"分子生药学"。分子生药学是采用现代分子生物学技术研究和鉴定生药(药材)品种和控制生药质量的一门应用科学。

此外,薛燕等提出了"中药复方霰弹理论",其最重要的观点是中药复方以多个小作用通过多途径共同达到一个大的治疗作用,类似于霰弹作用原理。王米渠等认为中医在理论、临床、中药三个方面的分子生物研究已取得一定成果,呼吁建立"分子中医学"和"中药分子药性学",以在中医理论上拓展基因组学、生物信息学等方面的空间,在中医临床疗效基础上说明中药分子机制[12-13]。组分中药为复杂复方的研究提出了"复杂－简单－复杂"的研究思路,分子中药将微观分子化思路引入中药物质功效研究中,化学中药借鉴中药药性理论为中西药联合用药及其新药研发提供了可能性。这些理论的提出对于促进中药现代化的开展及创新药物的研制起到了积极的作用。

(王四旺,赵晔)

参考文献

[1]　岳凤先.试论中药西药化[J].医学与哲学,1982(1):33－36.

[2]　曹治权.微量元素与中医药[M].北京:中国中医药出版社,1993:82.

[3]　王升启.试论"中药基因组学"与"中药化学组学"[J].世界科学技术－中药现代化,2000,2(1):28－33.

[4]　刘德麟,梁菊生.广义证候与分子方剂——关于证候与方剂现代化——方证学研究的思考[C]//中国中西医结合学会成立 20 周年纪念大会论文集,2001:145－146.

[5]　刘德麟.分子网络调节:分析中药分子药理的理论工具与实验方法[J].中国中医基础医学杂志,1997,3(6):1－5.

[6]　刘德麟.金香兰,杨威.从分子作用把握整体效应:中药分子药理的理论研究[J].自然杂

志,1997,19(6):316-323.

[7] 刘德麟,梁菊生,康旭亮,等.中药分子方剂:医药科学的新生长点[J].自然杂志,1998,28(6):337-340.

[8] 吴凤锷.从单方成药到"分子中药学"和"组合中药学"[J].中草药,2002,33(9):769-771.

[9] 王四旺."中药分子"与"分子中药"[J].第四军医大学学报,2008,29(18):1633-1636.

[10] 张伯礼,王永炎.方剂关键科学问题的基础研究:以组分配伍研制现代中药[J].中国天然药物,2005,3(5):258-261.

[11] 梁鑫森,钱旭红,惠永正.《本草物质组计划》的设想与建议[J].世界科学技术-中医药现代化,2007,9(5):1-6.

[12] 邓家刚.关于化学中药研究的若干思考(Ⅰ)[J].广西中医药,2007,30(3):1-3.

[13] 王米渠,许锦文.中药分子药性学的进展[J].世界科学技术-中药现代化,2002,4(6):51-54.

第三章　中药新药研究的新方法

第一节　数学模型在中药新药研究中的应用

马克思认为，"一种科学只有在成功地运用数学时，才算达到了真正完善的地步"。中医药学的理论形成来源于临床实践的经验总结，相关的基础理论、症状和证候描述具有其独特的语言风格，也深受东方哲学思想的影响，定性主观描述较多，定量客观描述较少，在一定程度上限制了中医药学的现代化和国际化进程。为了将中医药学的理论体系发展完善，使得中医药的理论基础更加客观、科学，越来越多的学者将数学和数学建模的方法应用于中医药学的研究中。中医药理论中有许多的模糊理论和量词，模糊数学可实现这些模糊概念的量化。国内学者将模糊数学作为数学工具应用于中医药学研究的各个方面，包括中医临床的辨证诊治过程、中医学疾病类型的分类，或者开发成专家诊疗系统的计算机程序等。此外，模糊数学和其他数学模型也被应用于中药资源的可持续发展、中药药性的归属、中药的药效评价以及中药的药性－效能的关联等研究中。中药复方一般由两味或两味以上的中药按照中医药理论配伍组合而成，并且每一味中药均含有多种化学成分，由此而形成的多成分复杂体系使得相关研究变得尤为复杂。数学模型的应用是突破中药发展壁垒的一个重要关口，这些数学模型大致经历了由简单分析体系到复杂分析体系的过程，研究对象由静止到动态发展，其研究内容大致包括药效学、药动学以及代谢组学等。

一、数学模型与药学研究的相关性

（一）数学模型与药效学研究

与药效学相关的数学模型的研究，主要代表有王智民的"水闸门"法，他将疾病比喻为"洪水"，药物比喻为水闸门，分别对应相关的药理活性[1]，并运用该理论对吴茱萸治疗偏头痛的机理进行了分析。中药一般具有多个药物成分，因而其对于疾病的治疗效果为多个成分效应强度的加和。以"水闸门"为基础，杜力军提出了"总分法"[2]，韩京艳又提出了"加和法"[3]。这三种模型都是结合抑制率与有效率对药效强度进行评价，所不同的是加和法增加了 ED_{50} 作为评价指标。三位学者将"水闸门"理论进行了推广，并逐渐深入，使得数学模型逐步优化。程翼宇在复杂中药组分与生物活性之间构建出数学模型，并对双丹提取物的活性成分进行了功效辨识确认[4-5]。

（二）数学模型与药代动力学研究

药动学模型的发展路径是多样化的。贺福元结合 Fick 定律、Noyes-whitney 溶出理论，建立了包括代数式的微积分方程组的中药复方溶出动力学数学模型，并用于补阳还五汤中的黄芪甲苷动力学性质的研究[6]。黄熙提出了"证治动力学"的概念，认为药物配伍状态可影响药物的入血成分，进而与疗效呈一定相关性，并以冠心Ⅱ号方的抗心肌缺血症为例，结合阿魏酸与芍药苷等多种入血成分的药物代谢动力学（Pharmacokinetics，PK）参数及生物利用度，辅以该方活血化瘀、改善冠状动脉缺血及降低心肌细胞缺血、缺氧等效应，对君臣佐使 – PK 参数 – 证效关系进行阐释[7]。李敏采用"矩阵法"构建数学模型，提出了"表征药代动力学"的概念[8]。

（三）数学模型与代谢组学研究

随着中药学数学模型相关研究的深入，研究者们开始引入系统生物学的思路。罗国安原创性地提出了"化学物质组学"的概念，选取清开灵整体化学物质成分组，根据适应证，辅以适当的数学设计，构建出组效学研究方法辨识技术，以此对药效组分及关键药效组分进行辨识。刘明建立多源因果法对中药复方的作用机制进行研究，基于中药复方多成分、多水平（整体、器官、细胞、分子）的特点，引入博弈论和粗糙集的数学理论，构建出数学模型，利用该模型对四物汤治疗血虚证模型小鼠的多通路进行了机制探讨[9]。王喜军提出了"中药血清药物化学"的概念，对六味地黄丸、茵陈蒿汤的血中化学成分进行了快速鉴定、分离，并再次排列、组合，对体内起效成分的药效贡献进行了量的评估[10]。王喜军又提出"方证代谢组学"的概念，结合血中药物成分及代谢产物与内源性物质动态变化的规律，开发出相关数学模型，并转化成 PCMS

软件,同时用于神奇丸治疗肾阳虚的作用机制及效应物质的深度解析[11]。张伯礼等借助网络药理学的研究手段,从器官、离体组织、细胞、分子等不同角度对中药的药效进行了筛选[12]。

二、因果与因果数理模型

(一)哲学中的因果

西方哲学对因果观念的逻辑分析最早可以追溯到古希腊亚里士多德(Aristotle)在《形而上学》一书中总结出的"四因说"。18世纪英国哲学家大卫·休谟(David Hume)认为因果观念不是理性思维、逻辑推理的产物,而是以心理活动为基础的一种习惯性联想。伊曼努尔·康德(Immanuel Kant)认为因果关系的逻辑必然性是经验归纳无法解决的,他直接断定一种先天的因果关系范畴的存在,即自然因果性,以保证经验活动中因果关系存在的逻辑必然性。20世纪科学家和哲学家们重新思考:科学规律在本质上是因果性还是概率性? 因果性是必然的还是偶然的? 逻辑学家逐渐开始利用"概率"来研究归纳推理,于是因果关系理论开始转向对概率因果关系的研究,这也可以看作因果关系理论研究的一次危机驱动的"技术转型"。然而,哲学家所研究的"概率"与苏联数学家安德雷·柯尔莫哥洛夫(Andrey Nikolaevich Kolmogrov)公理化定义的"概率"有着本质不同。数学家通过建立公理化体系,给出各种因果的数学定义,通过数学逻辑推理和证明,给出普适性、一般性的结果,自此因果分析逐渐成为数学和统计学的一个独立的研究方向。

(二)数学中的因果

数学的公理化体系决定任何数学理论的建立,数学定义的给出都应遵循或承认公理,所有结论都是在定义明确的前提下的逻辑推导和证明。在数学中给出定义的先决条件是证明这个定义是良定义的,即证明所要定义事物的存在性或者与现有公理的不违背性,那么讨论的数量关系都可以定义为因果,因果自此从哲学中独立出来,进入纯粹的数学范畴,具有了建立在逻辑清晰、推理正确的前提下的大自由度。数学中的因果关系除了上述公理体系的约束外,还有普适性的追求。普适性是指定义的数量的关系,不是对具有特定数据有意义,而是尽量对所有的数据都有意义,即不依赖于数据具体背景的普遍适用的数量关系。数学中因果关系的定义多遵循美国数学家唐纳德·鲁宾(Donald Rubin)于20世纪80年代提出的反事实基本框架。事实是指某个变量能够在某个范围内直接观测到,反事实是指某个变量不能在某个范围内直接观测到。按照反事实理论框架,变量 A 对于变量 B 的因果性效果就是 A 成立时(即处于某个范围内时)B 的事实状态与 A 不成立时 B 的反事实状态之间的差异。如果这种差异存在某种意义上的显著性,则可说变量 A 对于变量 B 是有因果性效果的,简单地说,A 是 B 的因,B 是 A 的果。前人因果关系的定义多为以假设检验为主的统计推断类的"Yes,No"因果,即定性因果,无法定量刻画因果关系的大小。编者研究的因果关系为"定量"因果而非"定性"因果。

（三）中医药理论中的因果

汉语的"因果"最早来源于佛教:"万法皆空,因果不空",汉语并未将逻辑因果(causality)和轮回因果(karma)区分开来。《易经》是一部较早阐述因果思想的典籍。它通过运用"爻""卦"和"太极"来表征世间万物的起源以及它们之间的因果演变关系。《黄帝内经》强调,"生之本,本于阴阳"。中医学用阴阳理论解释人的所有生命活动,并用阴阳的盛衰失调概括人体疾病变化的前因后果。药分阴阳,相生相克。从某种角度上讲,中药学中的因果一方面用"阴阳"之说表达药物之间的因果演变关系,另一方面又用其表达药物通过调节阴阳治病养生的因果关系。

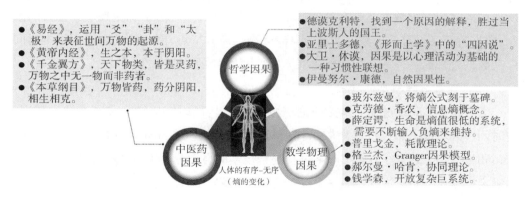

图 3 - 1　因果相关理论

三、因果数理模型的提出

结合药效学、药动学和代谢组学构建的数学模型,从不同角度揭示数据间的静态相关性与差异性,可加速和优化中药复方效应物质基础及作用机制的研究进程。与西药药代动力学针对单个成分的研究方式不同,中药复方的多成分体系需要一个整体模型来整合多个成分动力学数学模型及参数,以揭示药物成分之间如何相互作用并达到中医学的"整体"效果。编者在数学模型中着重考察动态数据间即时间序列的相互关系,尤其是因果性,首先结合随机动力系统理论和遍历理论,对抽象系统用熵分析的方法给出连续时间系统元素间因果关系严格的数学定义及全新的定性、定量刻画,并进一步对离散序列给出因果关系的统计量。时间因素的加入,可以进一步考察系统元素间由时间先行后续所定义的因果关系及因果关系的强弱。将时间因素用于对生物样本代谢时间序列这一动态数据进行分析,专注于捕捉序列间的单向以及互为因果关系,将互为因果关系较强的物质对(即因果对)作为核心效应物质群,从而辨识"药物－机体"协同起效的物质基础,为新药研发提供一种全新的角度与思路。

(一)时间序列

传统数据的相关性处理方法大多忽略时间因素,仅对静态数据进行分析,不存在补充时间序列中缺失数据的问题。时间序列(或称动态数列)即按照时间顺序排列的一组数据序列。时间序列分析就是发现此类数据的变化规律的统计技术。主要的时间序列分析相关技术集中于药学中由于采集体液的非等时间间隔所可能导致的缺失数据的补充。中药学的数据预处理过程不同于常规的数据处理方式,包括对 GC-MS、LC-MS、核磁共振(Nuclear Magnetic Resonance,NMR)等检测分析平台获取的原始数据采用合适的方法去除干扰、噪声、基线漂移、中心化、缩放、转换等。生命体的代谢所形成的时间序列数据具有高度的非平稳性、非线性,同时由于观测技术和手段的限制,数据特征又具有缺失数据严重、小样本、高噪声等特点,因此此类高维小样本时间序列数据处理的另外一个关键技术在于"缺失数据"的处理[13]。

(二)因果数理模型的提出

编者基于 Gauss 过程的聚类理论,根据数据结构同时完成聚类和补充缺失数据。将时间序列看成 Gauss 过程离散采样所得的样本轨迹,在 Markov Chain Monte Carlo(MCMC)框架下建立了一种 Gauss 过程混合模型的自动分合模型选择算法,能够自动地确定数据中 Gauss 过程数目并得到合理的模型与参数。通过保持分裂、合并前后 Gauss 过程的前两阶矩不变的前提下,得出关于原来的协方差矩阵和新的协方差矩阵之间的关系。对非线性的协方差函数做 Taylor 展开,用前两阶项近似代替协方差函数,从而把协方差矩阵之间的关系转化为协方差参数之间的关系。此算法能够准确地判断出数据中混合的分量个数,并基于所得到的 Gauss 过程参数能够准确地进行曲线分类和预测、补充缺失数据,继而进行完整时间序列的因果分析。

(三)因果数理模型的研究目的与研究思路

中药复方中所含物质成分繁多,难以对复方中的每个成分都进行分离分析和活性评价,从而筛选出治疗某种特定疾病的关键组分,阐明其物质基础,这是中药复方研究过程中长期悬而未解的难题,因此需要提供一种缩小评估范围的技术和给出缩小范围的研究手段。现代人工智能手段已经有了多种缩小范围的筛选算法,每种算法都有其特定的适用数据类型,对于任何一种筛选算法,由于其以数据为研究对象,因此都可以提供数据角度的解释。如何从中医药理论出发建立适合中医药代谢数据的筛选方案呢？编者的研究思路如图3-2所示。

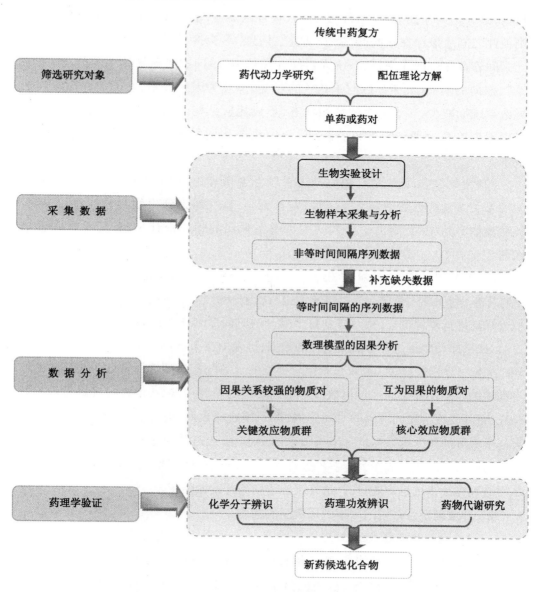

图3-2　核心效应物质辨识研究思路图

（1）在理论上综合了钱学森先生的开放复杂巨系统、普里戈金（Ilya Prigogine）的耗散结构理论以及H.哈肯（Hermann Haken）的协同理论，结合现代中医药理论和系统生物学理论，提出了"药物-生命"开放复杂巨系统的耗散协同理论。药物的摄入为该系统引入了负熵,中药复方及其代谢产物和内源性物质在体内动态涨落、协同起效,逐渐使系统远离病态(非稳态),形成新时空有序的药物－生命耗散结构,最终达到保健、治疗的目的。现代熵理论认为,系统元素间若存在协同作用,则彼此之间应该存在双向的"物质、能量、信息"等交换,统称为熵交换。进而系统元素间若存在协同作用,则系统元素间存在熵流,单向的熵流导致单向的"因果关系",双向的熵流(元素间因与果角色的互变)即互为因果关系,它们的存在宏观上导致系统熵减少,转为有序的低熵状态,形成耗散结构。基于这一理论基础,研究者以因果关系为理论出发点,建立适合中医药代谢数据的缩小筛选范围的统计技术。

（2）在数学上,首先结合随机动力系统和遍历理论,对抽象系统给出系统元素间因果关系的严格数学定义及定性、定量刻画;其次考虑到生物实验技术的限制,针对离散时间序列,给出了序列间因果关系强弱的相应统计量、置信水平和置信区间。

（3）在数据获取上,着重关注药物干预前后系统的动态变化,采集不同时间点的生物样本,利用现代色谱与光谱等技术进行检测分析,将各时间点不同化合物的峰面积或峰高进行整理汇总,从而得到每个成分的时间序列作为原始数据。在数据分析方面,如果原始数据是非等时间间隔的数据,可采用在 Markov Chain Monte Carlo（MCMC）框架下建立的一种 Gauss 过程混合模型的自动分合模型选择算法。此算法能够自动地确定数据中 Gauss 过程数目并得到合理的模型与参数,最终实现缺失数据的补充,将其变成等时间间隔的时间序列,得到预处理数据;进一步采用上述数学工具对每个成分的预处理数据进行因果关系的辨识,筛选出单向或互为因果关系较强的物质对所组成的成分群作为进一步进行化学分子辨识、药理功效辨识的备选物质群,从而达到缩小筛选范围的目的,最终服务于新药开发或临床。

四、开放复杂巨系统的因果数理模型的构建

（一）药物－生命耗散结构

生命活动不仅由此消彼长、相互耦合的内在机制所控制,更受外界环境的物质、能量、信息交换等因素的影响,这些机制和影响在多重时间和空间尺度上运行,表现出复杂的多组分、多结构和涌现性与开放性等特点。对中医药学研究而言,这使得理解并明晰（辨识）生命系统的药物保健、预防与治疗机制变得尤为困难。哲学中的整体观以及系统的概念历史悠久,最早可以追溯到公元前 300 年的亚里士多德（Aristotle）,在中国古代的《易经》和传统的中医学中也有详细的记载和体现。自 20 世纪 70

年代诺贝尔奖获得者比利时物理学家普里戈金提出耗散结构概念后,以复杂系统作为研究对象的耗散结构理论、协同学、突变论、混沌理论、模糊数学、人工智能等现代系统理论逐步形成并完善。开放的复杂巨系统是由中国科学家钱学森于1990年提出的概念,具有开放性、复杂性、巨量性等标志性特征。现代系统论用熵(Entropy)定量刻画系统的随机性、无序性与不确定性等复杂程度,在熵理论的基础上,普里戈金从 B – Z 反应中发现了有些体系可以自发形成有序结构,随后他提出了"耗散结构理论"(Dissipative Structure Theory),主要研究开放系统由混乱无序状态向稳定有序的结构组织演变的机制和规律,故耗散结构理论又称非平衡系统的自组织理论[14]。耗散结构产生的外因为外部负熵的输入,内因则是各个元素或子系统之间的"协同"作用。按照钱学森系统与环境关系的分类,生命系统为简单环境中的复杂巨系统,是一个远离平衡态的有序开放系统,具有典型的耗散结构。耗散结构的形成和维持有如下标志特征:

(1)开放性。耗散就是指系统与外界进行的物质、能量、信息的交换,即开放性。

(2)远离平衡态。系统在外界作用下离开平衡态,随着外界对系统影响的增强,将系统逐渐从近平衡态推向远离平衡态。

(3)非线性耦合。子系统或元素间存在非线性相互作用。

(4)涨落现象。涨落是指系统稳定状态的偏离,对于远离平衡态的系统,随机的小涨落可能迅速放大,使系统由不稳定状态跃迁到一个新的有序状态,从而形成耗散结构。

分析药物 – 生命系统包含的数据主要集中在关注动态数据(时间序列数据)和单向、双向性"信息"交换两个主要方面。中医药理论具有整体论和系统论的思想,疾病是人体结构、代谢、功能、控制、遗传等方面在一定层次和一定部位的失序、失调、失稳、失衡、失和的表现,中药的医治可视为通过强化输入负熵流,防止输入正熵,并促进机体远离病态以达到系统熵增为负或正熵不大的低熵有序状态即健康稳态。中药复方作为中医临床用药的主要形式,集中体现了中医整体观、系统观、辨证论治和个性化治疗的理论特色。中药复方遵循"君臣佐使"的组方原则,讲求药味之间"七情和合"的作用规律,其本身就是一个组分繁多、结构复杂的系统,被称为药源系统。机体摄入中药复方后,两个复杂系统相互融合关联构成药物 – 生命系统,并在"外环境 – 机体内环境""机体内环境 – 药物""药物 – 药物"等不同层次上协同作用。中药复方为药物 – 生命系统引入了负熵,系统内中药复方原成分及其代谢产物、内源性物质等在体内动态涨落,在"外环境 – 机体内环境""机体内环境 – 药物""药物 – 药物"等不同层次上协同起效,逐渐使系统远离病态,形成新的时空有序的药物－生命耗散结构,最终得到康复。药物－生命耗散结构形成机制即为药物保健、预防、治疗的机制,其形成源于"药物－生命"协同作用。寻找药物－生命系统数据反映出的具有单向或互为因果关系的效应物质群,并对其进行定量刻画,如果系统中存在互为因果关系的两个元素,即称为因果对。把因果关系较强的因果对所组成的物质群称为核心效应物质群。

综上,编者认为协同作用形成药物－生命耗散结构的物质基础为所有具有单向或互为因果关系的效应物质群,可以进一步缩小范围筛选关键效应物质群与核心效应物质群,从而服务于新药开发。

（二）系统元素间"协同作用"的数学刻画

在前人工作的基础上,编者基于动力系统和耗散结构理论、因果关系逐步定量化,基于理论模型对离散时间序列而非连续时间随机过程,进一步给出相应的统计量,结合耗散结构理论的熵分析,给出了抽象系统元素间的因果关系及其强弱的严格数学刻画,并建立了对具体系统输出数据的统计方案,用于分析药物－生命系统输出的具体时间序列,可以捕捉药物－生命耗散结构产生的关键效应物质和核心效应物质。

（三）药物－生命耗散结构的数据处理

1. 生物学实验设计

根据中药的体内代谢特征,采集不同时间的生物样本(血浆、尿液、粪便、透析液、胆汁、组织等),通过研究体液中的物质,观察吸收进入体液或组织的中药活性物质及其代谢规律,以此研究中药在体内的药效物质基础和作用机制。

2. 获得原始数据

现代分离分析仪器测定化合物的定性信息,如核磁共振信号、特征谱图和色谱保留时间等,定量信息包括色谱响应强度、峰高、峰面积等。采用现代分离分析仪器(GC-MS、LC-MS、NMR 等)测定不同时间的生物样本,在去除干扰、噪声、基线漂移、中心化、缩放、转换等常规处理手段之后,将每个物质在对应时刻的峰面积或峰高所形成的时间序列族作为原始数据。

3. 补充缺失数据

药物代谢数据大多是非等时间间隔时间序列数据,需补充缺失数据将非等时间间隔数据变成等时间间隔数据。基于 Gauss 过程的聚类理论,根据数据结构同时完成聚类和补充缺失数据。针对药物－生命耗散结构的代谢所形成的时间序列小样本、高噪声的特点,此算法能够准确地判断出数据中混合的分量个数,并基于所得到的 Gauss 过程参数能够准确地进行曲线分类和预测,补充缺失数据,继而进行完整时间序列的因果分析,寻找核心效应物质。

4. 因果分析

将 N 个物质形成的原始数据记为 $\{Z^i\}_{i=1}^N$,其中 $Z^i = (Z_{t_0}^i, \cdots, Z_{t_M}^i)$ 为时间序列,而 $t_0, \cdots, t_M$ 为采集样本时刻。根据前面的因果模型,对任意 $i, j \in \{1, \cdots, N\}, i \neq j$,计算 Z^i 到 Z^j 的单向因果关系大小为:

$$T_{i \to j} = \frac{C_{ii} C_{ij} C_{j, \mathrm{d}i} - C_{ij} C_{ij} C_{i, \mathrm{d}i}}{C_{ii}^2 C_{ij} - C_{ii} C_{ij}^2} \tag{3-1}$$

其中 $C_{ij} = \overline{(Z^i - \overline{Z^i})(Z^j - \overline{Z^j})}$,$C_{i, \mathrm{d}j} = \overline{(Z^i - \overline{Z^i})(\mathrm{d}Z^j - \overline{\mathrm{d}Z^j})}$,$i, j = 1, 2$,$\mathrm{d}Z$ 为 Z 的一次差分,$\overline{X}$ 表示序列 X 的算数平均值。

筛选出系统元素间的单向因果关系($T_{i \to j} > 0$ 或 $T_{j \to i} > 0, i, j \in \{1, \cdots, N\}, i \neq j$)或双向因果关系($T_{i \to j} > 0$ 且 $T_{j \to i} > 0, i, j \in \{1, \cdots, N\}, i \neq j$)及其因果关系的大小。用因果量 CE(Cause and Effect)表示。

把互为因果关系和单向因果关系按大小进行排列,进一步将互为因果关系的时间序列所对应的物质对中因果关系较强的称为核心效应物质群,将单向因果关系的时间序列所对应的物质对中因果关系较强的称为关键效应物质群。根据数据处理结果,提示出重要的核心效应物质群和关键效应物质群,可以从中药所含的海量药物成分中筛选出重要的已知或未知物质,特别对于未知物质进行化学分子辨识、药理功效辨识,对于已知物质进一步从药效学、药物代谢研究中阐释中药复方的配伍机制。

五、应用实例——丹参 - 降香的效应物质因果关系辨识研究

丹参 - 降香药对临床多用于心绞痛、心肌梗死、脑栓塞、神经衰弱等疾病的治疗,编者研究发现丹参 - 降香二药配伍具有显著的协同增效作用。结合中药组方配伍规律,研究者选取"良关系"之君 - 使药对丹参 - 降香作为研究对象,从香丹注射液中进一步筛选效应物质,以等时间间隔取样的透析液和非等时间间隔取样的血浆所形成的数据为例,对两种不同数据类型因果分析的详细过程进行说明。

(一)丹参 - 降香(香丹注射液)在大鼠血浆中代谢的因果相关性分析

1. 数据获取

制备 SD 雄性大鼠脑缺血模型,采集香丹注射液给药后 0 min、2 min、5 min、15 min、30 min、60 min、90 min、120 min、180 min、240 min、360 min、480 min 和 720 min

的血浆,处理后运用高效液相色谱技术进行分析,获得一系列非等时间间隔的不同时刻、每个成分的峰面积/内标峰面积的比值所组成的原始数据集(图3-3)。血浆中所含物质的命名采用物质类型+序号的方式进行标注。其中,功能性外源物(包含药物成分)为 Functional Exogenous Substances,简称 FES;内源性物质为 Endogenous Substances,简称 ES;代谢产物为 New Metabolites,简称 NM。对于某些未实现物质间完全分离、包含多种来源的物质,以物质来源组合+序号的方式进行命名。

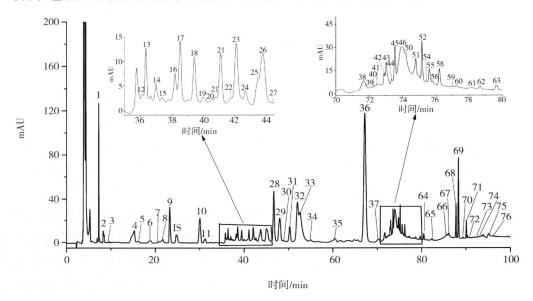

图3-3   给药后血浆色谱图

附注:1、2、8、28、39、66、67、69、70、71、74、75、76 的来源为内源性物质 ES;3、19、27、34、35、61、72 的来源为代谢产物 NM;44、45、54、55 中既包含内源性物质又包含药物成分 ES-FES;其余物质来源均为药物成分即 FES。IS 为内标。

2. 缺失数据的补充

通常实验动物血浆为非等时间间隔采集,720 min 之内的取血点仅为 12 个,有大量数据未被获取而缺失,而用于因果分析的时间序列必须为等时间间隔、平稳的数据集。因此采用强喆在 Markov Chain Monte Carlo(MCMC)框架下建立的一种 Gauss 过程混合模型的自动分合模型选择算法,自动确定数据中 Gauss 过程数目并得到合理的模型与参数,最终实现缺失数据的补充,将其变成等时间间隔的时间序列,得到预处理数据。部分物质在补充缺失数据后的示意图如图3-4所示。将补充好缺失数据的预处理数据进行因果分析,其因果关系结果见表3-1。

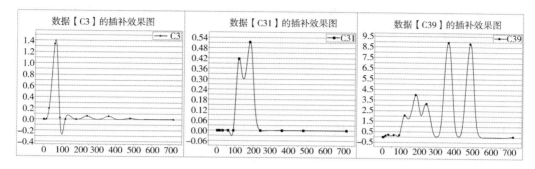

图 3-4 化合物 3(左)、31(中)和 39(右)的缺失数据补充效果图

表 3-1 互为因果的物质 $T_{i \rightleftharpoons j}$ 的 CE 值

$T_{i \rightleftharpoons j}$	CE 和	$T_{i \rightleftharpoons j}$	CE 和
$T_{4 \rightleftharpoons 46}$	0.558 5	$T_{4 \rightleftharpoons 38}$	0.059 7
$T_{33 \rightleftharpoons 48}$	0.408 6	$T_{4 \rightleftharpoons 7}$	0.057 3
$T_{33 \rightleftharpoons 67}$	0.289 5	$T_{8 \rightleftharpoons 18}$	0.053 2
$T_{5 \rightleftharpoons 32}$	0.275 9	$T_{34 \rightleftharpoons 35}$	0.046 8
$T_{4 \rightleftharpoons 49}$	0.180 5	$T_{4 \rightleftharpoons 18}$	0.038 5
$T_{8 \rightleftharpoons 32}$	0.143 8	$T_{4 \rightleftharpoons 23}$	0.034 4
$T_{4 \rightleftharpoons 39}$	0.111 9	$T_{40 \rightleftharpoons 70}$	0.032 9
$T_{23 \rightleftharpoons 32}$	0.092 4	$T_{30 \rightleftharpoons 32}$	0.030 0
$T_{18 \rightleftharpoons 32}$	0.088 7	$T_{4 \rightleftharpoons 30}$	0.021 5
$T_{24 \rightleftharpoons 32}$	0.078 7	$T_{4 \rightleftharpoons 13}$	0.020 9

3. 代谢数据的因果相关性分析

将上述血浆中的原始数据经补充缺失数据技术补充缺失数据后所形成的预处理数据运用数学工具进行因果分析,共得到 127 对互为因果的物质对。定义因果关系较强的互为因果关系的物质对所组成的物质群为核心效应物质群,是最重要的药效物质。取因果关系强度排名前 20 名的物质对进行相关分析,见表 3-1。将血浆中的成分分为内源性物质、功能性外源物(药物成分)和代谢产物,主要关注功能性外源物、代谢产物与内源性物质所组成的因果对,发现血浆中的核心效应物质群包括 FES33 丹酚酸 B(SalB)、FES 32 迷迭香酸(RA)、FES 4 丹参素(DSS)、FES 18、NM 34 和 FES 40。

（二）丹参 - 降香（香丹注射液）在大鼠脑脊液中代谢的因果相关性分析

1. 数据获取

利用微透析技术采集给予丹参 - 降香的脑缺血大鼠脑区不同时间段的透析液，通过高效液相色谱 - 电化学联用技术进行检测分析，从而获得一系列等时间间隔不同物质各时刻的原始数据集。混合对照品、空白透析液、各时间段透析液的 HPLC - ECD 图如图 3 - 5 所示。为了便于记录，采用物质类型 + 保留时间的方式进行命名。

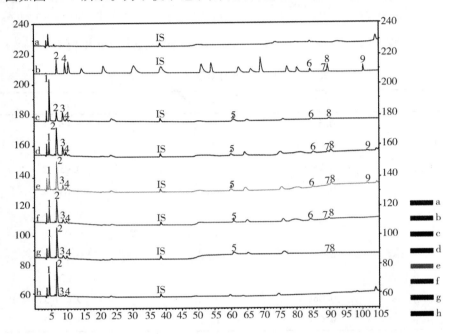

图 3 - 5   不同时间段大鼠脑部海马区透析液 HPLC - ECD 图

附注：1. ES 4. 387 未知物；2. ES 6. 5；3. ES 8. 33 未知物；4. ES 9. 28 Tyr；5. ES 58 未知物；6. FES 84. 8；7. FES 89；8. NM 89. 8；9. NM 101. 02。IS 内标。a. 空白透析液；b. 混合标准品；c - h. 不同时间段的透析液样本。

2. 在大鼠脑脊液中代谢的因果相关性分析

对透析液中的物质按照物质类型加保留时间的方式进行分类、对齐、标准化处理。透析液中不同时刻每个化合物的相对峰面积，即为透析液中每个化合物等时间间隔的原始数据（时间序列）。对上述时间序列的原始数据进行因果数理模型分析。当物质间的 CE 值大于 0 时，表示物质间存在单向因果关系；当物质间的双向 CE 值均大于 0 时，表示这两个物质是互为因果的关系。此外，CE 值的大小是判断物质间因果关系强弱的依据。通过物质间的因果关系辨识，筛选出因果关系较强的物质对所组成的物质群作为关键效应物质群,而由互为因果关系较强的物质对组成的物质群作为核心效应物质群。根据具有因果关系的物质 $T_{i \to j}$ 的 *CE* 值的计算结果,选择5对因果关系较强的互为因果关系的物质对,按照由强到弱排序的物质对分别为物质6和8、物质4和6、物质4和8、物质2和4、物质3和8。据此筛选出的香丹注射液抗脑缺血的核心效应物质包括物质8和物质6。经比对、质谱鉴定,物质8为复方丹参方效应物质 IDHP。

3. 结果与讨论

功能性外源物或代谢产物作用于病理性靶点,将疾病导致的内源性物质偏离正常范围进行回调,以达到帮助患病机体恢复健康态,远离病态的目的。由脑脊液和血浆的因果数理模型研究结果可知香丹注射液的脑内关键效应物质群包括物质8 (IDHP)等。血浆中的核心效应物质为 SalB、RA、DSS、FES 18、NM 34 和 FES 40 等。研究证明,IDHP 具有显著的抗心脑缺血的作用。SalB、RA、DSS 均为丹参公认的药效成分,这也验证了因果数理模型技术的可靠性。

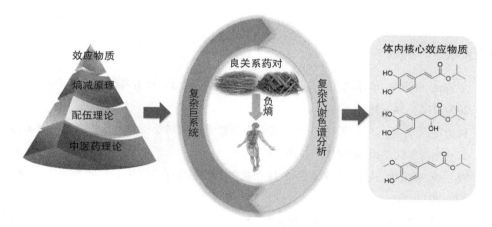

图3-6　"良关系"药对体内核心效应物质的发现

六、其他研究中药复方的数学模型

为了明确中药复方的药理作用及机制、体内代谢和物质基础,越来越多的数学模型被应用于中药复方相关的研究中。在药效学方面,学者们采用数学模型将药效指标与中药组分进行关联,优化方剂配伍或筛选出方剂的有效组分。代表的药效学数学模型包括水阀门法、总分法、加和法以及分层法等。药代动力学方面,贺福元对中药复方多成分体系的已知和未知成分分别提出了谱效学和谱动学数学模型的思路。在系统生物学和代谢组学方面,吕海涛提出将整合代谢组学和生物信息学应用于中药研究[15]。陈竺、陈赛娟采用系统生物学手段,阐释了中药复方黄黛片治疗急性早幼粒性白血病的多成分、多靶点协同作用机制,并将中药方剂的配伍原则用现代医学的方法进行阐释[16];张卫东以麝香保心丸为例,借助血清药物化学及代谢组学手段,阐释了麝香保心丸的药效物质基础及其作用机制[17];许国旺用代谢组学的研究手段发现了肉碱类代谢物在飞蝗两型转变过程中的关键调控作用,并对肝癌、卵巢癌等关键生物标记物开展了大量研究[18];杨凌建立了药物 ADME/T 预测、筛选和优化技术体系,并在计算 ADME、药物代谢稳定性、体外药-药相互作用及安全性评估、药物代谢酶整体探针开发、种属差异及 PK 参数的种间放大等研究领域开展了一系列工作[19];王喜军提出"中药血清药物化学"的研究方法,整合"中药血清药物化学、中药药代动力学、系统生物学"三维体系来研究中药,提出"方证代谢组学"的研究思路,对静态代谢数据进行了皮尔逊相关性分析,对神奇丸的药效物质基础及作用机制进行了阐释[20]。越来越多的学者尝试着将数学应用于中医药学研究中,目前已形成学说众多、理论林立的百家争鸣局面。

(郑晓晖,师白梅,贾璞,历智明)

参考文献

[1] 王智民,杜力军,毕开顺.中药药效评价的"水闸门"法[J].世界科学技术-中药现代化,2000,2(5):34-38.

[2] 杜力军,邢东明,孙虹,等.中药新药研制中药理学应用基础研究的几个命题及对策[J].长春中医学院学报,2000,16(7):6-8.

[3] 曹兰秀,顿宝生.从复方量效关系的特点谈中药的综合评价方法[J].陕西中医,2008,29(4):492-493.

[4] 王毅,范骁辉,程翼宇.中药方剂复杂性和系统性辨识方法初探[J].中国天然药物,2005,3(5):266-268.

[5] CHENG Y Y,WANG Y,WANG X W. A causal relationship discovery-based approach to identifying active components of herbal medicine[J]. Computational Biology and Chemistry,2006,30:148-154.

[6] 贺福元,邓凯文,罗杰英,等.中药复方成分提取动力学数学模型的初步研究[J].中国中药杂志,2007,32(6):490-495.

[7] 黄熙.方剂研究策略:从方剂药动学探索组方原理[J].中国实验方剂学杂志,2002,8(2):55-58.

[8] 李敏,杜力军,孙虹,等.中药复方药代动力学常用研究方法概况[J].中国中西医结合杂

志,1998,18(10):637 - 639.

[9]　罗国安,梁琼麟,张荣利,等.化学物质组学与中药方剂研究:兼析清开灵复方物质基础研究[J].世界科学技术 - 中医药现代化,2006,8(1):6 - 15.

[10]　刘明,马增春,梁乾德,等.中药复方数学模型研究进展暨多源因果法[J].世界科学技术 - 中医药现代化,2010,12(5):684 - 690.

[11]　王喜军,张宁,常存库,等.方剂配伍规律的研究现状和未来发展[J].世界科学技术 - 中医药现代化,2006,8(4):13 - 16.

[12]　张军平,张伯礼,山本清高.中药药物血清的制作方法探讨[J].天津中医药,2004,21(4):274 - 277.

[13]　QIANG Z,MA J W. Automatic model selection of the mixtures of gaussian processes for regression[C]. International Symposium on Neural Networks. Switzerland:Springer International Publishing,2015:335 - 344.

[14]　钱学森,于景元,戴汝为.一个科学新领域:开放的复杂巨系统及其方法论[C].科学决策与系统工程——中国系统工程学会第六次年会论文集,1990.

[15]　郭晓娟,管天冰,李强,等.整合代谢组学和生物信息学策略在解析中药系统复杂性中的应用[J].药学进展,2014,38(2):104 - 111.

[16]　WANG L,ZHOU G B,LIU P,et al. Dissection of mechanisms of Chinese medicinal formula Realgar-*Indigo* naturalis as an effective treatment for promyelocytic leukemia[J]. Proceedings of the National Academy of Sciences,2008,105(12):4826 - 4831.

[17]　张卫东.系统生物学与中药方剂现代研究[M].北京:科学出版社,2017.

[18]　WU R,WU Z M,WANG X H,et al. Metabolomic analysis reveals that carnitines are key regulatory metabolites in phase transition of the locusts[J]. Proceedings of the National Academy of Sciences of the United States of America,2012,109(9):3259 - 3263.

[19]　WANG P,XIA Y L,ZOU L W,et al. An optimized two-photon fluorescent probe for biological sensing and imaging of Catechol-O-Methyltransferase [J]. Chemistry-A European Journal,2017,23(45):10800 - 10807.

[20]　王喜军.中药及中药复方的血清药物化学研究[J].世界科学技术 - 中药现代化,2002,4(2):1 - 4.

第二节　效应物质辨识分析体系

目前新药研究的思路主要有两种:一种是根据药理学、药效学和生物学等实验筛选出具有活性的化合物;另一种是首先以细胞、分子或蛋白为靶标,利用虚拟分子设计、高通量筛选技术对海量化合物进行筛选或垂钓,选出具有活性的化合物,再进行药理学、药效学研究。此两种研究思路均需要药物活性成分群辨识分析技术。因此,高效而准确的辨识技术是准确定位研究目标化合物、降低临床研究风险的关键,正如攀登珠穆朗玛峰需要高超精准的技术合理分配体力、规避坠落和雪崩风险、选择正确的路线前进。常用的辨识技术包括传统化学分离或活性导向分离后进行结构鉴定、基于药物生物活性的色谱分离和在线检测技术、分子印迹技术等。乔延江提出了中药有效成分族信息辨识技术,并将其应用于中药药性、功效及方剂配伍的药效物质基础研究。[1-3] 中药复方配伍规律的复杂性限制了许多辨识技术的适用性和高效性,因此将研究体系简化,针对方剂组成的主要矛盾,删繁就简,逐层剖析,才能做到悟在天成。现代中药创智研究不但要揭示中药活性成分及相关成分,更要阐明在复杂系统内多成分相互作用下的成分与功能、功效的关系。由于中药化学成分的多样性、体内代谢过程的差异性、配伍组方的选择性、功能和作用机制的复杂性,单纯一种辨识技术无法科学、全面地表征中药的活性成分及功效。基于中药上千年临床应用的安全性和有效性,编者建立了化学结构 – 构效辨识、数理模型协整 – 因果辨识、受体色谱功能辨识、临床功效辨识四大技术,构建了"良关系"之效应物质辨识分析体系,着重解决机体代谢网络及核心效应物质剖析,从宏观到微观再到宏观阐释中药的物质基础和作用机制。[4]

一、基于色谱 – 固相萃取 – 光谱 – 核磁 – 质谱联用技术的化学分子辨识

中药活性成分的化学辨识是中药现代研究的基础,有些药材中的主要成分由于吸收和代谢性质差,导致血药浓度低、效能低;有些中药的原型成分在体外无活性或活性较弱,但在生物体内可代谢成活性产物;有些中药成分会引起机体内源性物质的改变,这些都增加了辨识中药活性成分的难度,基于体内过程的中药活性成分研究可有效弥补传统中药活性物质筛选方法的不足。王喜军整合了"中药血清药物化学、中药药代动力学、系统生物学"三维体系来研究中药,提出"方证代谢组学"的研究思路。[5-6] 编者利用液相色谱 – 固相萃取 – 600 M 核磁共振谱/飞行时间质谱(HPLC-SPE – 600 M NMR-Q/TOF-MS^n)联用平台,成功辨识了单味药材麻黄、黄芪、广枣、泽兰等,配伍药对红花 – 甘草、黄连 – 栀子、芍药 – 甘草和中成药制剂复方丹参滴丸的化学成分与药效的关系。

二、因果数理模型构建——核心效应物质群辨识

20 世纪末以来基因组学、蛋白质组学、代谢组学等系统组学技术广泛应用于疾病的机理及药物作用机制研究,为分析药物－生命复杂巨系统做出了重要的贡献。上述方法在数据处理过程中主要应用主成分分析(Principal Component Analysis, PCA)、偏最小二乘法(Partial Least Squares, PLS)、支持向量机(Support Vector Machine, SVM)等数理方法,过多地强调了差异性而未考虑相关性尤其是因果相关性。中药复方进入机体后形成"药物－生命"开放复杂巨系统,如何对这一开放复杂巨系统蕴含输出的海量数据进行有效分析,辨识出核心效应物质(群),是揭示其"多靶点"作用的关键科学问题,科学的数理分析模型可为解析海量数据提供有效手段。《道德经》曰:"道生一,一生二,二生三,三生万物。万物负阴而抱阳,冲气以为和。"健康的生命系统阴阳平衡,处于"和状态",即健康稳定态,患病的机体即为系统阴阳"失和""失稳"从而形成病态,中药复方进入病体后调整"失和、失稳态"至健康稳定态。编者基于钱学森的开放复杂巨系统、Prigogine 的耗散理论、Harken 的协同理论,建立"药物－生命"开放复杂巨系统的因果数理模型,给出系统中因果关系的严格数学定义及定性、定量刻画,从系统蕴含输出的数据中辨识"效－应"物质间单向或互为因果关系,筛选出关键"效－应"物质为具有互为因果关系的物质(即因果对),最终确定由最强因果对所形成的物质作为核心效应物质,从而形成了依据药－时序列数据辨识中药复方核心效应物质的统计技术。从整体论、系统论角度,对"药物－生命"开放复杂巨系统相互作用的特性进行了深入分析,结合耗散－协同理论,明确协同作用形成药物－生命耗散结构的物质基础为关键"效－应"物质及核心效应物质,最终阐释该耗散结构形成的机制。应用因果数理模型分析了丹参－降香药对在大鼠脑内的药－时序列数据,筛选并成功发现了核心效应物质——丹参素异丙酯等,药理药效学研究确证丹参素异丙酯具有显著的抗心肌缺血和脑缺血、抗神经炎症等活性,该实例证实因果数理模型具有很高的可靠性和可信度。

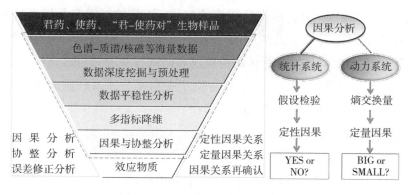

图 3-7　因果数理模型辨识技术

三、中药效应成分的功能辨识

中药成分的功能可采用整体模型动物、离体器官、细胞模型、酶和受体模型、基因芯片、传统生物色谱和计算机模拟等高内涵筛选方法进行辨识。贺浪冲等建立了细胞膜色谱法测定药物膜受体亲和力的平衡解离常数,该值与所评价药物的药理活性有关。他还筛选了多种中药的有效成分[7]。在国际市场销量最好的药物中有20%是通过受体中的最大家族 G-蛋白偶联受体起效的,受体色谱活性辨识技术已成为高效筛选、辨识药物活性成分的新手段。

(一)受体色谱的内涵及外延

针对传统中药活性成分筛选方法未解决药物活性成分筛选周期长、准确率低和后期临床研究风险大的问题,编者在过去20余年的思考探索归纳分析中,针对体内药物与受体作用过程的特点和传统色谱技术的优缺点,发现体内药物-受体作用过程与色谱固定相和溶质的吸附-解离等作用行为极为相似,在贺浪冲教授等提出的细胞膜色谱技术的基础上[8],将受体对药物识别的高特异性和色谱的高分离能力相结合,提出了受体色谱新概念。受体色谱的内涵是将药物靶蛋白识别药物的特异性作为色谱保留行为的本质,延续了色谱技术的高分离能力,突显了药物识别的靶向性特征,减少了药物筛选的盲目性,大大提高了药物筛选的准确性。其外延可将任意靶蛋白、DNA等大分子或生物、化学类小分子固载于色谱填料表面,结合上述物质与其配体的特异性作用和色谱的分离特性,将受体色谱扩展至构建其他新型色谱模型,为中药靶向活性成分筛选提供高效技术。由于受体色谱兼具受体识别药物的高特异性和色谱技术的高分离能力,具有高灵敏度、高特异性、高稳定性和高靶向预测能力,因此已成为药物-受体相互作用在线分析和复杂体系药物活性成分高效筛选的重要方法之一。与传统色谱技术相比,受体色谱具有以下优势:① 受体分子通过温和的固定化方法键合在固定相表面,可保证较高的柱效;② 受体经固定化后所处的膜脂质微环境与在细胞膜上受体所处的膜脂质微环境相似,稳定性好,可多次重复使用;③ 可采用色谱学方法对固定化受体的构象及取向进行梳理、调控、优化,从而最大程度模拟体内受体与药物的相互作用;④ 可用于中药复杂体系药物活性成分的高效、靶向筛选,以及药物-受体相互作用研究。

(二)受体色谱模型的建立

1.受体固定化方法

受体固定化方法包括物理吸附、随意固定和定向固定三类。物理吸附法操作简便,蛋白质固载量大,但受体与固体材料通过吸附作用结合较弱,受体易流失。随意固定化法利用受体自身的氨基、羧基及巯基与固体材料表面的醛基等发生共价反应，虽反应效率高，但无位点特异性，受体构象易偏离，活性位点损失严重。定向固定化法利用受体结构中融合生物素、谷胱甘肽 S - 转移酶和组氨酸标签（His-tag）等分别与亲和素、谷胱甘肽和镍离子修饰的固体材料发生亲和作用进行固定化，能避免活性位点损失的问题。但仍存不足，如受体键合率低，以致色谱检测灵敏度差；配体与受体结合易饱和等，致使测定结果不准确。受体高容量定向固定化法是将原子转移自由基聚合反应引入至固定相表面接枝改性中，通过重氮盐反应和镍离子螯合反应将 His-tag 融合受体定向固载于改性修饰后的色谱固定相表面，可制备高容量 His-tag 功能蛋白质定向固定化色谱固定相，该固定相上受体表面取向和构象统一，且受体固载量。为避免复杂的受体纯化和活性损失，分别将 O^6 - 烷基鸟嘌呤 - DNA 烷基转移酶（SNAP - tag）和脱卤素酶（Halo-tag）融合至受体末端，利用两种酶与其各自底物的特异性共价反应，将受体固载于底物修饰的固体填料表面，建立密度可控、高特异性和单层均一的受体一步固定化方法。由于反应特异性高，可直接将目的蛋白从细胞裂解液中以共价键捕获至固体填料表面，最大限度减少了受体活性损失，具有快速、可靠、选择性强和固定化效率高的独特优势。

2. 受体色谱固定相表征

固定化后受体活性的高低是衡量受体色谱模型是否成功构建的重要标准之一，可采用固定相形态学、固定化受体取向及构象和受体活性等表征方法。形态学表征方面，编者首次将绿色荧光蛋白引入固定化蛋白表征过程中，荧光显微镜检测固定前后绿色荧光蛋白形貌，采用扫描电子显微镜和透射电子显微镜分别监测受体色谱固定相的外部和内部形貌，XPS - 光电子能谱表征固定化色谱固定相的内部和外部元素组成。在取向及构象表征方面，以受体的特异性抗体 Cy5 等荧光染料为分子探针，建立以容量因子、结合常数和热力学参数为指标的受体取向及构象表征方法，采用激光共聚焦显微镜检测荧光信号强度，首次发现固定化受体具有配体诱导的构象变化活性。在活性表征方面，以受体激动剂、部分激动剂和拮抗剂为工具药，对受体配体识别活性进行表征；以受体下游偶联蛋白 Gs、Gi 和 Go 等及其相关活性短肽为探针，获得其与固定化受体相互作用过程的熵变，对受体下游信号转导活性进行表征，建立了固定化受体配体识别活性和信号转导活性表征方法，确保受体色谱模型的成功构建，如图 3 - 8 所示。

（三）受体 - 药物相互作用研究

受体 - 药物动态识别行为及其介导的信号转导过程对于阐明受体结构与功能、

揭示药物体内作用机制、发现药物新靶标、指导临床用药和开发创新药物具有重要
意义。

1.经典前沿分析和竞争置换法

受体色谱隶属亲和色谱范畴,适用于亲和色谱法的蛋白质 - 药物相互作用研究
的经典方法——前沿分析与竞争置换法也同样适用于受体色谱。以 α_{1A} - AR 和 β_2
- AR 为例,分别采用前沿分析和竞争置换法研究了不同工具药与两种受体的相互作
用,测定了不同工具药在两种受体色谱柱上的热力学平衡常数等参数,与放射性配体
免疫法所得结果一致,说明受体色谱法可用于受体 - 药物之间的相互作用研究。

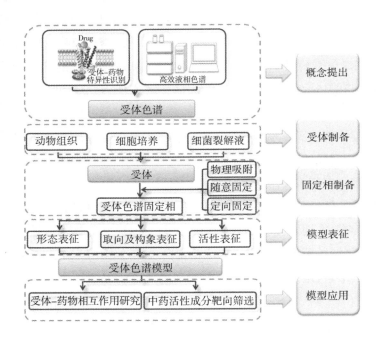

图 3 - 8　受体色谱模型的构建及应用

2.直接进样法

基于药物进样量与容量因子间关系的直接进样法数学模型,不需要用大量配体
饱和色谱柱,只需进样不同浓度的配体,即可快速分析受体 - 配体的相互作用,准备
获得其相互作用参数,适用于制备困难或价钱昂贵的配体分析。

3.非线性色谱法

将非线性色谱法引入受体 - 药物相互作用研究中,该方法在结合平衡常数测定
方面具有准确性,且能同步获得受体与配体的动力学参数,为蛋白质 - 药物相互作用

参数的全面测定提供了借鉴。该方法也不需要用配体饱和色谱柱。

4. 吸附能量分布模型

为了对受体与药物相互作用进行精准分析,将吸附能量分布模型引入 β_2 肾上腺素受体与药物的相互作用中,对药物在 β_2 肾上腺素受体色谱柱上的吸附数据进行分析,选择正确的吸附模型。该方法所得结果更接近于放射性配体免疫法,准确性和精确度均高于竞争置换法和前沿分析法等传统的亲和色谱方法。前沿亲和色谱与质谱检测器联用,可降低药物检测限,测定更广范围的亲和力。此外,药物在受体色谱柱上的保留时间的变化率可用于预测药物与受体的亲和力,能够可靠和准确地分析 G – 蛋白偶联受体 – 药物相互作用,可同时鉴定竞争剂与受体的结合位点并预测竞争剂与受体亲和力的大小。

(四)中药复方活性成分筛选

1. 单靶点筛药模型

受体色谱法集合了色谱技术的高分离能力和受体与药物结合的高特异性,可在筛选的同时进行活性成分的分离鉴定。编者采用 β_2 – AR 亲和色谱柱对中药提取液进行了分析,筛选了可与该受体特异性结合的活性成分,利用反相高效液相色谱 – 离子阱质谱联用法对活性成分进行了在线分离与鉴定,发现 2,3 – 亚甲基二氧 – 9 – 甲氧基 – 原小檗碱、小檗碱、巴马汀和药根碱为黄连中可与 β_2 – AR 相互作用的活性成分,芥子碱硫氰酸盐和芥子酸胆碱为白芥子中与 β_2 – AR 特异性结合的生物活性成分,提示受体色谱法可用于筛选中药中的活性成分。

2. 多靶点筛药模型

编者在系统中添加一个或多个切换阀实现柱切换技术,将不同受体色谱柱在线组合,建立了多维受体色谱模型。基于柱切换原理,将 α_1 – AR 和 β_2 – AR 受体色谱柱在线串联,当药物供试品溶液进入 α_1 – AR 柱后,在 α_1 – AR 柱上不保留成分可继续进入 β_2 – AR 色谱柱进行分析,由此可筛选分别作用于 α_1 – AR 和 β_2 – AR 的药物活性成分,达到多种类筛选的目的;而在 α_1 – AR 柱上保留的成分也可以再次进入 β_2 – AR 柱,就可以得到同时作用于 α_1 – AR 和 β_2 – AR 的药物活性成分,达到了多靶点药物筛选的目的。由此筛选了黄连中的小檗碱、巴马汀和药根碱为同时作用于两种受体的活性成分。

3. 热病理状态筛药模型

以手性对映体麻黄碱和伪麻黄碱为受体构象探针,采用 β_2 – AR 色谱模型研究了温度变化对固定化受体构象的影响,发现 β_2 – AR 色谱柱可区分手性化合物,并揭示了热病理状态下受体构象的变化情况,为体内热病理状态下药物活性成分的高效筛选提供了新的思路。

4. 位点特异性竞争筛药模型

传统的受体色谱筛选方法只能筛选与受体结合的活性成分,而不能区分该活性成分为竞争剂还是拮抗剂。为解决上述问题,编者采用了位点特异性竞争前沿亲和色谱 – 质谱技术对六种药物混合物进行了筛选,发现芍药苷和甘草苷均为 β_2 – AR 激动剂,与沙丁胺醇竞争性结合受体上同一类位点,说明位点特异性竞争前沿分析色谱 – 质谱法可用于筛选复杂体系中与受体特定位点结合的活性成分,区分受体竞争剂和拮抗剂。该特性使得采用受体色谱 – 质谱联用法进行配体的高内涵和高通量筛选成为可能。

(五)受体色谱的发展

历经二十余年的发展,编者以呼吸系统疾病用药靶点 β_2 – 肾上腺素受体(β_2 – AR)及心脑血管疾病用药靶点 α_1 – 肾上腺素受体(α_1 – AR)、血小板受体 P_2Y_{12}($P_2Y_{12}R$)、内皮素受体(ET_A 和 ET_B)、血管紧张素 II 受体 1 型和 2 型受体(AT_1 和 AT_2)为模型受体,构建多维受体色谱模型,具有高靶向性、高特异性、高稳定性、高分离能力、高活性预测的特点。利用上述色谱模型,开展了系列固定化受体 – 药物相互作用研究,筛选了系列中药单体和复方中的活性成分,证明受体色谱可成功应用于受体 – 药物相互作用研究和中药靶向活性成分筛选。该方法为受体 – 药物相互作用高通量分析和复杂体系药物活性成分高通量和高内涵筛选提供了可靠方法,如图 3 – 9 所示。

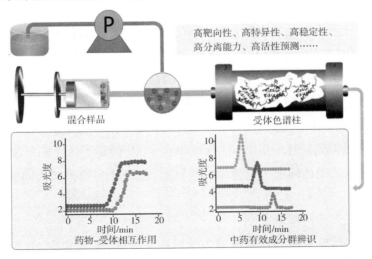

图 3 – 9　受体色谱活性辨识技术

四、临床功效辨识

中药有效成分治疗疾病时或直接或间接发挥的作用并不尽相同。中药具有多靶点、多重药效的特点,中药在辨证论治的配伍理论指导下进行组方后,可能在不同的复方和主治证中,发挥药效的活性成分及其对功效的贡献也是不一样。中药活性成分的非临床辨识技术虽能在一定范围和程度内完成化学分析和生物学分析,但也有不足之处。采用整体模型实验动物或其组织、细胞、靶点进行功能辨识时,会受到选用药理模型的有限性、实验动物和人体的差异、药理模型造模方法因素与人体致病因素的不一致、评价药理作用和临床观测指标的不匹配等因素的影响,与临床功效辨识的综合应用即可达到良好的互补,使中医药理论指导下的辨识结果在临床中得以再验证和升华。采用以上四种辨识技术,编者成功地发现并在临床验证了丹参素为人体在炎症反应下会自体产生的内源性物质,发现复方丹参片(丹参、三七和冰片)在体内的代谢产物丹参素异丙酯正是该复方临床功效的核心效应物质,所建立的策略深入理解了中药君、臣、佐、使配伍理论的精髓,是一种简便的创新药物开发新模式[9],如图 3-10 所示。

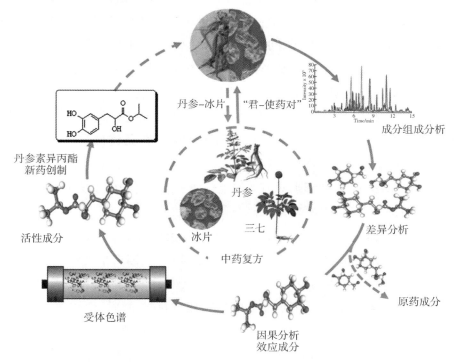

图 3-10 "良关系"之效应物质辨识技术实例——丹参素异丙酯新药创制

五、泛组学技术

基于药物-机体复杂巨系统带来的挑战、呼吁与研究团队近三十载的研究积淀,本研究团队提出"泛组学"（Causal-Panomics）概念，即遵循中西医药－生命整体观、系统论，以"药物"为先导探针（分子化），结合基因组学、转录组学、蛋白质组学、代谢组学、胃肠道菌群组学等多组学技术，获得药物－生命复杂巨系统海量生物信息，以因果相关（数字化）为核心链条，明晰药物－生命作用与效应物质及逻辑链条信息，系统揭示药物－生命作用物质基础及相关（信息化）通路，诠释中西医药配伍（联合用药）及防治理论，为创新药物创智发现和临床诊断治疗提供思路，为精准、精确、精良中西医药的预防诊疗与康养（现代化）提供科学理论与技术支撑。

首先，针对上述复杂巨系统中不同极性、不同构象、种类繁多等超分子集合体的系统性、复杂性难题，研究团队运用 SFC－DAD/MS 及 HPLC－DAD/SPE/600 M NMR/Q－TOF－MS^n 联合技术对药物－复杂巨系统微量痕量易变生物样品通过一次进样完成在线富集及分子辨识，实现不同构型、不同构象、痕量物质的全面检测，满足巨复杂系统成分高通量、高灵敏要求；多层次、多时空、全面采集不同时间多种生物样本信息，在整合代谢组学等整体性分析优势的基础上，以因果相关拉通整个复杂巨系统中不同分子的信息，构建因果数理模型辨识技术对采集色谱图的组成原始点信号乃至电信号进行缺失数据处理使之形成实现真正实时时间序列数据，适应药物－机体复杂巨系统中瞬息变化物质分析要求、满足耗散系统规律分析数据准备需求；以药物－机体中代谢组学为切入口，因果相关为核心，给出药物－机体复杂巨系统中因果关系严格数学定义、定量刻画，全面、有效抽提该复杂巨系统中有效信息，重点挖掘时间序列组学数据中的相关性尤其是因果性和互为因果性，最终确定由强因果对所形成的物质（因果量 CE 最大）即核心效应物质以有效辨识关键"效－应"物质间的因果关系，解决现有分析技术难梳理、难有效抽提药物－机体复杂巨系统中海量信息造成核心效应物质即分析对象选择难题。

其次，同样以因果传递为核心，运用代谢组学/蛋白质组学结合因果相关数理模型明晰核心效应物质体内诱导因果相关内源性物质、作用因果相关系列蛋白，辅以药效、泛血管疾病相关多维组合受体色谱技术、基因敲除斑马鱼模式动物等靶标蛋白等验证；从而形成以分析化学（分析科学）为核心，集成化学、数学、生物学、中医药学等为一体的，通用型、高通量、高灵敏、高精准及自动化的系统性分离分析方法——药物－机体复杂巨系统泛组学现代生命效应分析研究技术，以因果为核心拉通、贯穿药物－机体复杂巨系统超分子集合体，提升现代分析技术评价候选分子的有/优效性能力；应用于临床防治泛血管疾病代表药物"良关系"核心效应物质及其防治疾病作用蛋白等信息辨识等。

最后,基于上述药物－机体代谢研究结果及核心效应物质泛组学研究结果,构建君臣佐使分子库,融合中西医药优势,采用组合中药分子化学策略对所得核心效应物质进行结构组合、改造,形成涵盖中药君臣佐使基团的新药分子实体,采用靶标筛选受体技术进行新分子实体反复优化,通过集智集成解决核心有效,解决药物成药性低、临床研究风险大和淘汰率高等难题,从而为复杂体系核心支撑的分析化学(分析科学)的创新发展提供新思路,融合数学、信息学、中医药学等优势,为分析科学的跨越式发展提供引领作用,为国家大健康战略提供技术支撑与保障。

"上善若水,水善利万物而不争,此乃谦下之德也……天下莫柔弱于水,而攻坚强者莫之能胜,此乃柔德……"水之五德——德、义、道、勇、法。中医药文化博大精深,至善若水,中医药人肩负着弘扬、发展中医药文化艰巨的历史使命和不可推卸的时代责任。"诸法本有,缘何外求",从已被几千年来临床实践证明安全、有效的中药及方剂中去发现有效并改造成优效的创新药物将大大提高开发新药的效率。现代中药创智研究应秉持"德""义""道""勇""法",立志于"守中医药理论之法",感悟方成无药之内涵,正确而全面地理解并运用方剂,"察核心效应成分之明",基于千年的临床有效性和安全性,运用组合中药分子化学方法等设计新型分子,以中药组方为核心研发创新药物。"十三五"期间我国将科技创新摆在国家发展全局核心位置的战略高度,我们有能力、有信心、有责任,"至精、至诚、至善"勇攀创智安全优越、有效优异、可控优质、可及优渥的中国药高峰,为我国再添"大国重器",铺展圆梦工程的宏伟蓝图!

(郑晓晖,赵新锋,赵晔,贾璞)

参考文献

[1] LI S Y,YU Y,LI S P. Identification of antioxidants in essential oil of Radix Angelicae sinensis using HPLC coupled with DAD-MS and ABTS-based assay[J]. Journal of Agricultural and Food Chemistry,2007,55(9):3358 – 3362.

[2] O'CONNOR N A,PAISNER D A,HURYN D,et al. Screening of 5 – HT$_{1A}$ receptor antagonists using molecularly imprinted polymers[J]. Journal of American Chemical Society,2007,129(6):1680 – 1689.

[3] 张燕玲,乔延江. 基于中药有效成分族信息辨识技术的中药物质基础[J]. 中国科学,2016,46(8):1023 – 1028.

[4] 郑晓晖. 创新药物的源泉:中医药之"良"关系[J]. 民生周刊·健康医药,2016,42:52 – 53.

[5] 王喜军. 中药及中药复方的血清药物化学研究[J]. 世界科学技术－中药现代化,2002,4(2):1 – 4.

[6]　WANG X J,ZHANG A H,ZHOU X H,et al. An integrated chinmedomics strategy for discovery of effective constituents from traditional herbal medicine[J]. Scientific Reports,2016,6:1－12.

[7]　MA W N,YANG L,LYU Y N,et al. Determine equilibrium dissociation constant of drug-membrane receptor affinity using the cell membrane chromatography relative standard method[J]. Journal of Chromatography A,2017,1503:12－20.

[8]　贺浪冲,杨广德,耿信笃. 固定在硅胶表面细胞膜的酶活性及其色谱特性[J]. 科学通报, 1999,44(6):632－637.

[9]　ZHAO X F,ZHENG X H,FAN T P,et al. A novel drug discovery strategy inspired by traditional medicine philosophies[J]. Science,2015,347(6219):S38－S40.

第三节　中药分子组学

一、中药分子组学的概念

中药分子组学通过现代科学技术手段结合传统中药理论,阐明与中药药性、功能及主治有关的物质基础即药效成分的组成、结构、含量、相互作用及性质等。中药分子组学用能代表中药药性和功能的化学成分或部位即"中药分子"来描述中药及其复方的物质基础,用中药对特定功能基因表达的影响阐明中药的作用机理,使传统中医药的"辨证论治"能使用现代中医药学的语言客观表述,用一组能代表中药药性和药效的"分子组合"调控对应一组代表中医"证"的疾病相关靶点或基因的异常表达,使形式上的宏观中药复方成为作用机理明确、物质基础清楚的分子中药。中药分子组学主要依据王升启的学术观点:中药的有效性、基因功能的揭示、药物作用靶标、中药物质基础[1]。学者们相继提出的"中药化学组学""中药复方有效成分组学""分子中药组学""中药基因组学"等学术新观点和新理论,催生和加速解决制约中药及其复方的组方原理、治病的物效基础及其作用机制等现代中医药发展瓶颈与难题。

二、中药分子组学的研究内容与方法

中药分子组学的研究内容包括中药药效成分数据库的建立及其数据处理方法学。中药分子组学的基本研究方法主要是综合现代医药科学技术。除传统中药化学方法外,近年兴起和创建了许多新技术与新方法,如中药血清药物化学、生物色谱技术、血清药理学、多维色谱、色谱－波谱、波谱－波谱联用技术等,在探讨中药及其复方组方原理、阐明中药药效物质基础和评价分子中药等方面发挥了重要作用。优选可靠的分析评价中药药效成分的方法,科学、客观筛查中药分子靶标、阐明中药分子对中医病证的作用机理是中药分子组学重要的研究内容。

(一)中药分子评鉴

中药分子的提取、分离和纯化是中药分子组学的基本研究内容和重要方法。采用超临界流体萃取技术、膜分离技术、半仿生提取法、分子蒸馏技术、超微粉碎技术及微波辅助萃取技术等,获得能代表中药药性、功能及主治的中药药效成分,鉴定其结构,评价它们的生物活性、代谢及作用机理,建设中药分子及其药性、功效的数据库,将有利于系统中药分子组学的研究。

1. 单味中药研究方法

薄层色谱法(Thin Layer Chromatography, TLC)、HPLC、GC、高效毛细管电泳法(High-Performance Capillary Electrophoresis, HPCE)等色谱技术,紫外光谱法(Ultraviolet Spectroscopy, UV)、红外光谱法(Infrared Spectroscopy, IR)、MS、NMR等色谱/波谱、指纹图谱及联用技术已被广泛应用于中药的质量研究与评价,DNA遗传标记技术、基因芯片技术、扫描电镜、激光共聚焦显微镜等技术也被用于中药的质量鉴定方面。中药存在多种药用部位,一种有效部位中有多种药用成分即中药分子,可利用各种现代筛选模型和筛选技术,发现2～3种不同作用的有效部位和每种有效部位中的2～3种中药分子。在有效部位和中药分子两个层次上以一种药理作用为主要因素,研究部位间或中药分子间或部位与中药分子间相互促进或相互抑制的作用,可初步阐明中药综合治疗作用的机制。

2. 复方研究方法

复方研究是通过对复方的化学成分进行系统分离和鉴定,获得全方的化学信息,分析组方与单味药的区别,发现提取过程中有无新化合物生成等,探讨处方的组方依据及作用原理,阐释处方组分的配伍规律及治病作用机制。如张道义等采用不同极性的四种有机溶剂依次萃取当归补血汤水煎液,所得各部位灌胃给予饥饿性气虚模型小鼠,发现全方发挥益气功效的药效物质主要存在于正丁醇与水层的极性区间,可能为黄芪多糖、苷类及当归的水溶性成分[2]。从中药麻醉复方中分离获得东莨菪碱[3],从白头翁汤剂中获得生物碱、香豆素、皂苷、柠檬苦素四类化学成分[4]。建立有效系统的生物活性指导分离分析方法,联合应用复方与拆方研究,有助于解析中药及其复方的物效基础和作用机制。

3. 代谢研究方法

中药成分在消化道内,某些经肠内菌群代谢转化后被吸收;某些以原型被吸收,吸收后在肝脏代谢后经胆汁排泄,与肠内菌接触可发生结合、裂解等代谢转化后再次被吸收;有些成分不被胃肠吸收而直接排泄。可采用整体动物进行代谢研究,即通过给药后对动物血液、尿、胆汁、胃液、肠液、粪便等进行分析、分离,从而探讨复方在体内真正发挥药效的成分和作用机理。也可通过在体外模拟体内条件进行代谢研究,即分析复方在人工胃液、肠液及肠道菌群中的可吸收成分及其转化特征。如大鼠口服参附汤后,乌头类生物碱卡米查林、塔拉胺、附子灵以原型形式被吸收,而人参皂苷则是经肠内细菌代谢后吸收进入体内,通过尿液排出体外[5]。

　　4.组合化学方法

　　中药复方是根据中医理论和实践以及单味药的功能、主治和性味,通过人工组合形成的具有疗效的相对安全的天然组合化学库[6]。组合化学方法以中药复方天然组合化学库的多靶作用机理为依据,在中医药理论的指导下,采用反映方剂主治病症的药理学指标,通过组分或单体成分的组合筛选,找出其活性最强的有效组分。一个由4~5味中药组成的复方可能含有几百个化学成分,且在加工炮制的过程中还会产生新的成分[7],通过类似于亲和色谱的方法直接从天然组合化学库中提取有相互作用的化合物,再分别测定各类化合物的结构和生物活性,经过分析和归纳,最终可阐明复方作用的物质基础。有人采用二元索引库筛选法研究了川芎、天麻提取物的复方组合化学,结合血清药理学方法,找出了川芎醇提物加天麻醇提物是复方抗血小板释放5-羟色胺和阻滞血管内皮细胞钙通道作用的活性构件[8]。中药复方的组合化学研究体现了复方多组分协同的特点。

　　5.分子生物色谱技术

　　随着现代色谱、光谱及计算机技术的发展,借助仪器分析手段对中药复方的物质基础和作用机理进行研究已被普遍采用。在中医药理论指导下,以HPLC、GC、毛细管电泳法(Capillary Electrophoresis,CE)、示差折光检测法(Refractive Index Detection,RI)、GS、NMR等技术为基础,建立中药指纹图谱及"智能统一数据库",有助于阐明复方作用的效应物质基础。同时,随着现代分子生物学的发展,体内神经介质、酶、受体在生命活动中的作用逐步被揭示,特别是分子生物学与生物医学、药物化学的紧密结合产生了分子生物色谱技术。与传统的色谱技术利用分子间的物理作用分离化合物不同,该技术是基于生物大分子的特异性识别和相互作用来分离和测定化合物。其研究方法是将生物体内的活性物质(如酶、受体、运输蛋白和其他具有重要生理功能的生物大分子)固定于色谱填料中,中药复方提取液经过色谱柱的特异识别,药物在柱上的保留行为直接与活性相关,最终被分离鉴定。将肝微粒体固载于色谱担体上,可研究中药成分在生物体内可能发生的生物转化。分子生物色谱不仅可研究复方效应物质基础,还有助于阐释药物的分布、排泄、代谢、活性、毒副作用及体内生物转化。

6. 多靶点与高通量药物筛选

多靶点筛选方法就是针对中药复方多成分调节作用的多靶点特性,通过配体 – 受体的药物研究理论,进行药效物质作用靶点分析或有效成分的确定。高通量药物筛选是以自动化的方式进行大量的化合物筛选,以获取能够作用于各种生物分子靶点(如细胞表面受体和细胞内信号传导分子等)的具有生物活性的化合物。大规模药物筛选和计算分析处理技术已经达到每天可筛选 100 000 个化合物的水平[9-10],具有规模大、速度快、成本低、周期短等特点。

7. 中药血清药理法

中药灌服给动物后采集血液、分离血清,用此含有药物成分的血清进行体外实验,研究药物作用机理,能够避免中药粗制剂的理化性质对实验的干扰,反映中药在胃肠道消化吸收、生物转化、产生药理效应的真实过程,并代表了药物在体内产生作用的真正有效成分。丁岗等建立了地黄 HPLC 指纹图谱并研究了地黄的血清药物化学,发现地黄水溶性部位给药组大鼠血清的 HPLC 图谱与其他给药组及空白对照组有明显不同,并研究了地黄的活性成分及其作用机制[11]。

(二)病症药靶研究

中药靶标的发现和验证是研发创新中药的重要手段,是中药分子组学和分子中药研究成败的关键因素之一。分子中药或称组分中药可解决中药作用机理不清的难题,提高中药现代化进程的速度。

1. 中医证型的蛋白质组学技术

中医学理论认为疾病主要是机体功能失调,证候是疾病发展过程中某一阶段的病理变化实质的概括,是机体内因和环境外因综合作用的机体反应状态,并随着病程的发展而相应发生变化。辨证论治强调的是机体整体功能的和谐,中药治疗疾病的重点在于调整机体的功能状态,发挥机体的抗病能力。中医"证"的本质含义是指引起证发生发展的物质基础,这些物质决定着证的发生发展。中医学理论认为有诸内必行诸外,那么引起外在宏观变化的微观变化是什么呢?

蛋白质组学技术(Proteomics Technology,PT)对蛋白质研究的整体观念同中医对疾病认识的整体性有很多共通之处。PT 为寻找中药的作用靶点、标志与药效和毒性相关的特征蛋白质提供了可能,通过寻找中医证型和中药作用靶点特有的质谱峰,以及所对应的病理状态下的人体血清蛋白质组,组建中医证型蛋白质组学信息库和中药作用靶点蛋白质组学信息库,用客观检测指标解释中医学理论,实现中西医学的交汇与融合,为中医客观诊断和治疗提供依据。血清中含有多种不同种类和功能的蛋白质,每毫升血清中约含 $60 \sim 80$ mg 蛋白质。血清蛋白质组学所研究的血清蛋白就是指在血清中出现的全部蛋白质,根据其来源与功能的不同可分为以下几类:组织分泌蛋白、免疫球蛋白、远程配体与受体蛋白、局部配体与受体蛋白、一过性蛋白、组织漏出蛋白、异常分泌蛋白和外源性蛋白。其中,前两类是血清蛋白的主要成分,属于高丰度、大分子量和易于检测的蛋白质。目前被分离、鉴定并用于临床诊断的血清蛋白也多属于这两类[12]。小川和生等利用表面增强激光解吸电离飞行时间质谱(Surface-Enhanced Laser Desorption/Ionization-Time of Fight-Mass Spectra,SELDI-TOF-MS)系统对诊断为给予桂枝茯苓丸治疗的血瘀患者的血浆进行 PT 分析,发现随着血瘀的改善,质谱峰出现变化,提示使用该蛋白质芯片系统筛选血瘀及疾病标记物有可能用于诊断血瘀[13]。

2. 中药作用靶点的 PT 研究

大多药物的药效是通过药物分子与蛋白质的反应而实现的[14],通过 PT 的研究可以发现靶蛋白,以蛋白质及其调控改变和功能修饰为研究方向,对中药的多环节、多靶点作用进行研究,可能阐明中药分子的作用机制。利用 MS/MS 系统和数据库检索分析可以进行蛋白质鉴定,找到中药作用靶点特有的质谱峰所对应的蛋白质。马增春等考察四物汤对血虚证小鼠血清蛋白的影响,发现四物汤可使血虚证小鼠血清中 12 个下调、4 个上调的蛋白质有所恢复。质谱鉴定其中 4 个蛋白质可能是 DNA 依赖蛋白激酶(DNA-dependent Protein Kinase,P97313)、肌细胞增强蛋白(Dystrophin,P11531)、马达蛋白(KIF13A,Q9EQW7)和肌动蛋白结合蛋白(Dystonin,Q9QX20),这些蛋白参与 DNA 双链损伤的修复,与 AP - 1 结合将 6 - 磷酸甘露糖受体从高尔基体转运到胞浆膜上,将细胞骨架铆定在胞浆膜上等。周军等发现酵母发热模型组和桂枝汤治疗组大鼠下丘脑蛋白表达有明显差异,主要是蛋白表达量的增加、减少以及个别蛋白等电点的改变,给予桂枝汤后有 8 种蛋白(Mr/pI:28.9 Kd/4.47,24.4 Kd/6.28,25.4 Kd/6.39,25.9 Kd/6.39,17.6 Kd/7.38,17.2 Kd/7.43,24.9 Kd/7.39,26.9 Kd/7.59)表达增强,6 种蛋白(Mr/pI:14.3 Kd/4.83,28.5 Kd/4.39,16.2 Kd/4.11,15.3 Kd/6.7,30.5 Kd/7.09,30.5 Kd/7.13)表达降低,1 种蛋白(Mr/pI:14.8 Kd/5.4)等电点发生了改变,差异蛋白数量约占可分辨蛋白点的 2.3%。他们认为桂枝汤的解热作用可能与改变下丘脑组织中某些蛋白质的表达及修饰有关。刘莺探讨扶正化瘀方治疗肝纤维化的作用,鉴定了 30 多个差异表达的蛋白质,发现在肝纤维化的过程中伴有蛋白质合成与分解异常和糖酵解活动增强,模型组大鼠肝组织异常表达的物质有过氯酸可溶性蛋白质、磷脂酰肌醇转移蛋白酶、磷酸甘油酸激酶和内质网 – 60 蛋白酶,给药组大鼠肝组织中以上蛋白的表达趋近正常。Ha WY 等为研究 Euxanthone 促进神经轴突再生的机制,对用远志提取物 Euxanthone 处理过的大鼠神经母细胞瘤 Neuro 2ct 细胞进行 PT 分析,包括二维凝胶电泳、基质辅助激光解析串联飞行时间质谱(Matrix-Assisted Laser Desorption/Ionization Time of Flight Mass Spectra,MALDI – TOF MS)和蛋白质鉴定,发现 14 种蛋白质的表达水平发生了变化,涉及细胞周期调节、钙内流、脂肪酸代谢等环节,其中起重要作用的是蛋白激酶 C 和 E2F – 5。

　　王永炎主张,"中医药的综合调节可能无需找到多靶点,而应该找证候靶位,即针对证候发生的靶部位。例如在风寒束肺证中,'风''寒'是证候要素,'肺'是'风''寒'侵袭的部位,也是药效物质作用的部位。这样才可能建立起中药饮片的药效物质与证候要素的直接关系,有助于中医理论的提高。要寻找证候靶位,疾病所在脏腑应是核心。应当选择具有较强生物效应的,既能治疗疾病,又能改善证候,对病、证均有显著疗效的方剂。如果能发现证候的 2 ~ 3 个或 3 ~ 5 个靶位,而且搞清楚各靶位的相关性就是一种进步。"中药分子的"靶点或靶位"的本质是中药作用于病症的具体病变效应药靶如蛋白质、酶、基因或细胞等。不论中药成分多么复杂,也不管中医病证多疑难,发病一定有因,有效一定对症。因此,针对中医如"血虚""血瘀""肾虚""健忘"等证,对临床应用证实疗效显著的方剂,运用现代多学科综合分析、检测、评价技术与方法如"化学组学""基因组学",对"证"进行其效应药靶筛查与研究,才是阐明中药分子组学的科学内涵的有效路径。中药现代化的首要任务是采用现代科学方法,阐明中药活性成分之间的相互关系,以及与靶点之间的关系,做到真正的"安全、有效、可控、稳定",引进一切可以解决中药其复方治病物效基础及其作用机制的研究技术与方法,包括现代化学分析和仪器分析技术、生物芯片技术、蛋白组学和疾病基因组学技术,使中药现代化和国际化成为可能。

(王四旺,杨倩)

参考文献

[1]　王升启.试论"中药基因组学"与"中药化学组学"[J].世界科学技术 – 中药现代化,2000,2(1):28 – 31.

[2]　张道义,贾志宏,付明哲,等.中药活性成分及药理作用研究新方法[J].动物医学进展,2008,29(12):89 – 93.

[3]　陈向涛,汪惠丽,李俊.中药复方药理研究概况[J].安徽医药,2002,6(1):3-5.

[4]　朱华旭,丁林生.白头翁汤汤剂化学成分的分离研究[J].中成药,1999,21(6):313-317.

[5]　沈燕,吴立军,王本祥,等.参附汤体内代谢化学成分的初步研究[J].沈阳药科大学学报,2001,18(1):23-26.

[6]　姚新生,胡柯.中药复方的现代化研究[J].化学进展,1999,11(2):192-196.

[7]　王睿,梁鑫淼.中药复方的复杂性特征与方法学探讨[J].现代中药研究与实践,2004,18(增刊):98-100.

[8]　杨奎,郭力,周明眉,等.中药复方组合化学研究方法初探[J].中药药理与临床,1998,14(3):42-44.

[9]　杨奎,陈放.栀子环烯醚萜苷合成调控研究[J].林产化学与工业,2009,29(3):73-77.

[10]　张卫东.中药现代化研究新思路:天然药物化学与生物学研究相结合[J].中国天然药物,2008,6(1):2-5.

[11]　丁岗,崔瑛,盛龙生.地黄血清药物化学的初步研究[J].中国天然药物,2003,1(2):85-88.

[12]　ANDERSON N L,ANDERSON N G. The human plasma proteome:history,character and diagnostic prospects[J]. Mol Cell Proteomics,2002,1(11):845-867.

[13]　杨东宁.中医证型与中药作用靶点的蛋白质组学研究进展[J].中国中西医结合杂志,2009,29(5):474-476.

[14]　高月,吕秋军,刘永学,等.中药复方物质基础的研究[J].中国新药杂志,2000,9(5):307-308.

第四章 中药系统药理学的原理、技术及应用

第一节 中药系统药理学的原理、技术及应用

中药复方是中医辨证论治理论精髓的具体表现形式,中医的辨证论治是通过中药复方配伍来实现的。中药理论的整体观念和辨证论治往往体现在其系统的哲学方法上,该理论来源于长期的经验积累和推论,需要可靠的科学依据。中药研究依旧面临很多挑战,如中药注重整体上的临床有效性和安全性,缺乏精确的分析监控;中药复方成分复杂,有效成分不清,难以深入开展系统的药效和毒理学机理研究,限制了中医药的继承和发展。编者建立的系统药理学为中药现代化发展提供了新的契机和方法[1]。编者将网络药理学和药代动力学评价体系整合到系统药理学中,并且已经成功地建立了一个系统药理学综合平台,它结合了生物活性成分发现、药物靶标预测、治疗机制探究和中药组合规则的揭示等。构建中药分子数据库是研究中药作用机制的基础,国内外建立了中药或天然产物成分数据库,如中药化学数据库(TCMD)、中药天然产物数据库、台湾中医药资料库(http://tcm. cmu. edu. tw)等。编者基于上述数据库并结合文献检索,于 2014 年建立了中药系统药理学数据库(TCMSP http://sm. nwsuaf. edu. cn/lsp/tcmsp. php)。由于糖苷类化合物在被人体摄入后容易被肠道菌群水解为糖苷配体,从而改变了原有化合物的结构,因此,基于糖苷类化合物的水解原则,编者将中药中的糖苷类化合物去除糖基后的分子也添加到中药分子数据库中。编者将收集到的中药化合物分子的化学结构首先保存为 mol2 格式,进而使用 Sybl 6. 9(Tripos Associates, St. Louis, MO)软件对化合物分子进行优化,优化

后的分子进入最终的中药化学成分数据库。

一、系统药理学的概念和原理

系统药理学是从系统水平研究药物与机体相互作用及其规律和作用机制的一门新兴学科,即从药物对于机体的作用从微观(分子、生化网络水平)到宏观(组织、器官、整体水平)的各个水平间的相互关联,研究药物治疗疾病时引起机体功能变化的机制。系统药理学应用理论计算结合实验的方法和技术发现药物小分子,确认新的药物靶标、预测药物不良反应、研究疾病发病和治疗机制,从而为精确调控细胞内复杂网络,改变疾病病理生理学,提高药物疗效和降低不良反应提供新的策略和工具[2]。系统药理学的新理论和新技术还可应用于中药弱结合药物的开发,通过系统分析中药"药 – 靶 – 效"的潜在规律,提出了中药"弱结合 – 显效"理论,建立了靶点群拓扑结构及动力学分析新方法,揭示了中药弱结合显效新模式。系统药理学建立了跨越微观到宏观的多尺度模拟算法和技术,并成功应用于复方作用机制和新药开发研究,为中药复方解析和中医证候的整体观研究提供新思路。近年来组学技术飞速发展,系统药理学方法为分析组学数据,进而从整体上和系统上对生物学问题进行研究,尤其是借助各种生物网络来揭示复杂疾病的关联性及相关分子机制的探究提供了方法学指导。

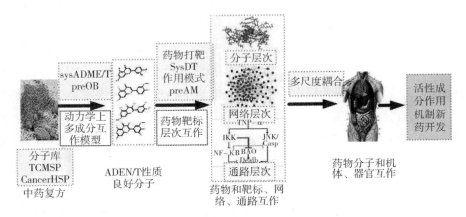

图 4 – 1　中药系统药理学的原理和方法

二、系统药理学的研究方法及技术

(一)中药活性成分的筛选方法

ADME/T 是指机体对外源化学物质的吸收(Absorption,A)、分布(Distribution,D)、代谢(Metabolism,M)、排泄(Excretion,E)以及化合物对机体的毒性(Toxicity,T)。ADME/T 反应药物在动物或者人体内的动态变化规律,是确定中药成分(群)能否发挥药效和毒性的关键因素之一,ADME/T 也能够为新药开发、先导化合物的设计和筛选提供指导。化学药研发中,在临床试验中有近90%的先导化合物被淘汰,其中约有50%是由药物的 ADME/T 性质不佳造成的,先导化合物的 ADME/T 性质优化比活性优化难度更大,甚至可能成为决定药物能否成功上市的关键因素。服用中药后通常有成百上千个化学成分同时进入人体,经过 ADME/T 等一系列复杂生理过程,如何创建适合中药复杂体系特点的 ADME/T 分析评价技术是当前中药研究的热点和难点。编者借助系统论方法和计算机技术,针对药物在体内关键过程中的关键共性问题,探讨药物体内过程的机制与构效关系,开发了 ADME/T 整合预测系统(SysADME/T),如图 4 - 2 所示,并在中药、复方的解析和成药性快速评价中得到应用。

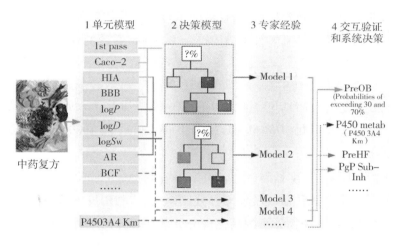

图 4 - 2　中药活性成分的筛选方法 SysADME/T 系统示意图

　　该 SysADME/T 系统首先从药物的化合物结构出发,借助人工智能、系统论等技术,开发了 P-glycoprtein(Pgp)底物抑制剂识别、小肠吸收、血脑屏障 BBB(Blood Brain Barrier)、血浆蛋白结合预测等 20 多个数学模型,涵盖了 ADME 关键过程,借助现代统计学、化学信息学等技术,建立了毒性预测分析模型[3],并得到实验验证。此外,通过整合化学、毒物基因组学和系统生物学技术,建立了涵盖 33 800 对毒物 - 靶标互作关系的精确毒靶识别技术 SysTox[4],为从分子层次揭示毒物靶标提供新技术。针对中药多成分、多靶标、协同作用的特点,整合 Pgp 转运和 P450 酶代谢进入数学模型,实现口服药物生物利用度(OB)的精确预测(PreOB)[5]。针对中药注射液系统,提出了贯穿"血浆蛋白结合 - 跨膜吸收 - 主动转运 - 血脑屏障 - 药物代谢 - 体内半衰期"系统决策模型,实现了混合成分的体内半衰期预测(PreHL)。

1. 脂溶性预测

用分离系数 P 表示药物的脂溶性,使用软件 ALOGPS 2.1[6]计算 $\log P$,$\log P$ 值小于 5 的化合物被筛选出来用于进一步的分析。

2. 水溶性预测

水溶性用溶解度的对数 $\log S$ 表示,使用软件 ALOGPS 2.1 计算 $\log S$,设定 $-5 < \log S < -1$ 为有效区间。

3. 药物相似度计算(Drug-Like Prediction,PreDL)

药物的类药性是指与 Drugbank 数据库(http://www.drugbank.ca/)已知药物具有某一相同的功能基团或是与其有相似的物理特性的化合物。为筛选出类药物的分子,编者开发出一种数据依赖模型,而且借助 Tanimoto 系数来区分与药物相似和不相似的化合物,模型的构建是基于分子描述符合 Tanimoto 系数的计算公式(式 4 – 1)。

$$T(A,B) = \frac{A \cdot B}{|A|^2 + |B|^2 - A \cdot B} \qquad (4-1)$$

式中 A 是中药分子特性,B 是 DrugBank 数据库中基于 Dragon 描述符分子的平均分子性质,药物相似度满足($DL \geqslant 0.18$)(Drugbank 中的平均值)的分子可以作为候选化合物。

4. 药物口服生物利用度预测(Oral Bioavailability Prediction,PreOB)

OB 是指药物能够到达血液循环的百分比,与生物利用度密切相关,是重要的药代动力学参数,OB 代表药物分子的活性成分或活性部分的吸收速度和程度,而且可以转变为人体可以利用的成分的百分比。采用编者构建的模型 OBioavail1.1 计算化合物的 OB 值[5],并在数据库里筛选出 $OB \geqslant 30\%$ 的化合物作为候选分子。OBioavail1.1 模型采用 805 个结构不同的药物分子和类药分子,通过整合代谢(细胞色素 P450 3A4)和转运(P 糖蛋白)信息用以预测化合物进入人体的口服生物利用度。采用多元线性回归方法(Multiple Linear Regression,MLR)、偏最小二乘法(PLS)以及支持向量机方法(SVM)来构建口服利用度预测模型,并通过五倍交叉验证以及独立外部验证用以检验模型的可靠性。结果表明,SVM 的性能优于 MLR 和 PLS,其训练集的相关系数 $R^2 = 0.80$,标准估计误差 $SEE = 0.31$;测试集的相关系数 $Q^2 = 0.72$,标准估计误差 $SEP = 0.22$。

5. Caco – 2 渗透率预测

大部分口服药物可被小肠的绒毛和微绒毛吸收,编者使用了一个网络模拟 Caco-2 渗透率的预测模型 preCaco2[7]来预测药物的吸收率,该模型的方程式如式 4 – 2 所示。由于药物的吸收率低于 - 0.4 就意味着不能被利用,因此设定 Caco-2 的渗透率阈值为 - 0.4。

$$
\begin{aligned}
Y = & \ 0.657 \times nX\text{ch4} - 1.247 \times nX\text{ch7} + 1.306 \times X\text{ch7} - 0.406 \times X\text{vc4} - \\
& 1.278 \times dX\text{vp4} + 0.379 \times k\alpha3 - 2.626 \times Sumdel\ I - 0.699 \times \\
& rad - 0.197 \times ishape + 0.741 \times IDC\text{bar} - 0.417 \times Qv - 0.505 \times \\
& nHB\text{d} - 0.265 \times H\text{min} + 0.682 \times H\text{maxpos} - 0.510 \times nHB\text{int2} - \\
& 0.138 \times nHB\text{int3} + 0.360 \times nHB\text{int9} - 0.281 \times etyp13 + 0.427 \times \\
& etyp24 + 1.386 \times etyp33 - 0.464 \times etyp44 - 0.528 \times nP\text{ad13} - \\
& 0.270 \times nP\text{ad14} + 0.259 \times nP\text{ae11} + 0.522 \times nP\text{ae12} + 0.207 \times \\
& nP\text{ae14} - 0.229 \times nP\text{ae22} + 0.283 \times nP\text{ae24} + 0.155 \times nP\text{ae34} + \\
& 1.855 \times nP\text{ae44}
\end{aligned}
\tag{4-2}
$$

上式中,nXch4 和 nXch7 代表连接性化合价簇指数;Xch7 代表连接性单链指数,Xvc4 为连接性化合价簇指数;dXvp4 为差异连接性化合价路径指数;$k\alpha3$ 为 α 修正的 Kappa 形状指数;$Sumdel\ I$ 为边缘值指数,rad 代表图表半径,$ishape$ 为图表(直径 - 半径)/图表半径;IDCbar 为 Bonchev-Trinajstic 信息;Qv 为 E - 态拓扑值;nHBd 为氢键供体和受体值;Hmin 为最小氢键 E - 态值;Hmaxpos 为最大氢键 E - 态值;nHBint2、nHBint3 和 nHBint9 为分子内氢键数值;$etyp13$、$etyp24$、$etyp33$ 和 $etyp44$ 为化合物分子的边缘值;nPad13、nPad14、nPae11、nPae12、nPae14、nPae22、nPae24、nPae34 和 nPae44 为分子顶点值。该模型可靠性良好,能够很好地预测药物的渗透率($R^2 > 0.8$)。

(二)药物靶标识别方法

1.药物 - 靶标及结合模式预测

明确作用靶点是中药研究的基础问题之一,也是揭示中药整体性作用的关键。由于靶点的三维结构数据难以获得,因此传统分子对接、分子动力学模拟等方法很难在中药研究上得到广泛应用。编者开发了一个系统的药物靶点识别技术(SysDT),该技术整合人工智能计算方法、系统生物学、化学基因组和结构基因组学等方法,建立了近 100 万对分子 - 靶标作用关系,采用随机森林和支持向量机两种算法进行处理,建立了一个高维药物 - 蛋白组互作空间,最后将待测化合物映射到这一空间上实现靶点的精准预测。该技术实现了中药分子对人体蛋白的全扫描,为最大限度地确认药物的完整靶标群提供了可靠的分析工具。

为进一步完善药物靶标预测系统和评价药物 - 靶点的结合强度,编者分别于 2015 年和 2016 年先后开发了加权系综相似度算法(WES)和 Pred-binding 数学模型,如图 4 - 3 所示。其中,WES 方法是基于"配体群系综特征能精确反映其受体结合模式"的学术思想,通过贝叶斯网络整合特定配体群的系综特征,大大缩减了靶点预测的运算成本。WES 方法可以用来区分药物 - 靶标之间的直接结合关系和非直接结合关系,表现出优良的预测能力:其中 ROC 曲线的 AUC 为 0.85,内部、外部和实验验证的准确率分别为 78%、70% 和 71%,表明 WES 模型在内外数据验证中均有较好的呈现。主要步骤为:在系综框架下,确定与药物药理学性质高度相关的结构和物理化学特征(CDK 和 Dragon),并对每一个蛋白的配体集通过统计检验建立关键特征矩阵(对于 Dragon 参数使用非参数的 Wilcoxon 秩和检验;对于 CDK 参数使用单边 Fisher 精确检验),通过计算药物对整个系综的加权相似度,得到药物对靶标的从属得分,并通过统计方法将该得分转化为不依赖于配体集大小的标准化得分(Z-score),消除随机相似度的影响。通过贝叶斯网络整合 Z-score,得到最终的预测结果。

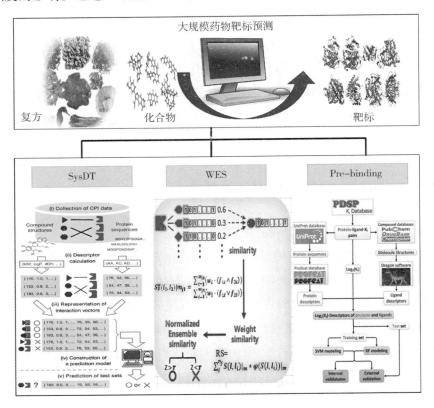

图 4 - 3　药物靶标识别方法——药物靶点识别的 SysDT、WES 和 Pred-binding 数学模型

为了描述药物和靶标蛋白的相互作用,编者基于随机森林算法(Random Forest, RF)模拟预测其行为模式(行为模式的预测),药物靶标结合模式预测的流程图如图

4－4所示。具体步骤如下：

首先，使用软件 Dragon(http://www. talete. mi. it/index. htm)和 Profeat Websever (http://jing. cz3. nus. edu. sg/cgi-bin/prof/prof. cgi)分别将药物结构和蛋白质序列转换成一系列数字描述符。其次，多个药物－靶标的交互(Compound-Target Interactions,CTIs)由这些化学药物和蛋白的描述符的链接呈现出来。将最小冗余最高相关性(mRMR)作为识别描述符最高结合力的一种筛选方法来确保模型有最高的预测力，从而筛选出最佳的与具有最好预测能力模型相关的描述符组合。最后，根据 CTIs 将随机森林算法训练成一个非线性分类器已知的行为模式。行为模型所呈现的预测药物－靶标的相互作用特别明显，整体的精确度可达 97.3%，激活预测精确度为 87.7%，控制精确度为 99.8%。此外通过构建分子与蛋白质结合的关键物理、化学和药理学参数，开发了 Pred-binding 模型，实现了化合物和靶点的结合强度的精确预测。基于对靶点群的分析，可以通过反向药理学推导出复方的整体药效分子。综上，以上三种药物靶点评价模型为中药的靶点确定提供了新的方法，目前已被国内外成功应用于近百个中草药或复方靶点、有效成分的研究中。

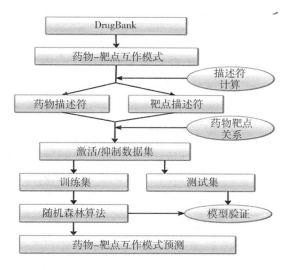

图 4－4　药物－靶标结合模式流程图

2. 网络药理学分析

为了系统分析中药中的活性化学成分、靶标、相关通路、器官及其疾病之间的关系，需要借助网络分析的方法来构建化合物－靶标、靶标－通路网络。根据 ADME 性质筛选出的活性化合物分子，通过靶标识别预测活性分子的作用靶标，并通过数据库检索获得靶标的生物作用通路，基于这些化合物、靶标、通路和器官定位的数据，编者

构建了化合物 – 靶标、靶标 – 通路和靶标 – 器官网络。

(1)化合物 – 靶标网络:构建活性分子 – 靶标相互作用的双向网络图,如果某个蛋白靶标是某个化合物已经验证的靶标或预测的靶标,那在这个图里,一个化合物对应一个靶标,两者之间用线连接。

(2)靶标 – 通路网络:编者从 KEGG 数据库(http://www. genome. jp/kegg/)中获得与疾病高度相关的标准通路,然后所有的靶标蛋白都能映射到通路里,最后产生靶标 – 通路网络。含有大量靶标的 KEGG 通路,在 DAVID 数据库(https://david. ncif-crf. gov/)中通过 Fisher 检验筛选出 P-value 低于 0.05 的富集通路,从而将通路分成几个功能模块。

在这些网络中,度(Degree)和介数(Betweeness)是两个最基本的网络拓扑学性能参数。度用来衡量节点的结合程度,表示的是与这个节点相连接的边的个数;而节点的介数是指不同节点对之间最短通路的数量。通常来讲,网络中具有度和介数高的节点被认为是网络中的关键节点,其对网络调控具有重要意义。编者使用网络分析软件 Cytoscape 的 CentiScaPe 1.2 分析网络的拓扑性质参数。

(3)靶标 – 器官网络:为了更好地理解中药治疗疾病的机制,在器官水平上验证功能和组织的蛋白表达谱是非常必要的。编者构建了靶标 – 器官相互作用的双向网络图来阐明药物作用到器官的机制,此网络中每一个节点代表一个靶标/化合物或者一个器官,如果靶标和器官直接存在关联,它们之间就用线连接起来。具体方法如下:编者收集了较多基因本体论(Gene Ontology,GO)项目和检查所获得靶标的组织分布。对于 GO 分析,以 DAVID 通过 GOBP 来识别 GO 术语出现的生物过程(Gene Ontology Biological Process,GOBP),而且 GOBP 将 P 值调整小于 0.005 以用于观察。基于 BioGPS 库(http://biogps. org)中不同组织类型的微阵列数据确定靶器官的分布。靶标组织定位的表达式如下:

$$\Omega = \{t_1, t_2, \cdots, t_n\} \tag{4-3}$$

式中 t 代表人体中各个组织器官,Ω 表示组织的位置。

$$H_i = \{h_{it_1}, h_{it_2}, \cdots, h_{it_n}\} \tag{4-4}$$

式中 h 表示一个靶标的 mRNA 表达的组织特异模式,H_i 表示 Ω 即组织中一个靶标的 mRNA 的表达位置。

$$\bar{h}_i = \frac{\sum_{i=1}^{n} h_i}{n} \tag{4-5}$$

式中 $\bar{h}_i$ 表示一个靶标在其中一个组织中的平均表达量,n 表示组织的数目。

$$A_i = \{t \in \Omega | t > \bar{h}_i\} \qquad (4-6)$$

式中 A_i 表示一个靶标的组织定位。

（三）复杂生物网络结构和动力学分析新方法

复方中含有成百上千个药效分子，这些分子是如何相互作用构成一个有机整体来发挥治疗疾病的作用的呢？编者提出了概率系综算法（Probability Ensemble Approach，PEA），通过整合药物化学、药理学、基因组学等数据，借助贝叶斯网络进一步整合和评价，提取一个复方中所有能够产生协同、拮抗或者无关的分子集合，最终实现从分子水平分析复方的内部药物－药物互作关系，实现了精确的药物组合预测，如图4-5所示。该算法还被开发成软件 PreDC（http://sm. nwsuaf. edu. cn/lsp/predc. php）供在线访问。

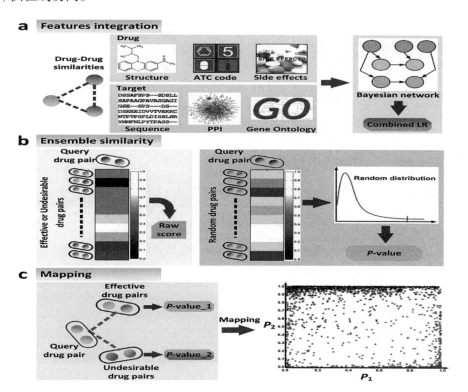

图4-5　复杂生物网络结构和动力学分析新方法——药物组合 PEA 算法设计路线图

中药是多成分多靶标的复杂体系，研究表明多靶标药物作用于与它相关的靶标时，是通过弱结合作用来调控整个生物网络的配位平衡的。为了探索药理学新领域并合理设计弱结合药物，编者开发出一种用于寻找弱结合药物的系统方法，该模型结合通路及网络分析、蛋白组学预测药物 – 靶标相互作用以及药代动力学模型,预测细胞信号网络对多个节点弱扰动的响应,并提出了"从靶点网络动力学到复方结构动力学"的研究思路(图 4 – 6),开发了一个全新的网络基元动力学模块分析技术(NetSyner)。首先,构建人体生化网络中基本的协同/拮抗单元(基元结构),对 33 个基元模块进行动力学模拟,研究在多靶标药物作用下的网络结构和动力学参数;其次,将基元模块应用到经典的 MAPK 通路寻找最优靶标组合;再次,将复方的全部靶点映射到这些基元模块上;最后,通过动力学方法计算药效分子在所有模块上的相互作用模式(协同、拮抗或无关等)和作用程度(协同指数)。综上,NetSyner 进一步实现了复方中药物分子之间互作模式的定量评价。该技术被应用于大规模筛选中草药中与抗炎靶点网络弱结合的化合物,为多靶标弱结合药物候选物的筛选提供技术指导。

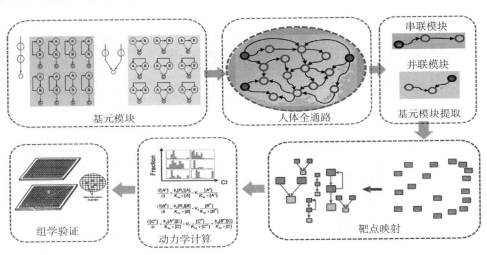

图 4 – 6   复杂生物网络结构和动力学分析方法——基元动力学模块分析技术流程图

(四)疾病互作研究方法

1. 疾病相关基因的关联性分析

采用 Fisher 检验分析两种疾病相关基因组之间的关联性,并将相关基因映射到人类蛋白质相互作用网络(Protein-Protein Interaction,PPI),其数据主要来自 Hint 数据库(http://hint. yulab. org/)。在 PPI 上心血管疾病和胃病相关的靶标 a_i 与 PPI 网络中的蛋白 b_j 的关系由下面公式计算:

$$\phi = \frac{1}{n \times m} \sum_{i=1}^{n} \sum_{j=1}^{m} \exp[-distance(a_i, b_j)] \qquad (4-7)$$

式中,n 和 m 分别代表与心血管疾病和胃病相关的基因在 PPI 网络中出现的个数。$distance(a_i,b_j)$ 表示在人类蛋白质相互作用网络上基因 a_i 和基因 b_j 的最短距离，被认为是无穷大，以确保两组基因在 PPI 上没有相关性。$\exp[-distance(a_i,b_j)]$ 是将两个基因之间的距离转换成两者之间的密切关系。随机从 PPI 网络中抽取两组基因并计算其在 PPI 网络中的相关性，重复抽取计算 1 000 次。

2.疾病相关基因的 GO 富集分析和通路富集分析

将疾病相关基因映射到 DAVID 数据库中，对其进行 GO 富集分析和通路富集分析，通过 GOBP 来识别 GO 出现的生物过程，并将 P 值调整到小于 0.005 用于观察，进一步分析靶标与相关通路相互作用的生物功能，探究与疾病相关联的共同的生物学基础。

三、中药系统药理学方法的应用

（一）解析中药的多靶标协同作用

基于网络药理学方法，发现中药的多靶标协同作用。Violeta 等人基于高斯整合筛选方法构建了计算机多相药理学指纹图谱，这是第一个可用来编码药物多个对应靶标相关信息的靶标指纹图库，该方法成功地揭示了药物能够与多个靶标相互作用，为临床前化合物和临床候选药物的新靶标发现提供了一种新的研究方法[8]。事实上，如果药物靶标有很多个，那么药物分子就可以通过与多个靶标互作从而发挥更好的治疗效果。黄超等人研究了中药多靶标治疗抑郁症的机制，发现很多抗抑郁药物能够结合 20 多个靶标。刘惠等发现甘草中的甘草素、甘草查尔酮 B、柚皮素、山奈酚等能够同时作用于 22 个与哮喘有关的靶标，如 ADRB1、ADRB2、CALM1、PDE4B、PDE4D、HSP90AA1、HSP90AB1、PPARG、THRB 等，甘草中的异甘草素、甘草素和甘草苷等黄酮类通过调控 HTR2A、PTGS2、F2、CHEK1 和 PTPN1 治疗血栓；甘草查尔酮 A 和甘草异黄酮作用于多个靶标 HTR1A、OPRD1、GSK3B、HRH1、MAPK10、F2、AD-RA2A、ACHE 治疗心肌缺血。此外，发现了甘草中有许多新的治疗靶标，如与糖尿病相关的靶标 5-HT2A（5-hydroxytryptamine 2A receptor）和 AKR1B1（aldose reductase），与神经系统相关的靶标 MAOB（monoamine oxidase type B）D2、D3dopaminergic receptors 和 MAPK10（mitogen-activated protein kinase 10）。甘草次酸的结构和肾上腺皮质激素类似，能够减少毒物吸收，增强机体对毒物的耐受性。甘草能够作用于 PPARG、DPP4、GSK3 等激活免疫系统，从而发挥抗炎、免疫功能。该研究从系统水平详细阐明了甘草除百毒调和诸药的功效，以及治疗呼吸系统疾病、心血管疾病、神经系统疾病的作用机制。

（二）揭示中药的多通路协同互作

为了全面考察中药治疗疾病与所参与的生物学进程之间的相互关系，可以通过构建药物－靶标－通路网络,来阐明生物系统中互作的靶标对及与其相关联的化合物的作用机制。细胞信号通路是最重要的通路网络,不同的刺激激活相同的靶标,进而发挥相同的细胞功能。靶标－通路网络中同时出现在多个通路中的靶标,通常被视为治疗复杂疾病的潜在关键靶标。厉秀秀等运用系统药理学方法研究发现,复方丹参方的多个化合物作用于多个信号通路,其中有 58 个化合物作用于糖皮质激素和炎症信号通路,56 个化合物作用于 L－精氨酸/NO 信号通路,35 个化合物能扰乱肾素－血管紧张素－醛固酮通路,31 个化合物作用于血小板聚集信号通路。由于这些信号通路与炎症、凝血功能等密切相关,因此复方丹参方可能通过这些信号通路的协同作用治疗心血管疾病。

（三）揭示中药成分是在多个器官上发挥联合作用的组合机制

整体医学是针对整个人体而非身体某部分的系统性医疗保健。中药体现了整体医学的概念,一个复方可以认为是一个整体,一个人也是一个整体,这两个整体是如何相互作用的? 在整体、系统框架下,体内分子、组织和器官是如何响应一个复方中的不同分子及分子群的作用的? 为了解决这些问题,编者借助系统药理学方法,系统揭示了心－脑、心－胃等器官之间相互关联的分子基础,初步阐明了心脑欣丸和三合汤等复方对人体多器官作用的分子机制,剖析中医"心脑同治"和"心胃同治"的科学内涵,同时该方法也将为复杂疾病的治疗和机制研究提供新的借鉴。该系统药理学模型包含四个模块,如图 4－7(B)所示。该系统药理学方法主要包括:①开展 ADME 评价,包括口服生物利用度预测、类药性评估、人体肠道吸收、半衰期和血脑屏障渗透性预测;②网络打靶和构建通路;③建立药物－器官富集、互作模型。该方法揭示了心脑欣丸在复杂疾病的预防和治疗中具有多成分、协同作用多个靶点的特性,发现了心脑欣丸中具有血脑屏障穿透性的分子直接激活或抑制位于大脑中的靶点,并通过抑制并发症进一步促进功能恢复。研究表明,心脑欣复方治疗心脑血管疾病包括了多种通路的调节,多个治疗模块上同时发挥作用,如炎症、心肌收缩、持续血管新生等模块,最终达到心脑同治。

编者通过 ADME 系统筛选出三合汤的 59 个化合物,通过系统打靶方法,预测这些化合物作用于 70 个靶蛋白。化合物－通路网络发现多个药物分子同时参与多个不同的通路,通路富集分析表明化合物所参与的通路主要包括钙离子信号通路、cGMP-PKG 信号通路和血管平滑肌收缩等;靶标的组织分布网络表明,三合汤作用的靶标同时作用于多个心血管病－胃病相关的组织或器官,最终实现心胃同治。采用大鼠心肌缺血模型的药效研究表明三合汤对心肌缺血具有一定的保护作用[9]。

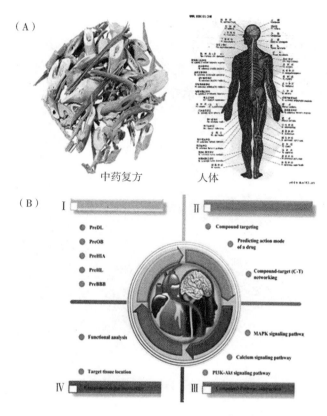

图 4 - 7　中药复方作用于人体多个器官

附注：(A)中药整体和人体互作；(B)系统药理学研究中药治疗复杂疾病的思路。

（四）揭示中药通过双向调节作用来治疗疾病

热毒宁注射液处方源于名老中医经验方，由青蒿（*Artemisiae annuae L.*，菊科，蒿属）、栀子（*Ardenia jasminoides J. Ellis*，茜草科，栀子花属）和金银花（*Lonicera japonica Thunb.*，忍冬科，金银花属）3 味中草药组成。在临床上主要应用于治疗流感类疾病，包括病毒性感染、发烧、呼吸道发炎或其所引起的其他炎症等。系统药理学分析发现，热毒宁注射液主要通过抑制病毒复制和抗炎的双向调节作用，从而促进机体恢复。靶标网络表明，不同疾病可能具有相同的病变并可被同一种中草药组合所治愈，如图 4 - 8 所示。例如，5 - 花生四烯酸脱氧合酶（Arachidonate 5-lipoxygenase，ALOX5）是花生四烯酸形成促炎类花生酸的关键酶类之一，必须经过脂肪酸转化成白细胞三烯，而白细胞三烯 B4 则是白细胞趋化反应的有效激活剂。ALOX5 能与多种化合物如槲皮黄酮（M30）和木樨草素（M34）等互作。另外，热毒宁注射液也可以通过直接作用于病毒分子，并抑制其 DNA（DNA topoisomerase 2-alpha，TOP2A）的复制来限制病毒感染[10]。细胞实验发现热毒宁注射液中的成分一方面通过对炎症细胞因子和促炎介质(如 IL-6、IL-8、TNF-α 和 COX2)的调控作用来减轻炎症反应;另一方面通过抑制病毒表达,对病毒起到直接杀灭作用。上述研究揭示了热毒宁注射液通过抑制病毒复制和抗炎双向调节作用来治疗流感。

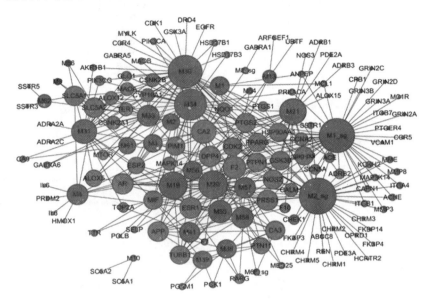

图 4 - 8　热毒宁注射液的靶标 - 疾病网络(Target-disease network)

附注:紫色圆形表示靶标节点,绿色方形表示疾病节点,圆圈的大小表示节点的度数。

(五)解析中药的辨证论治和气血理论

对不同的证、疾病和药物的关系或者理解它们之间的生物学关联有利于理解中医药的辨证论治。编者借助系统和网络关联方法,建立了心血管病"药物 - 基因 - 靶标 - 疾病亚型"的网络,阐明了心血管药物、靶标、基因和疾病之间的多层次交互作用,发现了疾病基因 - 心血管疾病亚型之间的复杂关系。为了揭示中医脑血管疾病(Cerebrovascular Disease,CVD)证候的生物学基础,以 CVD"气滞血瘀,气虚血虚"等证候为研究对象,结合相关中药、精方,建立了"证候 - 基因 - 靶标 - 药物"关联网络,阐明了气滞、血瘀冠心病的分子网络和通路,揭示中药治疗的分子基础。针对气虚血虚证候,发现了补气中药在增强免疫、促进能量代谢、促进血液循环的化学、生物学基础,发现了补血中药在改善和促进造血干细胞功能上的活性分子群(图 4 -9),系统总结了补气补血分子的分子特征,进而提出了计算公式,其预测准确率 >80%。从而为中药"气血"的物质基础和新药发现研究提供了新工具。

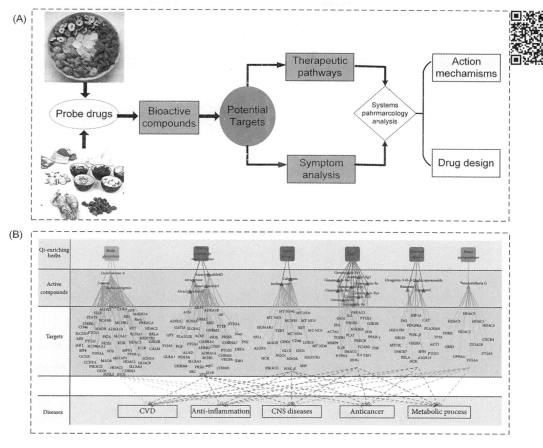

图 4-9　解析中药的辨证论治和气血理论——疾病和证候分子机制及气血理论研究

附注：(A)心血管疾病不同亚型之间的分子层次的关系和靶点在通路上的分布，蓝色表示血瘀证，红色表示气虚证候。(B)气血物质基础研究。

四、结论与展望

系统药理学体系包括：建立了从整体角度发现和辨识中药活性成分/群的新方法和新技术，开发了 PreOB、PreHF 等 20 多个数学模型，克服了中药微量成分的难以获得给药代、药效学实验带来的困难，为药效物质发现提供了便利；建立大规模中药靶标预测系统，包括 SysDT、WES 和 Pre-Binding 三种方法，为药物靶标的发现提供新工具；整合药物化学、药理学、基因组学等数据，借助现代统计技术提出了概率系综算法（Probability Ensemble Approach，PEA）算法，为大规模中药配伍提供新工具，可供快速解析中药复方作用机制及预测新的适应证。此外，编者开发的全新网络基元动力学模块分析技术，为大规模筛选中药中与疾病相关的弱结合化合物提供了新的研究思路[11]。

借助上述系统药理学方法,编者构建了中药的系统药理学数据库,并应用该方法解析中药活性成分的组合效应,系统解析了中药的多靶标、多通路、多器官的协同效应及其双向调控作用。中药系统药理学能够从整体水平和分子水平解析中药复方配伍,为辨证论治提供方法学指导,为复杂疾病作用机制研究、多靶标或者组合药物的设计,以及中药的系统研究提供新的思路,对中药现代化及现代医学的发展均具有重要意义。

第二节　心血管疾病与胃病相关联的
分子机制研究示例

心血管疾病和胃病往往同时发生,现代医学发现两者具有密切的病因学关系,但是这两类疾病之间是如何联系及其相关生物学基础尚缺乏深入研究,有些中草药和复方既可以治疗心血管疾病,又可以治疗胃病。转录因子和转录调控因子 microRNA(miRNA)在心血管疾病和胃病中发挥着重要的调控作用,两者之间可以互相调控,能够为这两种疾病的诊断和治疗提供依据。心血管疾病和胃病在生理机能和病理基础方面存在交互作用。中药复方能够同时治疗心血管疾病和胃病的有很好的前景,为了从系统水平阐明其治疗机制,需要解决以下几个问题:①心血管疾病和胃病相关联的分子机制是什么? 它们的靶标之间是否有关联性? ②治疗心血管疾病和胃病的中草药之间的关系是什么? 它们在治疗心血管疾病和胃肠疾病的中成药中是否被联合使用? ③复方中的哪些成分能够对心血管疾病和胃病均有治疗作用? 这些成分的靶标是什么? ④中药活性成分调控哪些生物学进程来达到同时治疗心血管疾病和胃病的目的? ⑤治疗胃病的复方在实验上是否对心血管疾病有效?

以下研究利用系统药理学的方法对中药复方——三合汤进行了活性成分的筛选、靶标的预测以及药物－靶标－疾病网络的构建,系统分析了心血管疾病和胃病相关的基因关联、结合 miRNA 与转录因子的调控关系构建多重立体调控网络,系统阐释了心血管疾病和胃病的相关联机制,探讨了三合汤对心血管疾病和胃病的共同治疗机制。

一、材料和方法

(一)心血管疾病和胃病相关基因的收集

首先从疾病基因数据库,如 Therapeutic Target Database(TTD,http://db. idrblab.

net/ttd/）、DrugBank(https://www.drugbank.ca/)、PharmGKB(http://www.pharmgkb.org)和 Comparative Toxicogenomics Database(CTD,http://ctdbase.org/)中搜索与心血管疾病和胃病相关的基因,并通过文献挖掘补充增加心血管疾病和胃病的相关基因,找到与心血管疾病和胃病两种疾病相关的共同基因。

（二）心血管疾病和胃病相关基因的分析

1.心血管疾病和胃病相关基因的关联性分析

为了考察两组基因之间的关联性,编者采用 Fisher 检验进行分析,并将上述两组基因映射到 PPI 网络中,计算这些基因在 PPI 网络中的相关性,并与随机基因在蛋白网络的平均距离进行显著性差异分析,用以分析心血管疾病和胃病相关基因之间的关联性。计算公式见第一节公式 4 – 7。

2.心血管疾病和胃病相关基因的 GO 富集分析和通路富集分析

靶标蛋白不能独立发挥功能,其更可能通过参与不同的生物学进程及其他细胞组分进行相互作用。为了考察心血管疾病和胃病两种疾病的相关基因对心胃疾病的整体调控,编者将心血管疾病和胃病关联基因分别映射到 DAVID 数据库和 KEGG 数据库,进行 GO 富集分析和通路富集分析。

（三）心肌病和胃炎相关联的分子机制

首先从基因组学上总体探究了心血管疾病和胃病相关联的分子学基础,选取心肌病和胃炎这两种典型类型,通过研究心肌病和胃炎中处理组和正常组在基因和miRNA 水平的表达差异,对差异表达的 miRNA 进行靶标预测（target prediction）,并由此构建 miRNA-Gene 调控网络进行功能分析,从 miRNA 的立体调控网络系统分析两种疾病相关联的分子机制。研究思路如图 4 – 10 所示。

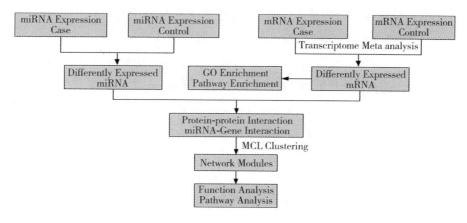

图 4 – 10　心肌炎和胃炎相关联的分子机制研究流程图

1. 心肌病和胃炎转录组数据收集和预处理

GEO(Gene Expression Omnibus)数据库是美国国立生物技术中心(National Center for Biotechnology Information, NCBI)下属的公共数据库,编者从 GEO(http://www.ncbi.nlm.nih.gov/geo/)中检索出胃炎和心肌病的 miRNA 表达数据,获取到可用的心肌病数据两组、胃炎数据一组;从 GEO 和 ArrayExpress 数据库中检索两种疾病的 miRNA 表达数据,得到心肌病和胃炎的数据各一组。对于每一种疾病,对照组和疾病组至少都有 9 个样本。对于心肌病,只选择心脏组织样本的表达数据;对于胃炎,只考虑胃组织样本的表达数据。将收集到的表达数据使用 R 的 fRMA 程序包进行标准化处理。对每一种疾病对应的表达数据进行 Meta 分析,判断其异质性,实用工具为 R 的 MetaDE 程序包,将不同研究的表达数据进行合并。利用 FDR 校正确定每种疾病中表达上升和表达下降的基因和 miRNA。

2. 心肌病和胃炎相关差异基因的表达分析

首先对与心肌病和胃炎相关的差异基因进行统计分析,并找出两种疾病所有共有的差异基因;然后对两组基因采用 Fisher 精确检验,以评价心肌病与胃炎差异表达基因是否具有显著性差异。

3. 心肌病和胃炎的通路富集分析

将心肌病和胃炎的差异表达基因,分别采用超几何分布的计算方法,用 FDR 校正 P-value,选取的阈值为 P-value < 0.05,获得差异表达基因显著富集的 KEGG、Biocarta(http://www.biocarta.com/)和 Reactome 通路。然后将每种疾病显著富集的通路与其他疾病的显著富集通路进行对比分析。

4. 心肌病和胃炎的网络构建

根据心肌病和胃炎的差异表达基因,通过收集数据库中与这两个疾病基因相关的 miRNA 和靶标关系(主要来源于:TarBase 数据库中实验验证的人 miRNA-target 关系、MiRanda、Pictar、TargetScans、Microrna 数据库预测 microRNA-target 关系、Hint 中人类 Protein-Protein 互作关系和 Hprd 中人类 Protein-Protein 互作关系),进而构建心肌病和胃炎相关的网络:蛋白 - 蛋白互作网络和 miRNA 调控网络,并做进一步的分析。

5. 心肌病和胃炎 miRNA 的模块化及功能富集分析

为了进一步阐述心血管疾病和胃病相关联的分子机制,通过对心肌病和胃炎两组疾病中的基因和 miRNA 做功能富集分析,并在每种疾病发生的情况下,分别对上调和下调的基因与 miRNA,采用 The markov Cluster Algorithm(MCL)算法进行功能模块划分,进一步分析了心肌病和胃炎相关基因和 miRNA 在功能调节上的关联性。

MCL 是基于网络的一种快速可扩展的无监督聚类算法。

二、研究结果

(一)心血管疾病和胃病相关基因的关联性分析

收集了与心血管疾病(31 个不同种类的心病)相关的基因共计 288 个,与胃病(13 种不同类型的胃病)相关的基因有 353 个,其中心胃疾病共同的基因有 47 个(基因与疾病的相关信息见表 4-1),许多是被临床验证了的有效的心胃靶标,如基因 ACE(Angiotensin I Converting Enzyme)主要通过调节心脏收缩来治疗心血管疾病。ACE 类药物能够抑制肿瘤的发生和生长,抗肿瘤血管生成,最终抑制细胞外基质降解和治疗恶病质;又如基因 NOS2 与心力衰竭、心血管病变和胃溃疡疾病相关,参与炎症反应,其表达能够抵御对人体有害的进程的发生。通过执行随机 1 000 次,编者得到心血管疾病和胃病两组基因之间的最近距离是 0.026 4,如图 4-11 所示。为了评估实际距离与随机计算出的距离之间的显著性差异,采用 Z 检验,计算得到 $P\text{-value}$ 的值为 $1.57 \times 10^{-4}(P < 0.01)$,说明心胃疾病相关基因组与随机的 PPI 网络中的基因组具有显著性差异,表明心胃基因密切相关。

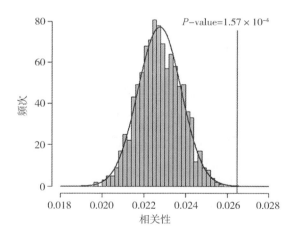

图 4-11　心血管疾病和胃病相关基因组在 PPI 网络中的关联性分析

(二)心血管疾病和胃病基因的生物学进程关联性分析

将所有的心血管疾病和胃病的相关基因映射到 DAVID 数据库中,进行 GO 富集分析和通路富集分析,结果见表 4-2,表中只显示富集结果的前 10 个。心血管疾病和血液循环进程、血压的调节、血管发育、内环境的稳定和细胞增殖等密切相关。研究表明血瘀是心血管疾病的最主要症状之一,占所有心血管疾病症状的 79.3%。血瘀是由于血液循环紊乱造成的血管严重堵塞的病理学过程,血瘀可引发出血、淤血、血栓形成、局部缺血和组织改变、心绞痛或者胸痛等。GO 富集分析结果表明胃病涉及的生物进程有细胞增殖、程序性细胞坏死、细胞凋亡、整体系统等,与心血管疾病的靶标相关进程相似。

表 4-1 心血管疾病和胃病的共同相关基因

基因名称	心血管疾病	胃病
ABCB1	Heart Defects, Congenital	Gastroesophageal Reflux
ACE	Heart Failure, Cardiovascular Diseases	Stomach Neoplasms
ADRB1	Heart Failure, Cardiovascular Diseases	Stomach Neoplasms
ADRB2	Heart Failure	Stomach Neoplasms
AHR	Heart Defects, Congenital; Heart diseases	Stomach Neoplasms
ALB	Heart Diseases; Heart Failure; Cardiovascular Diseases	Stomach Neoplasms
APEX1	Heart Diseases	Stomach Neoplasms
AVP	Heart Failure	Gastrointestinal Hemorrhage
CAT	Heart Failure	Stomach Ulcer
CSF2	Heart Failure	Gastrointestinal Hemorrhage
CSF3	Heart Failure; Heart Diseases	Gastrointestinal Diseases
CYP2C19	Cardiovascular Diseases	Gastroesophageal Reflux
EDN1	Heart Failure; Cardiovascular Diseases; Heart Defects, Congenital; Cardiovascular Abnormalities; Cardiovascular disease, unspecified; Ischemic heart disease	Gastrointestinal Diseases
F2R	Cardiovascular Disorders	Stomach Neoplasms
GCG	Heart Failure; Heart Diseases	Stomach Diseases
GDF15	Heart Failure; Cardiovascular disease, unspecified	Gastrointestinal Neoplasms
GHRL	Heart Failure	Stomach Ulcer
GHSR	Cardiovascular disease, unspecified	Gastrointestinal Diseases and Disorders, miscellaneous
HMOX1	Heart Failure; Cardiovascular disease, unspecified	Stomach Neoplasms; Gastroparesis
HSPB1	Heart Failure	Stomach Neoplasms
IL1B	Heart Failure; Heart Valve Diseases	Stomach Ulcer; Stomach Neoplasms; Gastritis, Atrophic

续表

基因名称	心血管疾病	胃病
IL6	Heart Failure	Stomach Neoplasms
MT2A	Heart Diseases	Stomach Neoplasms
MTHFR	Cardiovascular Diseases；Heart Defects,Congenital	Stomach Neoplasms；
NOS2	Heart Failure,Cardiovascular Abnormalities	Stomach Ulcer
NOS3	Cardiovascular Diseases；Heart Failure	Stomach Ulcer,Stomach Neoplasms
NRG1	Heart Failure	Stomach Ulcer
PLAU	Heart Rupture,Post-Infarction	Stomach Neoplasms
POMC	Heart Failure	Gastrointestinal Diseases
PPARG	Ischemic heart disease	Stomach Neoplasms
PTGS1	Heart Failure	Stomach Ulcer
PTGS2	Cardiovascular Diseases；Heart Failure	Stomach Ulcer； Stomach Neoplasms
PYCARD	Heart Valve Diseases	Stomach Neoplasms

表4-2　心血管疾病和胃病相关基因的 GO 富集

GO-term	GO 进程	P-value	基因数	疾病类型
GO:0008015	blood circulation	2.79E-56	60	CVDs
GO:0003013	circulatory system process	2.79E-56	60	CVDs
GO:0008217	regulation of blood pressure	8.30E-43	41	CVDs
GO:0044057	regulation of system process	4.13E-33	52	CVDs
GO:0042592	homeostatic process	1.28E-28	70	CVDs
GO:0051241	negative regulation of multicellular organismal process	8.76E-27	36	CVDs
GO:0009611	response to wounding	2.18E-24	55	CVDs
GO:0042127	regulation of cell proliferation	2.02E-32	84	CVDs
GO:0043067	regulation of programmed cell death	3.21E-32	85	CVDs
GO:0010941	regulation of cell death	4.21E-32	85	CVDs
GO:0042981	regulation of apoptosis	9.53E-32	84	GIDs
GO:0010033	response to organic substance	8.12E-23	68	GIDs
GO:0043069	negative regulation of programmed cell death	3.7E-22	48	GIDs
GO:0060548	negative regulation of cell death	4.17E-22	48	GIDs
GO:0043066	negative regulation of apoptosis	1.46E-21	47	GIDs

续表

GO-term	GO 进程	P-value	基因数	疾病类型
GO:0008285	negative regulation of cell proliferation	9.61E-19	44	GIDs
GO:0009991	response to extracellular stimulus	1.32E-17	34	GIDs
GO:0048545	response to steroid hormone stimulus	1.54E-17	32	GIDs
GO:0008284	positive regulation of cell proliferation	2.89E-17	45	GIDs
GO:0009725	response to hormone stimulus	6.55E-17	42	GIDs

注:CVDs 代表心血管疾病,GIDs 代表胃病。

通过将心血管疾病的基因富集到 KEGG 通路里,编者选取 $P < 0.01$ 的通路,结果见表 4 - 3。与心血管疾病相关的靶标富集的信号通路有:钙离子信号通路、肾素 - 血管紧张素系统、扩张型心肌病、花生四烯酸代谢通路、炎症通路和心肌收缩等通路。与胃病相关的基因的通路富集结果表明,胃病的靶标主要富集在 hsa05200(Pathways in cancer)、hsa05210(Colorectal cancer)、hsa04115(p53 signaling pathway)、hsa04110(Cell cycle)和 hsa04370(VEGF signaling pathway)通路中,这些通路同时也与心血管疾病的相关通路相一致。因此,GO 富集和通路富集提示心血管疾病和胃病之间可能有共同生物学过程和相似的分子机制。

表 4 - 3　心血管疾病和胃病相关基因的通路富集

Pathway-term	Pathway Name	P-value	基因数目	疾病类型
hsa04020	Calcium signaling pathway	1.19E-09	26	CVDs
hsa04614	Renin-angiotensin system	1.52E-05	7	CVDs
hsa05414	Dilated cardiomyopathy	7.34E-05	13	CVDs
hsa00590	Arachidonic acid metabolism	9.33E-05	6	CVDs
hsa05410	Hypertrophic cardiomyopathy（HCM）	1.18E-04	10	CVDs
hsa04080	Neuroactive ligand-receptor interaction	1.59E-04	12	CVDs
hsa04670	Leukocyte transendothelial migration	2.02E-04	22	CVDs
hsa04930	Type Ⅱ diabetes mellitus	6.10E-04	7	CVDs
hsa04621	NOD-like receptor signaling pathway	7.81E-04	13	CVDs
hsa04260	Cardiac muscle contraction	0.001 100 075	8	CVDs
hsa05200	Pathways in cancer	2.19E-21	56	GIDs
hsa05210	Colorectal cancer	2.21E-08	18	GIDs
hsa04012	ErbB signaling pathway	3.84E-08	18	GIDs

续表

Pathway-term	Pathway Name	P-value	基因数目	疾病类型
hsa04115	p53 signaling pathway	1.26E-05	13	GIDs
hsa04621	NOD-like receptor signaling pathway	1.50E-04	11	GIDs
hsa04660	T cell receptor signaling pathway	0.001 176	13	GIDs
hsa04110	Cell cycle	0.001 375	14	GIDs
hsa04370	VEGF signaling pathway	0.002 840	10	GIDs

注:CVDs 代表心血管疾病,GIDs 代表胃病。

(三)心肌炎和胃炎的差异基因表达分析

通过对心肌病和胃炎转录组基因的 Meta 分析和基因芯片显著性分析(Significance analysis of microarrays,SAM)的统计,最终获取心肌病和胃炎的差异表达基因数目(表 4 - 4)。其中,心肌病的差异表达基因共计 5 057 个,有 2 934 个上调基因,2 123 个下调基因;基因芯片分析得到上调的 miRNA 有 20 个,下调的 miRNA 有 31 个。胃炎的差异表达基因有 930 个,有上调基因 288 个,下调基因 642 个;由于目前对于胃炎的 miRNA 研究较少,因此编者收集到的与胃炎相关的上调 miRNA 有 6 个,下调 miRNA 为 0 个。设定阈值 FoldChange 大于 2,筛选后获得心肌病的相关调控基因有 174 个,其中有 120 个是上调基因,54 个是下调基因;心肌病的相关调控 miRNA 有 51 个,其中上调的 miRNA 有 20 个,下调的 miRNA 有 31 个;能够调控胃炎的基因共计 228 个,其中有 44 个是上调基因,184 个是下调基因;而对于与胃炎相关的调控 miRNA 中依然只有 6 个是上调的,没有下调基因。

表 4 - 4　心肌病和胃炎的差异表达基因和 miRNA 统计

	Gene (In total)	miRNA (In total)	Gene (Foldchange > 2)	miRNA (Foldchange > 2)
心肌病上调基因	2 934	20	120	20
心肌病下调基因	2 123	31	54	31
胃炎上调基因	288	6	44	6
胃炎下调基因	642	0	184	0

(四)差异基因的功能富集和通路富集

心肌病和胃炎的差异表达基因的 GO 富集结果见表 4 - 5。从表中可以看出,心肌病的上调基因主要富集在细胞外区域、抗原结合、氧气结合和血压调节等进程中,而心肌病的下调基因主要富集在炎症反应、创伤反应、防御反应、外部刺激调节和细胞因子激活等进程中。胃炎的上调基因主要富集在离子转运、细胞质膜和通道激活,而胃炎的下调基因主要调节激素、消化系统进程、消化、行为恐惧反应和行为防御反应等生物进程。通过对心肌病和胃炎的 GO 富集和通路富集的结果进行对比,编者发现心肌病和胃炎两种疾病的差异基因的富集结果具有一定的相似性,比如都能够富集在炎症反应、防御反应和外部刺激调节等进程中。结果表明,心肌病和胃炎两组疾病的相关基因参与相似的生物进程,两种疾病的相关基因具有相似的生物学功能。

表 4−5　心肌病和胃炎差异表达基因的 GO 富集

基因类型	上调基因的 GO 富集	下调基因的 GO 分析
心肌病的差异基因	Extracellular region	Inflammatory response
心肌病的差异基因	Extracellular region part	Response to wounding
心肌病的差异基因	Proteinaceous extracellular matrix	Defense response
心肌病的差异基因	extracellular matrix	Extracellular region
心肌病的差异基因	Antigen binding	Regulation of response to external stimulus
心肌病的差异基因	Oxygen binding	Cytokine activity
心肌病的差异基因	Regulation of blood pressure	Extracellular region part
心肌病的差异基因	Oxygen transporter activity	Response to endogenous stimulus
心肌病的差异基因	Hemoglobin complex	Response to steroid hormone stimulus
胃炎的差异基因	Iron transport	Hormone activity
胃炎的差异基因	Extracellular structure organization	Digestive system process
胃炎的差异基因	Plasma membrane	Extracellular region
胃炎的差异基因	Plasma membrane part	Digestion
胃炎的差异基因	Substrate specific channel activity	Anion binding
胃炎的差异基因	Channel activity	Plasma membrane part
胃炎的差异基因	Passive transmembrane transporter activity	Behavioral fear response
胃炎的差异基因	Chemical homeostasis	Behavioral defense response
胃炎的差异基因	Neuroactive ligand-receptor interaction	

（五）心肌病和胃炎的网络分析

1. 心肌病和胃炎的蛋白互作分析

蛋白−蛋白互作网络展示了心肌病和胃炎在分子水平上的关联,心肌病的基因之间的连线非常密集,表明心肌病相关基因之间能够密切相关,胃炎相关基因之间也具有非常密切的内部关联性。心肌病和胃炎两组基因之间的灰色连线非常密集,表明心肌病和胃炎相关的上调和下调基因在蛋白互作网络上直接密切相连,如图4-12所示。

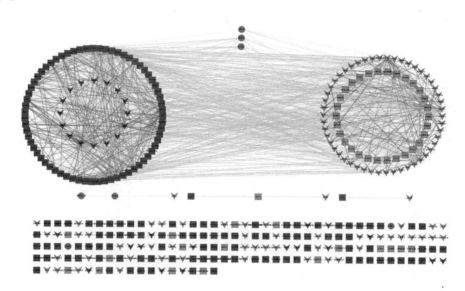

图4-12　心肌病和胃炎的蛋白互作网络图

　　附注:蓝色点代表了心肌炎中的差异表达基因,绿色点代表了胃炎中的差异表达基因,红色节点代表了心肌病和胃炎两种疾病共有的差异表达基因。方形的节点代表上调基因,而箭头向下的节点代表下调基因。紫色的线代表心肌炎与胃炎相关基因在蛋白互作网络上是直接连接的;灰色的线代表心肌炎或胃炎相关蛋白之间的内部连接。

　　2.心肌病和胃炎的 miRNA 调控网络

　　将心肌病和胃炎相关的 miRNA 与其相关的基因联系起来,根据两组疾病的相关调控 miRNA 所关联的基因在 PPI 网络中的关联性,构建心肌病和胃炎的 miRNA 调控网络。图4-13展示了心肌病和胃炎两组疾病相关的 miRNA 对疾病的调控。图中灰色的节点代表了心肌病中具有差异表达的基因,绿色的节点代表了胃炎中具有差异表达的基因,可以看出大多数的心肌病和胃炎这两种疾病相关的 miRNA 都同时调控了两种疾病的相关基因,从而在 miRNA 调控的水平解释了两种疾病之间的关联。

　　3.网络模块化

　　利用 The markov Cluster Algorithm(MCL)算法对心肌病和胃病两种疾病的 miR-NA 调控网络进行模块化分析,如图4-14所示,可以看到原网络明显地聚成几个模块,其中都包含了心肌病和胃炎两种疾病的相关基因。因此,miRNA 可能通过对模块中的关键节点进行调控,从而控制整个模块,发挥其调控功能。通过对这些模块进行功能分析,发现这些 miRNA 主要集中在以下几个功能模块里:

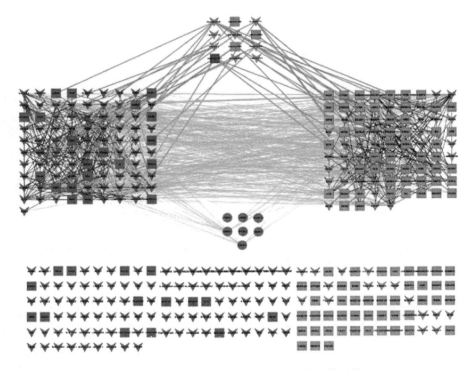

图 4-13   心肌病和胃炎的 miRNA 的调控网络

附注:灰色节点代表了心肌病中具有差异表达的基因,绿色节点代表了胃炎中具有差异表达的基因,红色节点代表心肌病和胃炎共有的差异表达 miRNA,紫色圆形节点代表心肌病和胃炎相关的基因能够在 PPI 网络中密切相连的 miRNA。方形的节点代表上调的差异表达基因,而箭头向下的节点代表下调的差异表达基因。红色的线代表心肌炎与胃炎相关的基因在蛋白互作网络上是直接连接的;蓝色的线代表心肌炎或胃炎相关 miRNA 的蛋白之间的内部连接。

(1)心肌病和胃炎相关的 miRNA 主要参与细菌响应、免疫球蛋白复合体等进程,涉及的通路主要是肿瘤坏死因子信号通路。该通路中肿瘤坏死因子-α(TNF-α)能够通过肿瘤坏死因子受体 1 所传出的信号进行级联反应,从而诱导凋亡激活核因子 Kappa B,TNF-α 在动脉粥样硬化等相关炎症中都有一定的作用。

(2)心肌病和胃炎相关的 miRNA 参与免疫进程,免疫功能异常会对心肌造成不断的损伤,加重疾病。

（3）调控心肌病和胃炎的 miRNA 参与调控胆囊收缩素信号转导,能够调控胃酸的分泌。

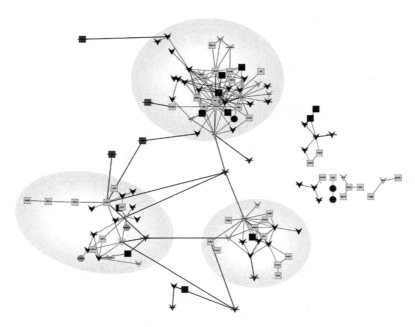

图 4-14　心肌病和胃炎相关基因和 miRNA 网络的模块化

附注:红色节点代表心肌病中的差异表达基因,绿色点代表胃炎中的差异表达基因。方形的节点代表上调的差异表达基因,箭头向下的节点代表下调的差异表达基因。灰色的线代表心肌病与胃炎相关基因在蛋白互作网络上是直接连接的;紫色的线代表心肌病或胃炎相关蛋白之间的内部连接;红色的线代表 miRNA 对相关基因的调控关系。

三、研究结论

编者研究发现心血管疾病和胃炎两种疾病的基因密切相关。通过对心胃疾病相关基因的 GO 富集和通路富集,发现治疗胃病与心血管疾病的机制非常相近,提示心血管疾病和胃病之间有共同的生物学过程。通过对心肌病和胃炎相关 miRNA 与 miRNA 的立体调控网络分析,发现了心肌病和胃病的差异表达基因,通过对差异基因进行 GO 富集和通路富集,发现心肌病差异基因主要富集在细胞外区域、抗原结合、氧气结合、血压调节、炎症反应、创伤反应和细胞因子激活等进程中,胃炎的差异基因主要富集在离子转运、细胞质膜、通道激活、激素调节和消化系统等生物进程中。心肌病和胃炎相关基因可参与相似的生物进程。通过 PPI 网络分析,发现心肌病和胃炎之间在蛋白互作网络上关系紧密,因此从分子水平上表明了心肌病和胃病之间的密切关系。此外,心肌病和胃炎的相关的 miRNA 都同时调控了两种疾病的相关基因,从而在 miRNA 调控的水平解释了两种疾病之间的关联性。心肌病和胃炎两种疾病的 miRNA 调控网络模块化分析表明,原网络可以明显地聚成几个模块,其中较大的模块中都同时包含了心肌病和胃炎两种疾病的相关 miRNA,这些 miRNA 主要集中在细菌响应、免疫球蛋白复合体等进程,涉及的通路是 TNF 信号通路、免疫进程和参与调控胆囊收缩素信号转导、调控胃酸的分泌等进程。这些功能模块表明:miRNA 可通过对模块中的关键节点进行调控,从而控制整个模块,发挥其调控功能,达到同时治疗心胃疾病的目的。本研究从转录组水平探讨心胃同治的分子机制,有助于从整体上理解药物同时治疗心血管疾病和胃病两种疾病的相关作用机制。

第三节　治疗心血管疾病和胃病的
中草药关联性研究示例

药物对于机体各部位或者各器官具有选择性作用,实际上特定药物对某些特定器官有着特殊的亲和作用,因而不同的中草药能够对不同部位的病变起着主要或特殊的治疗作用。中药作用部位并非仅仅作用于同名解剖学器官,也不是单一器官组织,一味中药可能作用于多个不同的部位。科研工作者在中药化学成分的体内分布、药效学研究、受体学说等方面做了大量研究,旨在用现代医药学的方法和手段诠释中药作用于不同部位的科学内涵,揭示中药治疗不同疾病的本质。在本研究中,编者主要通过对治疗心血管疾病的中草药和治疗胃病的中草药组进行统计分析,发现药物作用部位与疾病治疗密不可分,为提高选药组方的科学性、提高中医临床疗效提供依据。

一、材料与方法

从中国药典里筛选出治疗心血管疾病和胃病的相关中草药,分析这两组中药之间的关联性,然后将治疗心血管疾病和胃病的中草药映射到中成药(Chinese Patent Medicine,CPM)中,统计分析治疗心血管疾病和胃病的中草药在中成药中的药物组合应用。

（一）治疗心血管疾病和胃病的中草药收集和关联性分析

从《中华人民共和国药典》[12]中收集了 115 个治疗心血管疾病的中草药,163 个治疗胃病的中草药,采用 Fisher 检验评估治疗心血管疾病和胃病两组中草药之间的关联性。

（二）治疗心血管疾病和胃病的中草药在中成药中的应用分析

从《国家中成药》(第二版)[13]中选取分别用于治疗心血管疾病(包括心绞痛、胸闷和疼痛等主要的心血管疾病类型)和胃病(例如胃溃疡、慢性萎缩性胃炎和慢性胃炎等)的中成药进行系统分析,将上述两组中草药同时映射到治疗心血管疾病和胃病相关的中成药中,统计分析两组中草药在中成药中出现的频率,并采用 t 检验评估联合应用情况。

二、研究结果

（一）治疗心血管疾病和胃病中草药的性味归经性质分析

编者考察中草药的药性信息,获得治疗心血管疾病和胃病两组中草药的归经数,见表 4 - 6。治疗心血管疾病的中草药通常是作用于机体的多个部位,没有单独归经的;治疗胃病的中草药,单独归于胃经的有 4 种,占比为 2.45%;治疗心血管疾病和胃病的中草药归二经的最多,分别有 49 种和 68 种,分别占所有中草药的 42.61% 和 41.72%;治疗心血管疾病和胃病的中草药中归三经的分别有 45 种和 64 种,分别占到所有中草药的 39.13% 和 39.26%。结果表明,治疗心血管疾病和胃病的中草药归属于二经和三经的比例最大。治疗心血管疾病和胃病的中草药均以寒性药的比例最高,分别占两组中草药的 40% 和 40.49%;其次是平性药和温性药,分别占治疗心血管疾病中草药的 26.09% 和 22.61%;温性药占所有治疗胃病中草药的 33.13%,见表 4 - 7。治疗心血管疾病和胃病的中草药主要是苦味、甘味和辛味。治疗心血管疾病的中草药,苦味、甘味和辛味的比例分别为 56.52%、47.83% 和 33.04%;治疗胃病的中草药,苦味、甘味和辛味的比例分别为 49.08%、38.65% 和 40.49%,见表 4 - 8。

表 4 - 6　治疗心血管疾病和胃病的中草药归经情况表

归经数	一经	二经	三经	四经	五经	六经	合计
频数(心)	0	49	45	16	3	1	115
频率/%(心)	0.00	42.61	39.13	13.91	2.61	0.87	100.00
频数(胃)	4	68	64	22	4	1	163
频率/%(胃)	2.45	41.72	39.26	13.50	2.45	0.61	100.00

表4-7　治疗心血管疾病和胃病的中草药药性构成情况

	寒	凉	平	温	热	合计
频数(心)	46	5	30	26	8	115
频率/%(心)	40.00	4.35	26.09	22.61	6.96	100.00
频数(胃)	66	12	23	54	8	163
频率/%(心)	40.49	7.36	14.11	33.13	4.91	100.00

表4-8　心血管疾病和胃病相关中草药的五味构成情况

	苦	甘	辛	涩	咸	酸	淡
频数(心)	65	55	38	10	3	8	3
频率/%(心)	56.52	47.83	33.04	8.70	2.61	6.96	2.61
频数(胃)	80	63	66	7	6	9	6
频率/%(胃)	49.08	38.65	40.49	4.29	3.68	5.52	3.68

(二)治疗心血管疾病和胃病中草药的关联性分析

图4-15(A)中显示的是治疗心血管疾病和治疗胃病的中草药之间的文氏图。通过 Fisher 检验,发现两组中草药之间($P < 0.01$)具有显著相关性,提示可以同时应用于临床实践中。治疗心血管疾病和胃病共同的中草药有21味,见表4-9。甘草在治疗血管炎症和防止动脉硬化、降低血脂和降低收缩压方面取得很好的疗效[14],还具有治疗消化道溃疡和保护黏膜的作用[15]。檀香具有治疗心绞痛和抗胃溃疡的作用。葛根可显著降低心血管疾病如动脉粥样硬化、高血糖和高胰岛素血症的病发。高良姜粉末中的活性成分可有效减轻胃功能紊乱的症状。

表4-9　治疗心血管疾病和胃病的中草药的共同药物的相关信息

品名	学名	归经	性味
石菖蒲	Acori Tatarinowii Rhizoma	心,胃	辛、苦,温
薤白	Allii Macrostemonis Bulbus	心,肺,胃,大肠	辛、苦,温
白蔹	Ampelopsis Radix	心,胃	苦,微寒
竹茹	Bambusae Caulis In Taenias	肺,胃,心,胆	甘、微寒
南板蓝根	Baphicacanthis Cusiae Rhizoma Et Radix	心,胃	苦,寒
黄连	Coptidis Rhizoma	心,脾,胃,肝,胆,大肠	苦,寒
炙甘草	Glycyrrhizae Radix Et Rhizoma Praeparata Cum Melle	心,肺,脾,胃	甘,平

续表

品名	学名	归经	性味
沙棘	*Hippophae Fructus*	脾,胃,肺,心	酸、涩,温
天仙子	*Hyoscyami Semen*	心,胃,肝	苦、辛,温
大青叶	*Isatidis Folium*	心,胃	苦,寒
板蓝根	*Isatidis Radix*	心,胃	苦,寒
山麦冬	*Liriopes Radix*	心,肺,胃	甘、微苦,微寒
山银花	*Lonicerae Flos*	肺,心,胃	甘,寒
金银花	*Lonicerae Japonicae Flos*	肺,心,胃	甘,寒
淡竹叶	*Lophatheri Herba*	心,胃,小肠	甘、淡,寒
麦冬	*Ophiopogonis Radix*	心,肺,胃	甘、微苦,微寒
蓼大青叶	*Polygoni Tinctorii Folium*	心,胃	苦,寒
檀香	*Santali Albi Lignum*	脾,胃,心,肺	辛,温
苦参	*Sophorae Flavescentis Radix*	心,肝,胃,大肠,膀胱	苦,寒
西河柳	*Tamaricis Cacumen*	心,肺,胃	甘、辛,平
干姜	*Zingiberis Rhizoma*	脾,胃,肾,心,肺	辛,热

将两组中草药映射到治疗心血管疾病和胃病的中成药(CPM)中,如图4-15(B)所示,在治疗心血管疾病的中成药中,治疗心血管疾病的中草药出现的概率为81.01%(128/158);含有治疗心血管疾病中草药的中成药中,有68.75%(88/128)与治疗胃病相关的中草药也被同时应用。80.72%(67/83)治疗胃病的中成药中包含了治疗胃病相关的中草药,既可治疗胃病又可治疗心血管疾病的中草药出现在治疗胃病的中成药中的概率为80.60%(54/67)。提示中药复方中治疗心血管疾病与治疗胃病的中草药具有高度的重叠性。

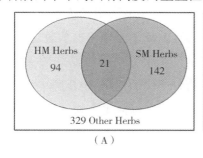

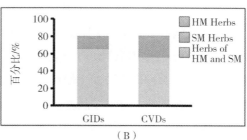

图4-15　治疗心血管疾病和胃病的中草药的关联性

附注:(A)心血管疾病和胃病的中草药的关系;(B)心血管疾病和胃病的中草药在治疗心血管疾病和胃病的中成药中的分布。

三、研究结论

编者研究发现治疗心血管疾病和胃病的中草药具有相似的性味、归经特点,*Fisher* 检验也表明治疗心血管疾病和胃病的中草药组之间具有显著的相关性和高度的重叠性,中成药中治疗心血管疾病和胃病相关的中草药的药物组合被广泛应用于心血管疾病和胃病的治疗中,该结果可能为治疗心血管疾病和胃病的治疗提供一个新的研究思路和方法指导。

第四节　研究示例——三合汤治疗心、胃疾病的机制研究

三合汤是焦树德老中医治疗胃痛的经验方,由良附丸、百合汤、丹参饮三方组合而成,故名"三合汤"。三合汤配方为丹参(*Radix Salvia*)、百合(*Lilli Bulbus*)、乌药(*Radix Linderae*)、高良姜(*Alpiniae Officinarum Rhizome*)、檀香(*Santail Albi Lignum*)、香附(*Rhizoma Cyperi*)和砂仁(*Fructus Amomi*)。百合性味甘平,降泄肺胃郁气,肺气降则胃气和,则诸气俱调;乌药可用来快气宣通,疏散滞气,温顺胃之逆气;香附通常被用来疏肝理气;檀香行气止痛,散寒调中;砂仁理气化湿,性温而不燥烈,行气而不破气;高良姜性温,鼓舞阳气,促进气之运行;配合丹参微寒,清泄心肝,清热凉血,祛瘀止痛。三合汤复方以调理肝、脾、胃气机为主,多应用于多种原因导致的胃脘部疼痛,均取得了明显的疗效。三合汤中有多味治疗心血管疾病的中草药,编者推测三合汤也可以用于治疗心血管疾病。编者应用中药系统药理学方法来系统解析该复方同时治疗心血管疾病和胃病的作用机理,采用动物实验验证了三合汤的药效,揭示三合汤复方中各组分协同作用共同治疗相关复杂疾病的机制。研究思路如图 4 – 16 所示,研究内容包括三合汤复方中所有中草药化合物分子库的构建、中草药中活性成分的 ADME 筛选、化学成分的靶标预测和网络构建与分析(包括化合物 – 靶标网络、靶标 – 通路网络和化合物 – 器官网络等)。

一、实验材料和方法

（一）三合汤中的分子数据库构建

从 TCMSP™ 数据库中下载收集了三合汤中的 755 个化学成分并计算所有分子相

关的理化参数,其中包括丹参中有 204 个、百合中有 52 个、高良姜中有 130 个、香附中有 104 个、砂仁中有 165 个、檀香中有 70 个以及乌药中有 63 个化合物。利用 Dragon 软件,计算得出所收集的化合物分子的所有理化参数。详细信息参见中药系统药理学数据库和分析平台(TcmSP™,http://sm. nwsuaf. edu. cn/lsp/tcmsp. php)。

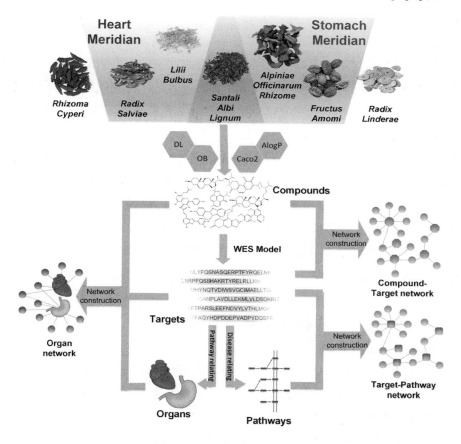

图 4 - 16 三合汤的研究思路

(二)活性化合物筛选

利用系统药理学的 ADME 筛选方法,综合化合物的亲油性预测、亲脂性预测、药物口服生物利用度预测、类药性计算、Caco-2 渗透性预测等方法,筛选出三合汤中的有效活性成分。具体筛选标准如下:脂溶性预测 $logP$ 值小于 5 的化合物为潜在的活性分子;水溶性预测 $-5 < logS < -1$ 的为有效区间;药物相似度预测 $DL \geqslant 0.18$ 的分子可以作为候选化合物;口服生物利用度预测 $OB \geqslant 30\%$ 的化合物作为候选药物分子;Caco-2 渗透性预测渗透率阈值为 -0.4,即当 Caco-2 的值大于 -0.4 时,该化合物

被认定为有效活性成分。

（三）药物靶标识别

编者采用加权系综相似度（WES）模型，该模型根据药物－靶标关系来预测药物的直接靶标，特征整合后的 WES 模型预测的敏感度和特异性分别为 85% 和 71%，预测结果可靠性良好。

（四）网络药理学分析

为了更好地从系统水平考察药物同时治疗心血管疾病和胃病的药理学效应及作用机制，编者将基于活性化合物、活性化合物相对应的靶标以及靶标所对应的通路关联起来，最终构建三个网络：①化合物－靶标网络；②靶标－通路网络，并对其进行深入的网络分析和拓扑分析；③化合物－靶标－器官网络。为了在器官水平上整体理解心血管疾病和胃病的相互联系，分析考察这两个相关疾病的靶标蛋白的功能和组织表达谱具有重要的意义。通过对已构建的靶标网络里面的靶标进行 GO 富集分析，编者选择其中富集了 GO 术语出现频率较高的靶标，并进一步分析了它们在机体中的组织分布情况。GO 分析中，编者重点考察了 GO 属于人体组织中的生物过程（即 GOBP）。最后靶标的器官定位分布是基于 BioGPS 数据库（accessible at http://biogps.org），通过靶标对应不同器官的微阵列数据分析确定的。

（五）整体模型动物实验验证

采用冠状动脉结扎手术制备了大鼠的心肌缺血模型研究三合汤的整体药效。

1. 动物分组与给药

72 只雄性 SD（Sprague Dawley）大鼠（体重为 150～200 g），动物饲养条件为 SPF 级屏障环境饲养，饲养环境中温度为 23±2 ℃，相对湿度为 50%±10%，昼夜各 12 h。实验中，SD 大鼠随机分成 6 组（每组 10 只），分别为假手术组（Sham）、LAD occlusion 模型组、三合汤低剂量组（SHD-low）、三合汤中剂量组（SHD-middle）、三合汤高剂量组（SHD-high）和硝酸异山梨酯阳性对照组（IMT），Sham 组和 Vehicle 组灌胃给予生理盐水 2 mL/(kg·d)，三合汤的灌胃剂量分别为 1.88 g/(kg·d)、3.75 g/(kg·d) 和 7.5 g/(kg·d)；硝酸异山梨酯的灌胃剂量为 5.4 mg/kg。

2. 大鼠实验性心肌缺血模型（LAD 模型）的构建

各组大鼠分别按照给药方案连续灌胃给药 7 d，末次给药 60 min 后，建立 LAD 心肌缺血模型。术前用 10% 的水合氯醛 300 mg/kg 腹腔注射将大鼠麻醉并仰位固定在手术台上，去大鼠颈部毛，行气管切开术，插管，接呼吸机，呼吸频率为 60 次/min，呼吸比为 1.5:1，潮气量为 5 mL/100 g。沿大鼠胸骨左侧切开皮肤，剪断第 3～4 根肋骨,暴露胸腔,然后用小拉钩分别从左、右两个方向牵拉胸壁,使心脏底部充分暴露出来,迅速用眼科镊剥去心包膜,用左手将左心耳及胸腺向上方推开,暴露左心耳和肺动脉圆锥间的静脉即 LAD 位置,以此静脉为标志用 3/8 号手术线进行结扎,心脏表面出现青紫。结扎后用注射器吸出胸腔内的血液和气体,迅速关闭胸腔,开胸时间控制在 30 min 以内。缺血时间为 120 min,制备成心肌缺血模型。Sham 组只用手术线穿过 LAD 位置,不结扎。

3. 药物准备

三合汤配方:丹参 30 g,百合 30 g,乌药 12 g,高良姜 9 g,檀香 9 g,香附 9 g,砂仁 6 g。将以上药材加入五倍水量进行煎煮,得汤剂备用。

4. 检测指标及方法

(1)血清指标检测:于结扎 2 h 后再次麻醉实验大鼠,心肌缺血 3 h 后,收集腹主动脉血样,4 ℃下离心取血清备用。测定血清中超氧化歧化酶(SOD)的活性,以及肌酸激酶(CK)、环磷酸腺苷(cAMP)和心肌肌钙蛋白 I(cTnI)的量。上述检测试剂盒购自南京建成生物工程研究所。

(2)病理学组织切片分析:实验结束后处死动物,剖取心脏,经 10% 福尔马林固定,取材,常规石蜡包埋,切片厚 4~5 μm,HE 染色,观察心肌细胞变性、坏死,间质水肿、炎细胞浸润,纤维组织增生等。按病变占被检心脏的范围和轻重程度,分别标记为 0.5 分(轻微或极少量),1 分(轻度或少量),2 分(中度或中等量),3 分(重度或多量),4 分(极重度或大量)。累加所有分数,并计算出每组每只动物的均分($\bar{X} \pm SD$),分值越高提示病变程度越严重。用光学显微镜观察切片的病理学变化。观察所用显微镜为奥林帕斯 DX45,使用 DP72(日本)相机对切片进行拍照,摄片倍数为 200×,标尺长 50 μm。

(六)统计分析

实验结果以平均数 ± 标准差($X \pm S$)表示,采用 Graphpad 软件进行数据分析,组间比较采用 t 检验进行分析,P-value < 0.05 被认为有统计学意义。

二、研究结果

(一)三合汤的潜在有效活性成分的分析

三合汤有七味药,丹参和百合属于治疗心血管疾病的中草药,高良姜和砂仁常用于治疗胃病,檀香可同时用于治疗心血管疾病和胃病,香附子和乌药常用于治疗与其他器官相关的疾病。编者基于所构建的 ADME 体系,通过 logP、logS、OB、DL 和 Caco-2 来筛选三合汤中的潜在活性成分。三合汤中的所有化学成分共计 755 个,经过

ADME 筛选出药代动力学性质良好的潜在活性成分 59 个,其 ADME 参数见表 4 – 10。这些活性成分约占复方中所有化合物的 8.9 %,包括 32 个菲醌化合物、10 个萜化合物、8 个黄酮类化合物、4 个配体化合物和 2 个香豆素类化合物。其中 6 个化合物能够被肠道微生物进行转化。如 M01(木樨草素)能够被转化为黄芩苷素 6 - 甲基醚(baicalein 6-methylether);M02(槲皮素)能够被转化为杨梅酮(myricetin)、8-羟基槲皮素(8-hydroxy quercetin)和 3'-O-甲基槲皮素(3'-O-methylquercetin);M08(高良姜素)的代谢产物为山奈酚;M31(隐丹参酮)能够被转化为三种化合物:(3R,15R)-3-hydroxycryptotanshinone、(3S,15R)-3-hydroxycryptotanshinone 和(4S,15R)-18-hydroxy-cryptotanshinone;M45(Neocryptotanshinone)可以逐步转化为丹参酮;M52(Tanshinone ⅡA)的代谢产物能够通过羟基化和脱氨作用转化为羟基丹参酮 ⅡA(hydroxytanshi-none ⅡA)、紫丹参醌(przewaquinone A)和脱氢异丹参酮 ⅡA(dehydrotanshinone ⅡA)。

丹参中的 41 种活性成分具有治疗心血管疾病和胃病的活性,如 M01(木樨草素)可通过减少对大鼠心肌细胞坏死和凋亡抵抗缺氧复氧损伤,起到保护心脏的作用,也可能是治疗胃的潜在化合物;M52(丹参酮ⅡA)可以保护心肌细胞抵抗体内因缺氧所诱导的细胞凋亡,减少心肌梗死面积的大小和降低心肌耗氧量进而保护心脏。高良姜的活性成分是 M02(槲皮素)、M03(异鼠李素)、M04(山奈酚)、M08(高良姜素)和 M09(美迪紫檀素)等,槲皮素有很强的抗氧化和保护心脏的特性,高良姜素通过降低脂质过氧化反应来保护心脏,异鼠李素也可能是治疗胃癌的潜在化合物。香附中有 6 种潜在的活性化合物,其中 M16(香附子烯)是治疗心血管疾病和胃病的有效活性成分。百合的活性成分是脱甲基秋水仙碱,能降低心脏病的发病风险。很多研究表明,通过饮食摄入或补充 M54(维生素 E,来自砂仁)可减少心血管疾病和胃病的发生。M59(波尔定碱,来自乌药)是抗氧化剂,也是具有抗炎功能的生物碱。

表 4 – 10 三合汤中的有效成分及相应的 ADME 参数

MoL	化合物	OB/%	DL	Caco-2	logP	logS	药材名
MOL_01	木樨草素	36.16	0.25	0.19	2.15	-2.90	丹参、香附子、檀香
MOL_02	槲皮素	46.43	0.28	0.05	1.07	-2.42	高良姜、乌药、香附
MOL_03	异鼠李素	49.60	0.31	0.31	1.31	-2.65	高良姜、檀香、香附
MOL_04	山奈酚	41.88	0.24	0.26	1.23	-2.47	高良姜
MOL_05	1,2,5,6 – 四氢化丹参酮	38.75	0.36	0.96	3.33	-4.37	丹参
MOL_06	异欧前胡素	45.46	0.23	0.97	3.70	-3.67	丹参

续表

MoL	化合物	OB/%	DL	Caco-2	logP	logS	药材名
MOL_07	1,7-联二苯-5-羟基-3-庚酮	61.90	0.18	0.96	3.38	-4.10	高良姜
MOL_08	高良姜素	45.55	0.21	0.55	3.07	-3.58	高良姜
MOL_09	美迪紫檀素	49.22	0.34	1.00	3.07	-3.58	高良姜
MOL_10	脱氢丹参酮ⅡA	43.76	0.40	1.02	4.12	-4.50	丹参
MOL_11	金圣草素	35.85	0.27	0.39	2.53	-3.36	香附
MOL_12	8-异戊烯-山奈酚	38.04	0.39	0.53	2.89	-3.70	香附
MOL_13	异黄檀素	35.45	0.20	0.80	3.76	-3.58	香附
MOL_14	维沙明	33.19	0.19	1.12	1.78	-3.06	香附
MOL_15	延胡索乙素	73.94	0.64	1.00	3.09	-4.16	香附
MOL_16	香附子烯	45.08	0.20	0.72	3.37	-3.66	香附
MOL_17	α-香树精	39.51	0.76	1.37	4.32	-4.48	丹参
MOL_18	3α-羟基丹参酮ⅡA	44.93	0.44	0.53	2.11	-3.25	丹参
MOL_19	4-亚甲基丹参酮	34.35	0.23	1.25	3.37	-4.87	丹参
MOL_20	甲酰化丹参酮	73.44	0.42	0.54	3.85	-4.11	丹参
MOL_21	3-β-羟基亚甲基丹参酮	32.16	0.41	0.38	2.45	-3.63	丹参
MOL_22	亚甲基丹参醌	37.07	0.36	1.03	3.12	-4.05	丹参
MOL_23	紫丹参萜醚A	37.11	0.65	-0.26	1.99	-2.97	丹参
MOL_24	紫丹参萜醚B	110.32	0.44	0.34	3.39	-3.99	丹参
MOL_25	紫丹参酮B	62.24	0.41	0.39	2.72	-3.95	丹参
MOL_26	紫丹参酮C	55.74	0.40	0.42	2.38	-3.86	丹参
MOL_27	紫丹参酮F	40.31	0.46	-0.09	3.63	-4.56	丹参
MOL_28	丹参醛	52.47	0.45	0.57	2.49	-4.00	丹参
MOL_29	丹参素B	57.95	0.56	0.53	3.31	-4.51	丹参
MOL_30	丹参素A	56.97	0.52	0.33	2.51	-4.23	丹参
MOL_31	隐丹参酮	52.34	0.40	0.95	4.32	-4.48	丹参
MOL_32	丹参新醌D	38.88	0.55	0.67	3.03	-4.49	丹参
MOL_33	脱氧新隐丹参酮	49.40	0.29	0.85	3.94	-4.49	丹参
MOL_34	二氢丹参内酯	38.68	0.32	1.26	3.17	-4.82	丹参
MOL_35	二氢丹参酮Ⅰ	45.04	0.36	0.95	3.63	-4.56	丹参
MOL_36	表丹参螺旋酮内酯	68.27	0.31	0.90	2.63	-3.99	丹参

续表

MoL	化合物	OB/%	DL	Caco-2	logP	logS	药材名
MOL_37	异隐丹参酮	54.98	0.39	0.93	4.18	−4.42	丹参
MOL_38	异丹参酮 II	49.92	0.40	1.03	4.11	−4.34	丹参
MOL_39	Microstegiol	39.61	0.28	1.05	4.44	−4.76	丹参
MOL_40	丹参酮 I	49.68	0.32	0.35	3.88	−4.43	丹参
MOL_41	丹参酮 II	71.03	0.44	0.62	2.57	−3.95	丹参
MOL_42	丹参环庚三烯酚酮	36.56	0.37	0.50	2.49	−4.00	丹参
MOL_43	丹参新酮 II	44.95	0.24	0.04	2.31	−2.79	丹参
MOL_44	新隐丹参酮 II	39.46	0.23	0.76	3.24	−3.97	丹参
MOL_45	新隐丹参酮	52.49	0.32	0.35	3.88	−4.43	丹参
MOL_46	原紫草酸	64.37	0.31	0.10	2.38	−3.86	丹参
MOL_47	丹酚酸 G	45.56	0.61	−0.14	4.10	−4.45	丹参
MOL_48	鼠尾酮 I	32.43	0.23	1.13	3.82	−3.77	丹参
MOL_49	鼠尾酮	31.72	0.24	1.04	3.88	−4.43	丹参
MOL_50	丹参二醇 B	42.67	0.45	0.05	2.11	−3.25	丹参
MOL_51	紫丹参醌 E	42.85	0.45	−0.04	2.11	−3.25	丹参
MOL_52	丹参酮 II A	49.89	0.40	1.05	4.10	−4.45	丹参
MOL_53	丹参酮 VI	45.64	0.30	0.48	2.21	−3.86	丹参
MOL_54	维生素 E	32.29	0.70	0.38	2.82	−4.11	砂仁
MOL_55	3 − 脱甲基秋水仙碱	39.34	0.57	0.12	1.57	−3.45	百合
MOL_56	去甲基波尔定	40.92	0.46	0.75	1.73	−3.10	乌药
MOL_57	C09495	77.09	0.25	0.72	2.35	−3.13	乌药
MOL_58	查尔酮	42.55	0.19	−0.21	1.18	−2.94	乌药
MOL_59	波尔定碱	31.18	0.51	1.05	2.33	−2.99	乌药

(二)与胃病相关的化合物－靶标网络

根据 59 种中草药和与之相关的 70 个靶标可得到 318 种化合物和靶标的互作关系。在这 318 种化合物靶标的相互作用关系中,考察了能够调节胃功能的化合物和靶标互作,发现化合物－靶标的相互关系是由 37 个活性成分作用于 24 个靶标,最终得到 80 个互作关系。图 4−17 显示与胃病相关的化合物和靶标所构成的网络,治疗心血管疾病的化合物和靶标所构成的网络如图 4−18 所示。

为了探究三合汤对胃病的多组分治疗机制,编者构建了与胃病相关的化合物－

靶标网络,在此网络中通过对靶标蛋白与化合物的结合模式进行分析可知,三合汤中的化合物与蛋白的结合更多的是抑制作用。雌性激素受体(ESR1)是具有最高连接度的靶标($DD=11$, DD 指连接度),然后是糖皮质激素受体(NR3C1, $DD=8$)、雄激素(AR, $DD=8$)、细胞色素 P450 2A6(CYP2A6, $DD=7$)和细胞色素 P450 1B1(CYP1B1, $DD=6$)等(表 4-1)。三合汤潜在的活性化合物可作用于这 24 个靶标,如:①雌激素受体(ER)能够调节不同器官的雌激素。激活 ER-α 可以减少心脏缺血再灌注损伤,ER-β 也具有治疗胃癌的功效,这提示激素治疗可能是一种治疗胃癌的潜在策略。②靶标 PLA2G2A[M01(木樨草素)、M02(槲皮素)、M03(异鼠李素)、M04(山奈酚)、M08(高良姜素)、M11(金圣草素)、M12(8-异戊烯-山奈酚)和 M58(查尔酮)等分子作用于该靶标]能够有效抑制人类胃癌细胞的发展或转移。PLA2G2A 可能通过增加释放花生四烯酸来抑制胃癌细胞的增殖,因此其在抗炎过程中能够有效抑制细菌入侵。③蛋白靶标雄激素受体(Androgen Receptor, AR)在胃癌治疗中发挥重要作用,主要参与癌细胞增殖进程。AR 可以通过基质金属蛋白酶 2 促进食道癌细胞迁移和增殖。编者发现 M04(山奈酚)、M16(香附子烯)、M23(紫丹参萜醚 A)、M24(紫丹参萜醚 B)、M39(Microstegiol)、M43(丹参新酮Ⅱ)和 M48(鼠尾酮)多个化合物分子可以同时抑制雄激素受体 AR 的活性,从而发挥协同作用,进而提高三合汤对胃病的治疗效果。

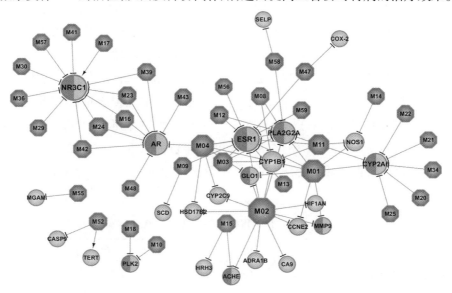

图 4-17　胃病的化合物-靶标网络结构

附注:六角形的节点代表化合物,圆形的节点代表靶标,节点的大小正比于它的连接度。箭头表示化合物和靶标的作用是激活,T-箭头表示抑制。

蛋白靶标乙二醛酶Ⅰ（GLO1,$DD=3$）、NO 合酶（NOS1,$DD=3$）、基质金属蛋白酶-9（MMP9,$DD=2$）和乙酰胆碱酯酶（ACHE,$DD=2$）虽然不具有很高的拓扑特性，但是它们都是与胃病密切相关的治疗靶标。例如，解毒酶 GLO1 是一个治疗胃癌的潜在靶标`，丹参、高良姜根茎、砂仁中的 M01（木樨草素）、M02（槲皮素）和 M04（山奈酚）等都可以抑制 GLO1 蛋白的活性，从而发挥协同作用达到共同治疗胃病的效果。此外，NO 合酶家族（NOS）在内皮细胞内产生 NO，能够促进线粒体中活性氧的产生，进而引发细胞存活或凋亡的机制，因此 NO 具有调节心脏和胃的各种细胞功能。NO 是血管舒张、血小板聚集的介质，在免疫和炎症进程中能够调节多种细胞功能。还有研究表明，由 NOS 产生的内源性 NO 可以减少胃黏膜的损伤。基质金属蛋白酶-9（MMP9）在胃癌病变和转移中发挥重要的作用，它的表达能够促进胃癌细胞的转移，因此 MMP9 的抑制剂能够很好地治疗疾病。以上研究结果表明，三合汤中的作用机制很有可能是通过其中的活性化合物作用于生物进程中的多个靶标，这些靶标间相互作用从而发挥协同治疗胃病的作用。

（三）与心血管疾病相关的化合物-靶标网络

三合汤的 59 个潜在活性分子和 70 个靶标构成了 294 种关联。根据网络的拓扑性质，考察化合物-靶标网络中具有高连接度（$DD>3$）的靶标（表 4-11 和表 4-12），对心脏病有疗效的靶标如腺苷酸环化酶 Ⅴ（ADCY5,$DD=47$）、细胞色素 P450 2A5（CYP2A5,$DD=35$）、盐皮质激素受体（NR3C2,$DD=20$）和 5-羟色胺受体 2A（HTR2A,$DD=18$）等（图 4-18）。ADCY5 的抑制剂能够通过增强抗氧化应激反应和细胞凋亡抵抗心脏病[16]。CYP2A5 是调节氧化应激反应的重要的酶。在慢性心力衰竭和高血压病人中，NR3C2 的拮抗剂可以通过减少血管损害起到保护心脏的作用[17]。三合汤中的 20 个分子，如 M18（3α-羟基丹参酮ⅡA）、M23（紫丹参萜醚A）、M26（紫丹参酮 C）和 M28（丹参醛）等可以抑制靶标蛋白 NR3C2，从而提高治疗心脏病的疗效。预测丹参和高良姜中 18 个分子可以通过共同抑制 CYP2A5 提高治疗心脏病的疗效。

表 4-11　胃病相关的靶标信息

基因名	蛋白名	连接度	基因名	蛋白名	连接度
ESR1	雌激素受体	18	MMP9	基质金属蛋白-9	2
NR3C1	糖皮质激素受体	12	CYP2C9	细胞色素 P450 2C9	2
AR	雄激素受体	8	SCD	乙酰-CoA 脱氢酶	1
PlA2G2A	磷脂酶 A2 类ⅡA	8	COX-2	环氧合酶-2	1

续表

基因名	蛋白名	连接度	基因名	蛋白名	连接度
CYP2A6	细胞色素 P450 2A6	7	HRH3	组织胺 H3 受体	1
CYP1B1	细胞色素 P450 1B1	6	MGAM	麦芽糖酶	1
GLO1	乙二醛酶 I	4	SELP	P 选择素	1
ACHE	乙酰胆碱酯酶	3	HIF1AN	低氧诱导因子 1 - α 抑制剂	1
NOS1	一氧化氮合酶,大脑	3	CA9	碳酸酐酶 - 9	1
HSD17B2	雌二醇 17 - β - 脱氢酶 2	2	CASP9	天冬氨酸蛋白水解酶 - 9	1
PLK2	Polo - 样激酶 2	2	ADRA1B	α - 1b 肾上腺素能受体	1
CCNE2	周期蛋白依赖性激酶 2	2	TERT	端粒酶逆转录酶	1

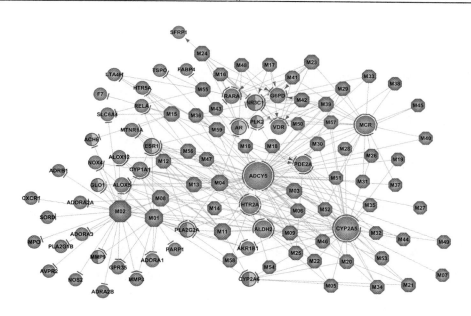

图 4 - 18　心脏病的药物 - 靶标网络

附注:六角形的节点代表化合物,圆形的节点代表靶标,节点的大小正比于它的连接度。箭头表示化合物和靶标的作用是激活,T - 箭头表示抑制。

表 4 - 12　三合汤中心血管疾病的靶标信息

基因名	蛋白名	连接度	基因名	蛋白名	连接度
ADCY5	腺苷酸环化酶 V	47	SLC6A4	5 - 羟色胺转运体	3
CYP2A5	细胞色素 P450 2A5	35	RELA	v - rel 禽网状内皮增生病病毒癌基因同源物 A 异构体 1	3

基因名	蛋白名	连接度	基因名	蛋白名	连接度
NR3C2	糖皮质激素受体	20	ADORA1	腺苷 A1 受体	3
HTR2A	5 - 羟色胺受体 2A	18	ALOX5	5 - 脂加氧酶	2
ESR1	雌激素受体	18	PLK2	Polo - 样激酶 2	2
ALDH2	乙醛脱氢酶	15	TSPO	移位蛋白	2
CYP1A1	C 细胞色素 P450 1A1	13	NOX4	NADPH 氧化酶 4	2
NR3C1	糖皮质激素受体	12	GPR35	G 蛋白偶联受体 35	2
PDE2A	磷酸二酯酶 A	12	ADORA2A	腺苷受体 A2A	2
VDR	维生素 D 受体	9	MMP9	基质金属蛋白酶 9	2
AKR1B1	醛糖还原酶	9	ADORA3	腺苷受体 A3	2
AR	雄激素受体	8	ADRA2B	α - 2b 肾上腺素受体	2
ALOX5	5 - 脂加氧酶	8	MMP3	基质金属蛋白酶 - 3	2
G6PD	葡萄糖 - 6 - 磷酸 1 - 脱氢酶异构体 b	8	FABP4	脂肪酸结合蛋白脂肪细胞	1
PLA2G2A	磷脂酶 A2 类 ⅡA	8	SFRP1	分泌性卷曲相关蛋白 1	1
RARA	α - 视黄酸受体	8	PLA2G1B	磷脂酶 A2	1
CYP2A6	细胞色素 P450 2A6	7	AVPR2	抗利尿激素 V2 受体	1
MTNR1A	褪黑激素受体 1A	5	CXCR1	白细胞介素 8 受体 A	1
ALOX12	花生四烯酸 12 - 脂加氧酶	4	MPO	过氧化物酶	1
GLO1	乙二醛酶 Ⅰ	4	SORD	山梨醇脱氢酶	1
ACHE	乙酰胆碱酯酶	3	F7	凝血因子 Ⅲ / Ⅶ	1
HTR5A	5 - 羟色胺受体	3	PARP1	[ADP - 核糖]聚合酶 - 1	1
LTA4H	白细胞三烯 A4 水解酶	3	ADRB1	β - 1 肾上腺素能受体	1

（四）靶标 - 通路网络分析

将所预测靶标映射到 KEGG 数据库中,获得了三合汤的相关作用通路。将预测的药物靶标和 120 条 KEGG 通路联系构成靶标 - 网络通路网络,如图 4 - 19 所示,共包括 171 个节点(51 个靶标和 120 条通路)和 294 条边(代表靶标和通路间的相互作用),其中 40 个靶标出现在多个通路里,通过各通路之间的交互调节作用于多个生物学进程。多个靶标共同调节的主要功能通路有 72 个,这些靶标中多数已被验证是通过作用于心血管疾病和胃病的共同治疗通路,如钙离子信号通路(hsa04020)、cAMP信号通路(hsa04024)、血管平滑肌收缩通路(hsa04270)和花生四烯酸代谢通路

（hsa00590）等。心血管疾病和胃病的相关通路能够作用在不同生物过程中，包括心脏收缩、炎症进程和细胞凋亡等。

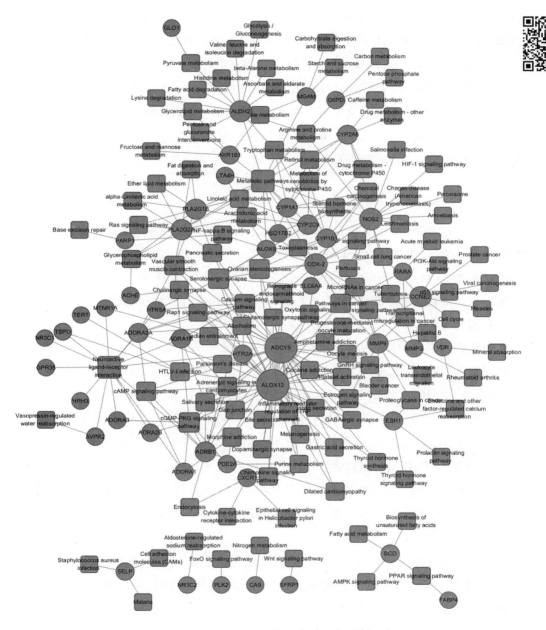

图 4-19　三合汤里活性分子与心脏病和胃病相关的靶标-通路

附注：正方形的节点表示靶标，圆形的节点表示通路。

1. 心脏收缩过程

三合汤复方中的活性分子能够扰动钙离子信号通路和血管平滑肌收缩通路。化合物 M02(槲皮素)可以降低钙离子信号通路和血管平滑肌收缩通路上游的 α-1b 肾上腺素能受体(ADRA1B)的水平。ADRA1B 参与血管张力的调节,进而调节血压[18]。磷脂酶 A2(PLA2G1B)蛋白是最显著表达收缩的相关基因,并且是脂质代谢调节最关键的靶标,该靶标抑制剂能够治疗炎症代谢疾病,如动脉粥样硬化和高脂血症[19]。三合汤中多个化合物分子[M01(木樨草素)、M02(槲皮素)、M03(异鼠李素)、M04(山柰酚)、M05(1,2,5,6-四氢化丹参酮)、M06(异欧前胡素)、M08(高良姜素)和 M09(美的紫檀素)]都能够作用于靶标蛋白 ADCY5,该蛋白主要参与平滑肌的收缩。

2 炎症过程

靶标蛋白 NOS2 主要参与机体内的炎症反应,过表达能够抵御对人体有害的生物学进程。NOS2 基因的转录调节功能是激活或抑制取决于特异性转录因子的调控,如 CREB、NF-κB 和 C/EBP。中药成分主要作用于 ADORA1 和 ADORA3,这两个靶标蛋白可以通过调节 PI3K-AKT 通路和 MAPK 通路来有效治疗胃炎。

3. 凋亡过程

研究表明激活 cGMP-PKG 信号通路能够有效地防止细胞凋亡,并且对心脏缺血再灌注损伤具有保护作用。三合汤中有 13 个中草药有效分子如 M2(槲皮素)、M08(高良姜素)和 M10(丹参酮ⅡA)等被证实可以通过调节 cGMP-PKG 信号通路治疗心肌缺血,从而表现出对心脏损伤有很好的保护作用。通过计算机模拟方法,编者预测了三合汤中主要的靶向蛋白是 PLA2G1B、ADCY5 和 ADORA1,这些蛋白有可能通过调节 cGMP-PKG 信号通路发挥抗凋亡功能。

以上结果表明三合汤能够同时作用于心血管疾病和胃病的病理生理学过程-炎症进程,控制慢性胃炎,保护心脏,对防治这两种疾病提供综合治疗系统。

(五)靶标的 GO 富集分析

靶标的 GO 富集分析如图 4-20 所示,靶标主要参与以下生物过程:环核苷酸通路、G 蛋白信号通路、环核苷酸作为第二信使的通路、cAMP 信号通路和腺苷酸环化酶的激活。多靶标多个生物进程的协同作用是治疗复杂疾病的有效策略。环核苷酸通路能够调节心脏功能,如缓解心脏肥厚增大和心力衰竭;cAMP 是独特的第二信使,它具有抗凋亡作用,cAMP 依赖的蛋白激酶磷酸化过程可能对心脏有一定的保护作用[20],cAMP 介导的信号通路在扩张型心肌病症的病理生理学中发挥着重要作用。抑制腺苷酸环化酶的活性可以减少老鼠的心肌梗死面积，进而治疗心力衰竭疾病。

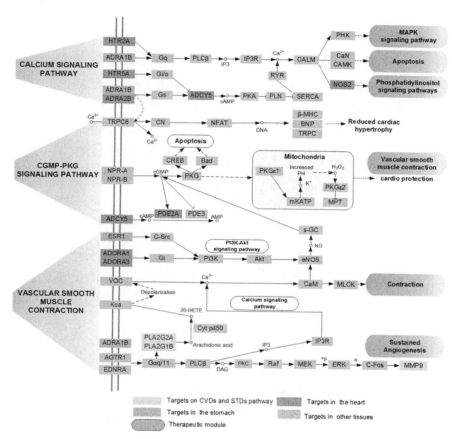

图 4-20　心脏病-胃病通路和治疗模块

（六）化合物-靶标-器官网络分析

miRNA 的表达微阵列分析显示，三合汤中活性分子对应的 70 个靶标映射到 84 个器官上，从 BioGPS 数据库中筛选出能够作用在不同器官上的 70 个靶标，其中有 24 个靶标的 miRNA 在胃里高度表达，远高于所有靶标在 84 个器官的平均水平，编者将这 24 个靶标认定为治疗心脏病的潜在有效靶标。通过相同的方法，编者也寻找到心脏病相关靶标的组织定位情况，如图 4-21 所示。基于靶标的表达模式，将所有器官分为五大不同的组织模块：胃、心脏、胸腺、全血和其他器官，作用于全血的靶标几乎与所有的组织都有联系，其对很多复杂疾病都具有很好的调节作用。研究表明，全血作为桥梁和机体的多个组织，尤其是与心脏和胃密切相关。与此相一致的是，胸腺发育不全的病人患有先天性心脏病的概率很高。胃功能紊乱患者的心血管发病率和死亡率相对较高,胃病的存在也会加速心血管疾病的恶化。

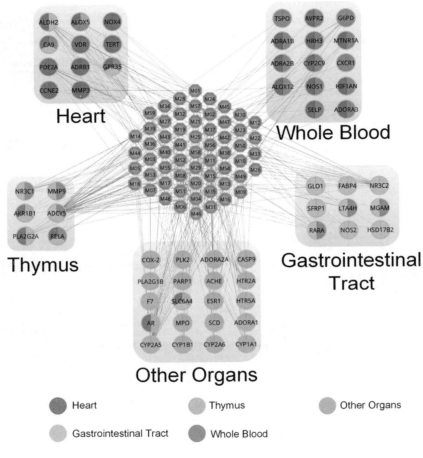

图 4 – 21　靶标器官定位图

(七)三合汤治疗大鼠心肌缺血的疗效评价

1. 心肌组织的病理学分析

Sham 组:3 只大鼠心肌细胞有轻微变性坏死,3 只间质有极少量(轻微)炎细胞浸润,其中 1 只轻微水肿,间质增宽,间质无纤维组织增生。1 只大鼠各部位未见病变。

LAD occlusion 组:主要病变为心肌细胞变性、坏死。4 只大鼠左心室壁和/或右心室壁心外膜下的心肌细胞轻度或轻微变性坏死,心肌细胞内出现空泡或心肌细胞淡染,横纹消失。4 只间质有极少量(轻微)或少量(轻度)炎细胞浸润,5 只轻度水肿。炎细胞类型主要为中性粒细胞和单核巨噬细胞。未见心包膜明显病变。

IMT 组(单硝酸异山梨酯联合治疗组):病变程度较模型组减轻。6 只大鼠左、右心室壁心外膜下心肌细胞轻度或轻微变性坏死,间质有极少量或少量炎细胞浸润。

SHD-high 组:病变较模型组减轻。6 只大鼠左、右心室壁心外膜下的心肌细胞轻度或轻微变性坏死,5 只间质有极少量炎细胞浸润,炎细胞类型同模型组,3 只间质轻度或轻微水肿。

SHD-middle 组:病变程度较模型组明显减轻。6 只大鼠中 3 只左、右心室壁心外膜下的心肌细胞轻度或轻微变性、坏死,3 只大鼠间质轻度或轻微水肿,无明显炎细胞浸润。

SHD – low 组:病变程度较模型组明显减轻。6 只大鼠左、右心室壁心外膜下的心肌细胞轻度或轻微变性坏死,6 只大鼠间质有极少量或少量同前类型的炎细胞浸润。如图 4 – 22 所示。

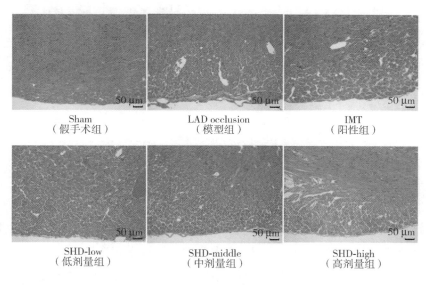

图 4 – 22　心肌组织病理学切片

2. 血清指标的测定

与模型组相比,三合汤给药组大鼠血清中 SOD 活性显著增加,CK、cAMP 和 cTnI 水平明显降低,存在显著差异,如图 4 – 23 所示,表明三合汤对心肌缺血具有一定的保护作用,与系统药理学分析预测结果相符。

三、结论与展望

本研究中编者应用理论计算结合实验的方法和技术发现药物小分子,预测药物靶标,利用网络药理学从分子基础、归经理论及典型复方系统解析了心胃同治的机

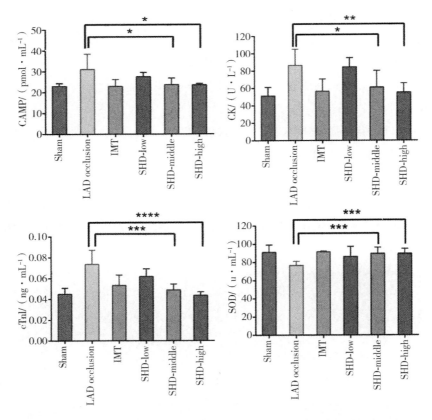

图 4 - 23　血清中 SOD、CK、cAMP 和 CTNI 水平的变化

附注：* $P < 0.05$，* * $P < 0.01$，* * * $P < 0.001$，* * * * $P < 0.000\,1$。

制,发现心血管疾病和胃病的基因密切相关,具有相似的特征或参与相同的生物学过程;治疗心血管疾病和胃病的中草药具有关联性。筛选出三合汤中 59 个潜在活性分子,构建了药效分子群和 70 个相关的作用靶标,表明三合汤复方能够通过多靶标的协同作用共同治疗心血管疾病和胃病。

系统药理学是系统研究药物与机体的相互作用机制,从分子、网络、细胞,到组织、器官等在不同水平上研究药物治疗疾病时所引起机体功能变化的机制,进而建立药物对于机体的作用从微观到宏观的各个水平间的相互关联。系统药理学在理论和方法上仍需要进一步的完善:①中药中的潜在有效分子的筛选方法需要进一步的优化,考虑毒性和代谢产物分析等;②同一味中药的用量不同,其药效表现出显著的差异性,因此在应用系统药理学研究的同时,需要将药物剂量整合到模型中,为临床应用提供指导;③人体是一个复杂的生物网络,疾病是由于体内稳态遭到破坏所导致的机体失衡,如何更加准确地探究复杂疾病的发生机制,必将为新药开发提供新的指导。

(王永华,张文娟)

参考文献

[1] 王永华,李燕. 系统药理学:原理、方法及应用[M].大连:大连理工大学出版社,2016.

[2] HUANG C,ZHENG C L,LI Y L,et al. Systems pharmacology in drug discovery and therapeutic insight for herbal medicines[J]. Brief Bioinform,2014,15(5):710 – 733.

[3] WANG G,LI Y,LIU X,et al. Understanding the aquatic toxicity of pesticide:structure activity relationship and molecular descriptors to distinguish the ratings of toxicity[J]. QSAR & Combinatorial Science,2009,28(11 – 12):1418 – 1431.

[4] ZHOU W,HUANG C,LI Y,et al. A systematic identification of multiple toxin-target interactions based on chemical,genomic and toxicological data[J]. Toxicology,2013,304:173 – 184.

[5] XU X,ZHANG W X,HUANG C,et al. A novel chemometric method for the prediction of human oral bioavailability[J]. International Journal of Molecular Sciences,2012,13(6):6964 – 6982.

[6] TETKO I V,TANCHUK V Y,VILLA A E. Prediction of n-octanol/water partition coefficients from PHYSPROP database using artificial neural networks and E-state indices[J]. Journal of Chemical Information and Computer Sciences,2001,41(5):1407 – 1421.

[7] LI L,LI Y,WANG Y H,et al. Prediction of human intestinal absorption based on molecular indices[J]. International Journal of Molecular Sciences,2007,23:286 – 291.

[8] PEREZ-NUENO V I,KARABOGA A S,SOUCHET M,et al. GES polypharmacology fingerprints:a novel approach for drug repositioning[J]. Journal of Chemical Information and Modeling,2014,54(3):720 – 734.

[9] ZHANG W J,TAO Q,GUO Z H,et al. Systems pharmacology dissection of the integrated treatment for cardiovascular and gastrointestinal disorders by traditional Chinese Medicine[J]. Scientific Reports,2016,6:1 – 26.

[10] WANG X,XU X,TAO W Y,et al. A systems biology approach to uncovering pharmacological synergy in herbal medicines with applications to cardiovascular disease[J]. Evidence-based Complementary and Alternative Medicine,2012:1 – 15.

[11] ZHANG W J,HUAI Y,QIAN A R,et al. Systems pharmacology for investigation of the mechanisms of action of traditional Chinese Medicine in drug discovery[J]. Frontiers in Pharmacology,2020,10(743):1 – 22.

[12] 国家药典委员会. 中华人民共和国药典[M].北京:中国医药科技出版社,2020.

[13] 宋民宪,杨明. 新编国家中成药[M].3 版.北京:人民卫生出版社,2020.

[14] ZHANG M,SHEN Y. Advances in studies on Glycyrrhizae Radix et Rhizoma and its active components in anti-inflammation and mechanism[J]. Drugs & Clinic,2011,4:261 – 268.

[15] ALY A M,AL-ALOUSI L,SALEM H A. Licorice:a possible anti-inflammatory and anti-ulcer drug[J]. AAPS Pharm Sci Tech,2005,6(1):E74 – E82.

[16] YAN L,VATNER S F,VATNER D E. Disruption of type 5 adenylyl cyclase prevents beta-adrenergic receptor cardiomyopathy:a novel approach to beta-adrenergic receptor blockade[J]. American Journal of Physiology Heart and Circulatory Physiology, 2014, 307 (10): 1521 – 1528.

[17] IQBAL J,PARVIZ Y,PITT B,et al. Selection of a mineralocorticoid receptor antagonist for patients with hypertension or heart failure[J]. European Journal of Heart Failure,2014,16(2): 143 – 150.

[18] GOLIMBET V E,VOLEL' B A,DOLZHIKOV A V,et al. Association of 5-HTR$_2$A and 5-HTR$_2$C serotonin receptor gene polymorphisms with depression risk in patients with coronary heart disease[J]. Bulletin of Experimental Biology and Medicine,2014,156(5):680 – 683.

[19] HUI D Y. Phospholipase A2 enzymes in metabolic and cardiovascular diseases[J]. Cur Opin Lipidol,2012,23(3):235 – 240.

[20] MOVSESIAN M A,BRISTOW M R. Alterations in cAMP-mediated signaling and their role in the pathophysiology of dilated cardiomyopathy[J]. Current Topics in Developmental Biology, 2005,68:25 – 48.

第五章　中药新药的研究内容

第一节　中药新药的药学研究

　　新药研究是一项涉及药学、药理毒理、临床等多学科的系统性工作,药学研究是新药研究的起点。按照《药品注册管理办法》的相关规定,中药新药的药学研究主要包括药材来源与质量控制、生产工艺研究与工艺验证、质量研究及质量标准制定、药物稳定性研究、直接接触药品的包装材料和容器的选择等内容。新药批准上市后,随着规模扩大和科学技术的发展,其原辅料来源与保障、生产技术与设备改进、质量控制与标准提升、包装材料改进与稳定性改善等药学研究工作,仍将伴随着药品的整个生命周期。中药的药学研究应依据中药特点,重视源头控制和过程控制,对影响中药质量的关键环节和控制方法进行研究,建立有效的质量控制体系,从而保障中药质量的稳定可控。这些内容既贯穿于整个新药研发过程,又在不同的研究阶段各有侧重。临床试验前研究和评价的重点围绕临床试验样品的安全性,保证临床试验用样品的质量安全可控;临床试验期间的药学研究继续完善提高;上市申请前的研究和评价关注完善后的生产工艺须满足规模化生产的可行性,与经过临床安全有效试验验证的药品质量一致,保证质量稳定可控;上市后根据生产实际和质量控制要求进一步研究完善。

　　我国先后出台了一系列中药药学研究指南,包括:1993年卫生部药政管理局制定的《中药新药研究指南》中的"中药新药药学研究指南";1999年国家药品监督管理局颁布的《中药新药研究的技术要求》对于药学方面的要求更是包括了"中药新药制备工艺研究的技术要求""中药新药质量标准研究的技术要求""中药新药质量稳定性研究的技术要求""中药新药质量标准用对照品研究的技术要求""中药注射剂研究的技术要求",以及其两个附件(《有关安全性试验项目及要求》和《质量标准的内容及项目要求》);2005 年颁布的《中药、天然药物提取纯化研究技术指导原则》《中药、天然药物制剂研究技术指导原则》《中药、天然药物原料的前处理技术指导原则》《中药、天然药物中试研究技术指导原则》;2006 年颁布的《中药、天然药物稳定性研究技术指导原则》;2007 年颁布的《中药、天然药物药学研究综述的格式和要求》《中药、天然药物综述资料撰写的格式和内容的技术指导原则——对主要研究结果的总结及评价》;2011 年颁布的《已上市中药变更研究技术指导原则(一)》;2014 年颁布的《中药、天然药物改变剂型研究技术指导原则》;2015 年颁布的《中药辐照灭菌技术指导原则》等[1-2]。

一、中药处方来源及筛选研究

中药新药选方应以实践基础扎实、疗效可靠为前提,兼顾科学性和新颖性,处方可来源于经典方剂、民族药、民间验方、医院制剂和实验室筛选方。

传统中药有 12 807 种,经典方剂为 6 万～10 万首,具有丰富的临床使用经验,近年来的中药化学和药理学研究成果为新药研究选题提供了更为直接的线索。通过优选古代医籍中疗效显著的处方,或保持药味剂量不变,或对其进行加减,再运用现代药理、化学方法进行拆方研究,确定其主治功能,或通过改变剂型、完善质量标准、增加适应证等方式,均可以研制出疗效更好的"古为今用"的新药。

我国 55 个少数民族中 90% 以上具有本民族的医药,藏医药、维医药、蒙医药等具有悠久的历史和完整的医学体系以及丰富的有效药物,从中可以发掘疗效确切的药物进行开发。民间药及民间验方多为就地取材、单味使用、方剂简单、鲜药鲜用较多,具有特色,但临床经验局限、观察方法不规范、结论科学性严谨性差是其缺陷,应慎重甄别。医院制剂多是在经典方剂的基础上,根据中医药配伍理论和组方原则,结合现代人的体质和病理特点,进行加减化裁形成的固定制剂,临床处方常根据病人的情况进行加减化裁,变化大,如果处方已经固定或制成固定剂型,经过长期临床的考验,证明安全有效,则开发前景较好,是新药开发很好的课题来源。实验室筛选方是在经典方的基础上或根据单味药的临床、药理的作用,以动物实验的手段进行拆方、筛选、研制出来的新药,这类新药的有效成分及作用机理明确,但仍需较大科研投入。

随着科学技术的不断发展,新学科不断涌现,各学科之间相互渗透,快速、灵敏的微量测定方法与化学分离、结构测定等高技术、新方法的应用,特别是电子计算机在新药筛选、药物设计中的辅助应用,大大增加了药物有效活性物质的发现概率,从而提高了有效药物的筛选率,缩短了研究开发新药的时间,减少了资金投入。

二、中药新药的命名原则及方法

为加强中药新药的注册管理,规范中成药的命名,2017 年 11 月 28 日,国家食品药品监督管理总局发布《中成药通用名称命名技术指导原则》(以下简称"指导原则"),规定一般不应采用人名、地名、企业名称或濒危受保护动、植物名称命名;不应采用代号、固有特定含义名词的谐音命名;不应采用现代医学药理学、解剖学、生理学、病理学或治疗学的相关用语命名,如:癌、消炎、降糖、降压、降脂等;不应采用夸大、自诩、不切实际的用语,如:强力、速效、御制、秘制以及灵、宝、精等(名称中含药材名全称及中医术语的除外)[1]。

指导原则规定的范围并不包括已经上市的中成药产品。对于已上市的中成药,总局明确了必须更名的三种情形,即:明显夸大疗效,误导医生和患者的;名称不正确、不科学,有低俗用语和迷信色彩的;处方相同而药品名称不同,药品名称相同或相似而处方不同的。对于药品名称有地名、人名、姓氏、"宝""精""灵"等,但品种有一定使用历史,已经形成品牌,公众普遍接受的,可不更名。来源于古代经典名方的中成药,其通用名称采用该经典名方方剂名称命名的,不列入规范范围。

中药复方制剂根据处方组成可酌情采用下列方法命名。

(一)采用处方主要药材名称的缩写加剂型命名

其缩写不能组合成违反其他命名要求的含义,如香连丸,由木香、黄连组成;桂附地黄丸由肉桂、附子、熟地黄、山药、山茱萸、茯苓、丹皮、泽泻组成;葛根芩连片由葛根、黄芩、黄连、甘草组成。

(二)采用主要功能(中医术语表述功能)加剂型命名

该类型命名中,可直接以功能命名,如补中益气合剂、除痰止嗽丸、补心丹、定志丸等;也可采用比喻、双关、借代、对偶等各种修辞手法来表示方剂功能,如交泰丸、玉女煎、月华丸、玉屏风散等。

1. 比喻修辞命名

比喻,即根据事物的相似点,用具体的、浅显的、熟知的事物来说明抽象的、深奥的、生疏的事物的修辞手法。如玉屏风散,"屏风"二字,取其固卫肌表,抵御外邪(风)之义。"玉屏风"之名,以屏风指代人体抵御外界的屏障,具有浓郁的传统文化气息,体现了中医形象思维的特质。又如月华丸,"月华",古人指月亮或月亮周围的光环,本方能滋阴润肺,治疗肺痨之病。因肺属阴,为五脏之华盖,犹如月亮之光彩华美,故名"月华丸"。

2. 双关修辞命名

双关,即在一定的语言环境中,利用词的多义或同音的条件,有意使语句具有双重意义,言在此而意在彼。如抵当汤,由水蛭、虻虫、桃仁、大黄组成,用于下焦蓄血所致之少腹满痛,小便自利,身黄如疸,精神发狂等症,有攻逐蓄血之功。"抵当"可能是主药水蛭之别名,但更多意义上是通"涤荡",意指此方具有涤荡攻逐瘀血之力。

3. 借代修辞命名

借代,即借一物来代替另一物出现。如更衣丸,由朱砂、芦荟组成,取酒和丸,用黄酒冲服,有泻火通便之功,用于治疗肠胃燥结、大便不通、心烦易怒、睡眠不安诸证。"更衣",古时称大、小便之婉辞,方名更衣。以更衣代如厕,既不失文雅,又明了方义。

4. 对偶修辞命名

对偶,即用两个结构相同、字数相等、意义对称的词组或句子来表达相反、相似或相关意思的一种修辞方式。如泻心导赤散,该方功能泻心脾积热,临床常用于治疗心脾积热的口舌生疮。"泻心"与"导赤"属于对偶中的"正对偶",前后表达的意思同类或相近,互为补充。

(三)采用药物味数或剂量或颜色或服用时间加剂型命名

可采用药物味数加剂型命名,如四物汤,由当归、川芎、白芍、熟地组成,为补血剂的代表方。也可采用剂量(入药剂量、方中药物剂量比例、单次剂量)加剂型命名。如七厘散,具有散瘀消肿、定痛止血的功能。本方过服易耗伤正气,不宜大量久服,一般每次只服"七厘",即以每次用量来命名。又如六一散,由滑石粉、甘草组成,两药剂量比例为6∶1。以药物颜色加剂型命名,如桃花汤,组方为赤石脂一斤,干姜一两,粳米一斤,因赤石脂色赤白相间,别名桃花石,煎煮成汤后,其色淡红,鲜艳犹若桃花,故称桃花汤。以服用时间加剂型命名,如鸡鸣散,是指鸡鸣时分,即在清晨空腹时服下,故名"鸡鸣散"。

(四)采用主要药材名称加功能及剂型命名

可采用君药或主要药材名称加功能及剂型命名。如龙胆泻肝丸,具有泻肝胆经实火、除下焦湿热之功效,方中君药龙胆草,有泻肝胆实火的作用。又如当归补血汤,具有补气生血之功效,方中主药当归,有益血和营的作用。又如五苓散,方中有猪苓、泽泻、白术、茯苓、桂枝,同时含两个"苓",故名。又如三生饮,方中草乌、厚朴、甘草均生用,不需炮制,甘草生用较为常见,但草乌多炮制后入药,有别于其他方,强调诸药生用是其特征。

（五）命名中突出中国传统文化特色

在遵照命名原则的条件下,命名可体现阴阳五行、古代学术派别思想、古代物品的名称等,以突出中国传统文化特色。如左金丸,有清泻肝火、降逆止呕之功。心属火,肝属木,肺属金,肝位于右而行气于左,肝木得肺金所制则生化正常。清心火以佐肺金而制肝于左,所以名曰"左金丸"。又如玉泉丸,有益气养阴、清热生津之效。"玉泉"为泉水之美称,亦指口中舌下两脉之津液。用数味滋阴润燥、益气生津之品组方,服之可使阴津得充,津液自回,口中津津常润,犹如玉泉之水,源源不断,故名"玉泉丸"。

（六）其他命名方法

采用处方来源(不包括朝代)与功能或药名加剂型命名,如指迷茯苓丸,是指来自《全生指迷方》的茯苓丸。采用功能与药物作用的病位(中医术语)加剂型命名,如温胆汤、养阴清肺丸、清热泻脾散、清胃散、少腹逐瘀汤、化滞柔肝胶囊等。采用主要药材和药引结合并加剂型命名,如川芎茶调散,以茶水调服,故名。在命名中加该药的用法,如小儿敷脐止泻散、含化上清片、外用紫金锭等。

三、中药新药制备工艺研究

中药制剂是联结中医和中药的桥梁,是将中医临床提供的有效方药,按中医药的理论观点和临床需要,遵循《中华人民共和国药典》、药品注册标准及国家药品监督管理部门颁布的其他标准和相关规定,采用现代科技手段,经特殊加工,制成具有特殊形态和内涵的制剂,以满足临床需要。中药制备工艺是中药制剂生产过程中所使用的方法、原理及流程的总称,主要涉及中药制剂的工业生产过程,解决制剂生产工艺中存在的技术问题。

中药制备工艺研究应以中医药理论为指导,应用现代科学技术和方法,对方剂中的药物进行方药分析、剂型选择、工艺路线设计、工艺技术条件和中试生产等研究,探寻能保持中药方剂特色的中药浸出、纯化工艺,得到既能真正"去粗取精",又能充分保留原方所含有效中药成分的半成品,并制定出可控的半成品质量标准,再以此为原料,采用现代制剂技术,将其制成适合临床需要的有效、安全、稳定、方便的各种剂型[2]。

（一）制剂处方研究

根据制剂的原料性质、剂型特点、临床用药要求等,筛选适宜的辅料。确定制剂处方是制剂研究的重要内容,一般可根据药物、辅料的性质,结合剂型特点,采用科学、合理的试验方法和合理的评价指标进行。制剂处方筛选研究应综合考虑临床用药的要求、制剂原辅料的性质、剂型特点等因素。通过处方筛选研究,初步确定制剂处方的组成,明确所用辅料的种类、型号、规格、用量等。原料药材要明确科、属、种及药用部位,固定产地和来源,尤其要注意多基源药材的使用。在制剂处方筛选研究的过程中,可在预实验的基础上,应用各种数理方法安排试验,如采用单因素比较法,正交设计、均匀设计或其他适宜的方法进行,必要时可结合药理实验进行评价。

(二)物料制备工艺

物料制备工艺包括提取、分离、纯化、浓缩、干燥等。

1. 提取工艺研究

中药提取工艺研究是指根据临床用药和制剂要求,用适宜的溶剂和方法从净药材中富集有效物质除去杂质的过程。提取纯化工艺的合理选择及技术的正确运用直接关系到药材的充分利用和制剂疗效的充分发挥,不同方法与技术所应考虑的重点、难点和技术参数可能不同,既要遵循药品研究的一般规律,注重对其个性特征的研究,又要根据用药理论与经验,在分析处方组成和复方中各药味之间的关系的基础上,参考各药味所含成分的理化性质和药理作用的研究资料,结合制剂工艺和大生产的实际、环境保护的要求,采用合理的试验设计、经济环保安全的提取溶媒等评价指标,确定工艺路线,优选工艺条件。中药的提取应尽可能多地提取出有效成分,或根据某成分或某类成分的性质提取目的物。提取溶剂应尽量避免使用一、二类有机溶剂。提取方法一般采用煎煮法、浸渍法、渗漉法、压榨法、回流法、水蒸气蒸馏法、超临界萃取法等。工艺路线初步确定后,对采用的工艺方法,应进行科学、合理的试验设计,对工艺条件进行优化。影响工艺的因素通常是多方面的,因此,工艺的优选应采用准确、简便、具有代表性、可量化的综合性评价指标与合理的方法,对多因素、多水平同时进行考察。鼓励新技术新方法的应用,但对于新建立的方法,应进行方法的可行性、安全性研究。应根据具体品种的情况选择适宜的工艺及设备。为了保证工艺的稳定,减少批间质量差异,应固定工艺流程及相应设备。工艺研究完成后,应简明列出工艺条件与主要技术参数,并要求提供提取工艺设计的依据。

2. 分离与精制工艺研究

分离与精制工艺根据纯化的目的和采用方法的原理和影响因素进行选择,一般应考虑剂型与服用量、有效成分与去除成分的性质、后续制剂成型工艺的需要、生产的可行性、环保问题等。通过有针对性的试验,如采用滤过、离心与沉降等方法将药液与药渣及其可见微粒分离,考察各步骤有关指标的情况,以评价各步骤工艺的合理性,选择可行的工艺条件,确定适宜的工艺参数,从而确保生产工艺和药品质量的稳定。常用的分离方法有：沉降法、离心法、滤过法、色谱法；常用的纯化方法有：水提醇沉法、醇提水沉法、盐析法、酸碱法、大孔树脂吸附法、透析法、萃取法等。对可能影响物质基础的工艺方法和步骤，如提取方法和次数、溶媒种类等，需制定有效的控制和评价方法，如以相对密度控制浸膏的浓缩程度，以有效成分的转移率和含量、浸膏得率控制有效成分纯化的程度。

3. 浓缩与干燥工艺条件的优化

浓缩与干燥的方法和程度、设备和工艺参数等因素都直接影响着物料中成分的稳定。浓缩、干燥工艺应主要依据物料的理化性质、制剂的要求，以及影响浓缩、干燥效果的因素，选择相应的工艺路线，如减压浓缩、薄膜浓缩、真空干燥、喷雾干燥、冷冻干燥等，使所得物达到所要求的相对密度或含水量，以便于制剂成型。对含有热不稳定成分、易熔化物料的浓缩干燥，尤其注意保障浓缩物或干燥物的质量。

（三）制剂成型性研究

制剂成型工艺是在提取工艺技术条件稳定与半成品质量合格的前提下进行，按照制剂处方研究的内容，将制剂原料与辅料进行加工处理，采用客观、合理的评价指标进行筛选，确定适宜的辅料、工艺和设备，制成一定的剂型并形成最终产品的过程。通过制剂成型研究进一步改进和完善处方设计，最终确定辅料种类和用量、制剂处方、工艺参数和设备。

1. 制剂成型工艺研究的原则

不同剂型的成型工艺不同，成型工艺流程设计得越简单，不可控的因素就越少，生产就越容易实施。制剂成型工艺研究应注意实验室条件与中试和生产的衔接，考虑大生产制剂设备的可行性、适应性。对单元操作或关键工艺，应进行考察以保证质量的稳定。应提供详细的制剂成型工艺流程、各工序技术条件试验依据等资料。在制剂过程中，对于含有有毒药物以及用量小而活性强的药物，应特别注意其均匀性。

2. 制剂成型工艺研究评价指标的选择

制剂成型工艺研究评价指标的选择，是确保制剂成型研究达到预期目的的重要内容。制剂处方设计、辅料筛选、成型技术、制剂设备等的优选应根据不同药物及其剂型的具体情况选择评价指标，以进行制剂性能与稳定性评价。评价指标应是客观的、可量化的。量化的评价指标对处方设计、筛选、制剂生产具有重要意义。例如，颗粒的流动性、与辅料混合后的物性变化、物料的可压性、吸湿性等可作为片剂成型工艺的考察指标的主要内容。

（四）直接接触药品的包装材料的选择

直接接触药品的包装材料应符合《药品注册管理办法》《药品说明书和标签管理

规定》《直接接触药品的包装材料和容器管理办法》及相关要求,提供相应的注册证明和质量标准。在选择前应对同类药品及其包装材料进行相应的文献调研,证明选择的可行性,并结合药品稳定性研究进行相应的考察。采用新的包装材料或特定剂型,还应增加相应的特殊考察项目。

（五）中试研究

中试研究是指在实验室完成一系列工艺研究后,采用与生产基本相同的条件进行工艺放大研究的过程,是对实验室工艺合理性的验证、调整与完善,是保证工艺达到生产稳定性、可操作性的必经环节。中试研究中要注意确定的工艺方法和参数在大生产条件下的可行性,以及其与大生产规模和设备的适应性。小试确定的工艺参数与中试研究以及大生产的工艺参数完全一致,也是新药申报中常见的问题之一,这不符合中药新药研究规律,也不符合中药生产的实际情况。如超临界萃取的工艺研究中,小试、中试与大生产的萃取流量就会因投料量的改变而相应调整,设备不同,相应的参数也难以完全相同。规模与批次投料量、半成品率、成品率是衡量中试研究可行性、稳定性的重要指标。一般情况下,中试研究的投料量为制剂处方量（以制成1 000个制剂单位计算）的10倍以上。应考虑到生产实际的药材质量波动因素,以及后期设备规模扩大等因素对药品物质基础的影响,以便积累数据完善研究。如提取挥发油、包合工艺、树脂柱纯化工艺等受规模影响较大的工艺,应充分研究关键质量属性,以设计合理的工艺参数保证物质基础的一致性。关注各条工艺路线提取率的变化范围,使浸膏量等在合理范围内波动。装量大于或等于100 mL的液体制剂应适当扩大中试规模;以有效成分、有效部位为原料或以全生药粉入药的制剂,可适当降低中试研究的投料量,但均要达到中试研究的目的。半成品率、成品率应相对稳定。中试研究一般需经过多批次试验,以达到工艺稳定的目的。申报临床研究时,一般应提供三批稳定的中试研究数据,包括批号、投料量、半成品量、辅料量、成品量、成品率等。以各项质量指标来反映此工艺的稳定性和成熟程度。

（六）制备工艺研究资料

研究资料的整理必须是科学的实事求是的以原始实验结果和数据为基础,资料不以论文形式书写,但应数据准确、图表清晰、结论合理,应能反映出所制定工艺的合理性,说明采取此工艺的依据,要从处方中各味药的理化性质、各类成分的药理作用,结合在中医药理论指导下的临床应用来说明选择工艺路线的合理性。制备工艺研究资料一般应包括制剂处方、制法、工艺流程、工艺技术条件研究、中试研究资料及参考文献等内容。处方需包含各组分的名称及数量,处方量按质量标准中的规范化写法,并注明生产工艺按 X 倍投料及最终成品的制成量。工艺研究资料应含剂型选择、提取分离、浓缩、干燥及成型工艺等。最佳工艺路线应紧紧围绕影响生产的关键性问题进行研究,综合考虑生产周期、产率、设备条件以及原材料供应等方面的因素。制备工艺的叙述要反映出工艺的全过程,突出对质量有影响的关键部分,并列出控制其质量的技术条件,如时间、温度、溶剂量、提取次数、粉碎度等。应列出各项工艺研究的方法与对比数据(成功或失败),列出决定该工艺优劣的指标及测试方法。对关键半成品应有其质量要求,如浓缩成浸膏后得率的限度,以及能反映其内在质量的测定项目,如相对密度或某指标成分的含量等。工艺的叙述应按照中试生产规模的条件,因各项技术条件均与制备的数量有关,而实验室规模所决定的技术条件往往不适用生产规模。绘制制备工艺流程图,直观简明地列出工艺条件及主要技术参数。

四、中药新药质量标准研究

根据中药新药的处方组成、制备工艺、药物理化性质、制剂特性和稳定性等特点,遵循中医药发展规律,运用现代科学技术,坚持继承和创新相结合,在深入研究的基础上,有针对性地选择并确定质量标准控制指标,不断完善质量标准的内容,建立科学、合理、可行的质量标准,保障药品质量可控,体现药品质量全生命周期管理的理念,提高中药新药的质量控制水平,保证药品的安全性和有效性[3]。

质量标准的制定应遵循科学性和合理性原则。科学性原则即在可控的基础上应尽可能体现与真实值接近的准确性,最大限度地减少各类误差,同时体现该检测方法对被测药品的专属性。选择的分析方法需与被测成分性质相适应并能有效排除干扰成分的影响。药品标准的建立是在实现科学性的前提下,考虑其是否具备合理性,"简便实用",即尽量避免操作烦琐、费用高昂的检测方法。根据不同的品种特性选择合适的检测方法,以达到简便实用的质量目的。一个完善的质量标准既要设置通用性项目,又要设置体现产品自身特点的针对性项目,并能灵敏地反映产品质量变化情况。

中药新药质量标准的内容通常包括:药品名称及汉语拼音名、处方、制法、性状、鉴别、检查、浸出物、指纹/特征图谱、含量测定、功能与主治、用法与用量、注意、规格、贮藏等。

(一)药品名称

药品名称包括药品正名与汉语拼音名,名称应符合国家药品监督管理部门的有关规定,依据《药品注册管理办法》,参考药物功能主治及制剂类型对中药制剂进行命名。

（二）处方

处方包括组方药材、饮片及提取物等药味的名称与用量,复方制剂的处方药味排序通常按照君、臣、佐、使的顺序。各药材的用量均采用法定计量单位,固体药味的用量单位以克(g)表示,液体药味的用量单位通常以毫升(mL)表示。处方中各药味量一般按1 000 个制剂单位的制成量折算,如1 000 片、1 000 粒、1 000 mL 糖浆等;除特殊情况外,各药味的处方数量一般采用整数位。处方药味的名称应使用国家药品标准或药品注册标准中的名称,避免使用别名或异名,如处方中含有无国家药品标准且不具有药品注册标准的中药饮片、提取物,应在制剂标准中单独建立该药味的质量标准。提取物的质量标准应包括其制备工艺及关键工艺参数。

（三）制法

制法是对实际生产工艺的简要描述,在确保制剂质量的前提下,规定不宜过细。一般需要包含前处理、提取、纯化、浓缩、干燥和成型等工艺过程,以及主要工艺路线、加工方式和关键工艺参数。制法描述的格式和用语可按照《中国药典》和《国家药品标准工作手册》的格式和用语进行规范,要求用词准确、语言简练、逻辑严谨,避免使用易产生误解或歧义的语句。

（四）性状

制剂的性状在一定程度上能反映药品的质量特性,应按照药品内容物的实际性状描述其外观、形态、嗅、味、溶解度及物理常数等。中药制剂在贮藏期间颜色往往变深,描述时可根据实际观察情况规定幅度,但描述外观颜色的色差范围不宜过宽。片剂如包衣,应除去包衣,就片心进行描述。胶囊剂应除去胶囊壳,对内容物进行描述。丸剂如用朱砂、滑石粉或煎出液包衣,应先描述包衣色,再除去包衣,对丸心进行描述;丸剂丸心的外层与内部颜色往往不一致,应将外层与内部颜色进行描述,如×色或×色,×色至×色,先写浅色,后写深色。合剂(口服液)的性状应根据实际情况描述为"澄清液体"或"液体"。复合色的描述应为辅色在前,主色在后,如黄棕色,以棕色为主。性状的其他要求内容可参照现行版《中国药典》凡例。

（五）鉴别

中药制剂多为复方,其显微特征、理化鉴别常受干扰,必须相互核对验证,选用专属性强、重现性好、灵敏度高且比较简便的方法。各种理化鉴别均应做空白试验(即阴性对照)确证无干扰,方可列入鉴别项下。常用的鉴别方法包括显微鉴别法、理化鉴别法、色谱法和生物学方法等。

1. 显微鉴别

制剂中若有直接入药的生药粉,应建立显微鉴别方法;若含有多种生药粉,则应分别描述各药味的专属性特征。

2. 理化鉴别

一个药味选择较专属的 1 ~ 2 个理化鉴别方法,不应过多重复。没有显微鉴别的药味,应尽可能做理化鉴别。理化鉴别项下原则上首选君药、毒剧药、贵重药、易混淆药材及货源紧张的药材做鉴别,药味较少的品种应尽可能做理化鉴别。

3. 色谱法鉴别

色谱法主要包括薄层色谱法(TLC/HPTLC)、气相色谱法(GC)和高效液相色谱法(HPLC/UPLC)等。TLC 法可采用比移值和显色特征等进行鉴别,HPLC 法、GC 法可采用保留时间等色谱特征进行鉴别。TLC 法鉴别在中药材和中药制剂检验方面的应用日益普及和深入,这一分析技术已成为考察药品真实性的有效、简便的手段,需对特征斑点的个数、比移值、斑点颜色、紫外吸收/荧光特征等与标准物质的一致性予以详细描述;收载薄层色谱鉴别应根据分离度好、图谱清晰、斑点明显、重现性好的要求,并经反复试验验证,选择合适的层析板、展开剂及显色方法等色谱条件。GC 法用于含挥发油或其他挥发性成分制剂的鉴别。采用已知化学对照品,所测成分应呈现与化学对照品保留时间相同的气相色谱峰。HPLC 法和 GC 法的书写内容及顺序应按照供试品溶液制备、对照品溶液制备、色谱法、柱长、固定液、涂布浓度、柱温、进样、结果观察、比较分离后的供试品与对照品的色谱峰。除特殊需要另做规定外,HPLC 法、GC 法应按照药典附录色谱法的规定进行。

4. 生物学方法鉴别

若处方中含有动物来源的药味并且在制剂中仅其蛋白质、多肽等生物大分子成分具备识别特征,则应研究建立相应的特异性检验检测方法。

(六)检查

根据剂型特点及临床用药需要选择检查项目,参照《中国药典》制剂通则的相关规定,建立反映制剂特性的检查方法,并说明原因。如提取的天然单一成分口服固体制剂,应建立有关物质、溶出度等的检查方法;含难溶性提取物的口服固体制剂,应进行溶出度的检查研究。主要指标成分为多糖类物质的制剂,应研究建立多糖分子量分布等反映大分子物质结构特征的专属性检查方法。设定的检查限度尤其是有害物质检查限度应在安全性数据所能支持的水平范围以内,从安全性方面及生产实际充分论证该检验方法及其限度的合理性。

1. 有害元素检查

处方中含易被重金属及有害元素污染的药味,或其生产过程中使用的设备、辅料、分离材料等有可能引入有害元素,应建立相应的重金属及有害元素的限量检查方法,在充分研究和风险评估的基础上制定合理的限度,并符合《中国药典》等标准的相关规定。

2. 有毒物质的检查

若处方中的药味含有某一种或一类毒性成分而非药效成分,则应针对该药味建立有关毒性成分的限量检查方法,其限度可根据相应的毒理学或文献研究资料合理制定。

3. 其他检查

制剂工艺中若使用有机溶剂(乙醇除外)进行提取加工,则在质量标准中应建立有机溶剂残留检查法;若使用大孔吸附树脂进行分离纯化,则应根据树脂的类型、树脂的可能降解产物和使用溶剂等情况,研究建立提取物中可能的树脂有机物残留的限量检查方法,如苯乙烯型大孔吸附树脂可能的降解产物主要包括但不限于苯、正己烷、甲苯、二甲苯、苯乙烯、二乙基苯等。上述溶剂残留限度或树脂有机物残留限度应符合《中国药典》的规定,或参照国际人用药品注册技术协调会(International Council for Harmonization,ICH)的相关要求制定。

(七)浸出物

中药制剂可用浸出物检查作为控制提取物质量的指标,但必须具有针对性和控制质量的意义,应提供至少 10 批 20 个数据。浸出物的检测方法可根据制剂所含主要成分的理化性质选择适宜的溶剂(不限于一种),除可用醇为溶剂外,亦可采用乙醚、氯仿等。基于不同的溶剂,可将浸出物分为水溶性浸出物、醇溶性浸出物、乙酸乙酯浸出物及醚浸出物等。应系统研究考察各种影响因素对浸出物检测的影响,如辅料的影响等。浸出物的检测方法中应注明溶剂的种类及用量、测定方法及温度参数等,并规定合理的浸出物限度范围。

(八)含量测定

1. 含量测定指标的选择

天然单一成分制剂选择该成分进行含量测定。组成基本明确的提取物制剂应建立一个或多个主要指标成分的含量测定方法,应研究建立大类成分的含量测定方法。复方制剂应尽可能研究建立处方中多个药味的含量测定方法,根据其功能主治,应首选与药品安全性、有效性相关联的化学成分,一般优先选择有效/活性成分、毒性成分、君药所含指标成分等为含量测定指标。此外,需考虑含量测定指标与工艺、稳定性的相关性,并尽可能建立多成分或多组分的含量测定方法。若制法中包含多种工艺路线,则应针对各种工艺路线研究建立相关有效/活性成分或指标成分的含量测定方法;若有提取挥发油的工艺,则应进行挥发油总量或相应指标成分的含量测定方法研究,视情况列入标准;若含有明确的热敏感成分,则应进行可反映生产过程中物料的受热程度及稳定性的含量测定方法研究,视情况列入标准。

2. 含量测定方法

含量测定可选用容量(滴定)法、色谱法、光谱法等,其中色谱方法包括 GC 法和 HPLC/UPLC 法等,挥发性成分可优先考虑 GC 法或 GC – MS 法,非挥发性成分可优先考虑 HPLC/UPLC 法。矿物类药味的无机成分可采用滴定法、原子吸收光谱法(Atomic Absorption Spectrometry,AAS)、电感耦合等离子体原子发射光谱法(Inductively Coupled Plasma Atomic Emission Spectrometry,ICP – AES)、电感耦合等离子体质谱法(Inductively Coupled Plasma Mass Spectrometry,ICP – MS)等方法进行含量测定。含量测定所采用的方法应通过方法学验证。

(1)准确度:准确度指用该方法测定的结果与真实值或参考值接近的程度,表示分析方法测量的正确性。准确度一般以加入对照品测定的回收率表示,包括空白回收率和加样回收率两种测定方法。在规定的范围内,取同一浓度的供试品,用 6 个测定结果进行评价或设计 3 个不同浓度,每个浓度各分别制备 3 份供试品溶液进行测定,用九次测定结果评价。

(2)精密度:精密度系指在规定测试条件下,同一均匀供试品,经多次取样测定所得结果之间接近的程度,常用相对标准差(Relative Standard Deviation,RSD)表示。精密度是考察分析方法在不同的时间、操作人员、实验室条件下,所获得结果之间的重现性和重复性。精密度可从 3 个层次考察,包括重复性、中间精密度、重现性。重复性是指在相同的操作条件下,在较短的时间间隔内,由同一个分析人员测定所得结果的精密度。在规定的范围内,至少用 9 次测定结果评价,3 个不同浓度,每个浓度各分别制备 3 份供试品溶液进行测定。中间精密度是指同一实验室,由于实验室内部条件改变,如时间、分析人员、仪器设备等,所测得结果的精密度,是处于重复性条件与重现性条件之间的条件下得到的精密度。重现性是不同实验室,不同分析人员测定结果的精密度。

(3)专属性:专属性是判断在分析复杂样品时,分析方法是否受到干扰及干扰程度,对所有检测项目均有要求。专属性反映该方法在有共存物时对供试物准确而专属的测定能力。

(4)检测限和定量限:检测限指试样在确定的实验条件下,被测物能被检测出的最低浓度或含量。定量限是指在保证具有一定准确度和精密度的前提下,分析方法能够测定出的样品中药物的最低量。常用信噪比法确定定量限,一般以信噪比(S/N)为10:1时相应的浓度或注入仪器的量进行确定。

(5)线性关系:线性关系考察的数据要求应给出回归方程、相关系数和线性图,重点考察含量测定项。

(6)耐用性:耐用性指测定条件有小的变动时,测定结果不受影响的承受程度,为常规检验提供依据。

3. 含量范围

提取的天然单一成分及其制剂一般应规定主成分的含量范围;应根据其含量情况和制剂的要求,规定单位制剂中该成分相当于标示量的百分比范围。提取物的质量标准中应规定所含大类成分及主要指标成分的含量范围,大类成分及主要指标成分可以是一种或数种成分;制剂应根据提取物的含量情况和制剂的要求,规定大类成分和主要指标成分的含量范围。复方制剂鼓励建立多个含量测定指标,并对各含量测定指标规定含量范围。处方若含有可能既为有效成分又为有毒成分的药味,应对其进行含量测定并规定含量范围。一般主要类别成分、有效成分或指标成分识别只制定低限,毒性成分需制定含量范围。有效部位的主要成分一般不低于总成分50%,相应制剂按处方量折算成规定低限,其中主要有效成分或指标成分一般规定低限。中药复方制剂测定的成分有相应药材标准的,按处方量折算,并考虑工艺的提取率的影响;测定的成分无相应药材标准的,应先考虑有代表性的药材样品,制定内控或暂行标准限度,根据药材成分的含量,按结果计算转移率,制定含量限度。

(九)指纹/特征图谱

中药新药制剂(提取的天然单一成分制剂除外)一般应进行指纹/特征图谱研究并建立相应的标准。内容一般包括建立分析方法、色谱峰的指认、建立对照图谱、数据分析与评价等过程。指纹/特征图谱可采用 HPLC/UPLC 法、HPTLC 法或 GC 法等。应根据所含主要成分的性质,研究建立合适的供试品溶液的制备方法。若药品中含多种理化性质差异较大的不同类型成分,可考虑针对不同类型成分分别制备供试品溶液,并建立多个指纹/特征图谱,分别反映不同类型成分的信息。若一种方法不能完整体现供试品所含成分的特征,可采用两种或两种以上的方法获取不同的指纹/特征图谱进行分析。

指纹/特征图谱的检测方法、参数等的选择,应以反映制剂所含成分信息最大化为原则。一般选取容易获取的一个或多个主要活性成分或指标成分作为参照物;若无合适的参照物,也可选择图谱中稳定的色谱峰作为参照峰,并应尽可能对其进行指认。通过对代表性样品指纹/特征图谱的分析,选择各批样品中均出现的色谱峰作为共有峰。可选择其中含量高、专属性强的色谱峰(优先选择已知有效/活性成分、含量测定指标成分及其他已知成分)作为特征峰。指纹/特征图谱的研究过程中,应尽可能对图谱中的主要色谱峰进行指认。

指纹/特征图谱一般以相似度或特征峰的相对保留时间、峰面积比值等为检测指标。可根据多批样品的检测结果,采用指纹图谱相似度评价系统计算机软件获取共有峰的模式,建立对照指纹图谱,采用上述软件对供试品指纹图谱与对照指纹图谱进行相似度分析比较,并关注非共有峰的特征。特征图谱需确定各特征峰的相对保留时间及其范围。应在样品检测数据的基础上进行评价,制定指纹/特征图谱相似度或相对保留时间、峰面积比值及其范围。

（十）生物活性测定

生物活性测定方法一般包括生物效价测定法和生物活性限值测定法。由于现有的常规物理化学方法在控制药品质量方面具有一定的局限性,因此鼓励探索开展生物活性测定研究,建立生物活性测定方法以作为常规物理化学方法的替代或补充。采用生物活性测定方法应符合药理学研究的随机、对照、重复的基本原则,建立的方法应具备简单、精确、可行、可控的特点,并有明确的判断标准。试验系统的选择与实验原理和制定指标密切相关,应选择背景资料清楚、影响因素少、检测指标灵敏和性价比高的试验系统。表征药物的生物活性强度的含量(效价)测定方法,应按生物活性测定方法的要求进行验证。不同药物的生物活性测定方法的详细要求可参照相关指导原则。

（十一）功能与主治

表述应规范,语言简洁精炼,准确定位功效主治,突出主要功效,先写功效,后写主治,中间以句号隔开,"用于"二字在中间连接。

（十二）用法与用量

先写用法,后写一次量与一日使用次数,如可供外用的则列在服用量后,并用分号隔开。如用温开水送服的内服药,则写"口服";如需用其他方法送服的应写明。除特殊需要明确者外,一般不写饭前或饭后服用。采用常人有效剂量,不包括特殊用量,有的也增写"小儿酌减"的字样。某些专供儿童使用或以儿童使用为主的中药制剂,应注明儿童剂量或不同年龄的儿童剂量。毒剧药要注明极量。

（十三）注意、规格与贮藏

注意项应包括各种禁忌,如孕妇及其他疾患和体质方面的禁忌、饮食的禁忌或注明该药为毒性药等。制剂规格表述应参照《中成药规格表述技术指导原则》的相关要求。贮藏项目表述的内容系对药品贮藏与保管的基本要求。药品的稳定性不仅与其自身的性质有关,还受到许多外界因素的干扰。应对直接接触药材(饮片)、提取物、制剂的包装材料和贮藏条件进行系统考察,根据稳定性影响因素和药品稳定性考察的试验结果确定贮藏条件。

五、中药新药稳定性研究

中药稳定性是指中药在生产制备后,在运输、储存、周转直至临床应用前的一系列过程中质量变化的程度。稳定性试验的目的是考察原料药或药物制剂在温度、湿度、光线的影响下随时间变化的规律,为药品的生产、包装、贮存、运输条件提供科学依据,同时通过试验建立药品的有效期。中药的有效期是由长期稳定性试验结果确定的,即"将不同时间的取样检验结果与 0 月比较,以确定药物的有效期"。药品作为商品流通时必然需要一定数量的贮备,不是即产即用,而是允许在生产后的一定时间内(即有效期限)均可供临床应用,因此在这一段允许的有效期限内,药品必须保持质量不降低,其可能产生的质量变化不超过一定的允许范围,也就是能保持与生产制备时具有同样的安全和有效程度。对新药稳定性的要求是要始终保证该药品在有效期限内临床应用的安全与有效。对于以中药材提取的有效成分或有效部位为原料或制剂,以及药材的粗提物制剂,与化学药一样也存在着对光、热、湿不稳定的情况,因此尚需增加影响因素试验,以研究该原料的固有性质、保存条件,以及制剂对贮存条件是否合适,为确定处方剂型、工艺及产品包装等提供依据[4-6]。

(一)稳定性的研究内容

稳定性研究具有阶段性特点,不同阶段具有不同的目的。稳定性研究一般始于药品的临床前研究,贯穿药品研究与开发的全过程,在药品上市后还要继续进行。根据研究目的和条件的不同,稳定性研究的内容可分为影响因素试验、加速试验和长期试验。

1.影响因素试验

影响因素试验适用于对原料药的考察,是在剧烈条件下探讨药物的稳定性、了解影响其稳定性的因素及所含成分的变化情况,为制剂处方设计、工艺筛选、包装材料和容器的选择、贮存条件的确定、有关物质的控制提供依据,并为加速试验和长期试验应采用的温度和湿度等条件提供参考。该试验用一批原料药进行,包括高温、高湿、强光照射试验。将原料置于适宜的容器中(如称量瓶或培养皿),摊成≤5 mm 厚的薄层,疏松原料药摊成≤10 mm 厚的薄层进行试验。对于固体制剂产品,采用除去内包装的最小制剂单位,分散为单层置适宜的条件下进行试验。如试验结果不明确,应加试两个批号的样品。

(1)高温试验:将供试品置于密封洁净的容器中,在 60 ℃ 条件下放置 10 d,于 0 d、5 d、10 d 取样检测。与 0 d 比较,若供试品发生显著变化,则在 40 ℃ 下同法进行试验。如 60 ℃ 无显著变化,则不必进行 40 ℃ 试验。

(2)高湿试验:将供试品置于恒湿设备中,于 25 ℃、RH92.5% ±5% 条件下放置 10 d,在 0 d、5 d、10 d 取样检测。检测项目应包括吸湿增重等。若吸湿增重在 5% 以上,则应在 25 ℃、RH75% ±5% 下同法进行试验;若吸湿增重在 5% 以下,且其他考察项目符合要求,则不再进行此项试验。恒湿条件可以通过恒温恒湿箱或在密闭容器中放置饱和盐溶液来实现。根据不同的湿度要求,选择 NaCl 饱和溶液(15.5~60 ℃,RH75% ±1%)或 KNO_3 饱和溶液(25 ℃,RH92.5%)。对水性的液体制剂,可不进行此项试验。

(3)强光照射试验:将供试品置于装有日光灯的光照箱或其他适宜的光照容器内,于照度为 4500 lx ±500 lx 条件下放置 10 d,在 0 d、5 d、10 d 取样检测。试验中应注意控制温度,与室温保持一致,并注意观察供试品的外观变化。

此外,根据药物的性质必要时应设计其他试验,探讨 pH 值、氧及其他条件(如冷冻等)对药物稳定性的影响。

2. 加速试验

加速试验适用于原料药与药物制剂,是在加速条件下进行的稳定性试验,其目的是在较短的时间内了解原料或制剂的化学、物理和生物学方面的变化,为制剂设计、质量评价和包装、运输、贮存条件等提供试验依据,并初步预测样品的稳定性。要求用三批供试品进行试验。一般应在 40 ℃ ±2 ℃、RH75% ±5% 条件下进行试验,在试验期间第 0、1、2、3、6 个月末取样检测。若供试品经检测不符合质量标准要求或发生显著变化,则应在中间条件下,即在 30 ℃ ±2 ℃、RH65% ±5% 条件下(可用 Na_2CrO_4 饱和溶液,30 ℃,RH64.8%)进行试验。在采用不可透过性包装的液体制剂,如合剂、乳剂、注射液等的稳定性研究中可不要求相对湿度。对采用半通透性的容器包装的液体制剂,如多层共挤 PVC 软袋装注射液、塑料瓶装滴眼液、滴鼻液等,加速试验应在 40 ℃ ±2 ℃、RH20% ±5% 的条件下进行。对膏药、胶剂、软膏剂、凝胶剂、眼膏剂、栓剂、气雾剂等制剂可直接采用 30 ℃ ±2 ℃、RH65% ±5% 的条件下进行试验。对温度敏感的药物(需在 4~8 ℃ 冷藏保存)的加速试验可在 25 ℃ ±2 ℃、RH60% ±5% 条件下同法进行。需要冷冻保存的药品可不进行加速试验。

3. 长期试验

长期试验适用于原料药与药物制剂,是在接近药品的实际贮存条件下进行的稳定性试验,为制定中药新药的有效期提供依据。要求用三批供试品进行试验。一般建议在 25 ℃ ±2 ℃、RH60% ±10% 的条件下,分别于 0、3、6、9、12、18 个月取样检测,也可在常温条件下进行。对温度特别敏感的药物的长期试验可在 6 ℃ ±2 ℃ 的条件下进行试验,取样时间点同上。

4. 药品上市后的稳定性考察

药品注册申请单位应在药品获准生产上市后,采用实际生产规模的药品进行留样观察,以考察上市药品的稳定性。根据考察结果,对包装、贮存条件进行进一步的确认或改进,并进一步确定有效期。

(二)稳定性试验的基本要求

原料药供试品应是一定规模生产的,供试品量相当于制剂稳定性试验所要求的批量,原料药的合成工艺路线、方法、步骤应与大生产一致。药物制剂的供试品应是放大试验的产品(如片剂或胶囊剂在 10 000 片左右或 10 000 粒左右,特殊剂型、特殊品种所需数量根据具体情况灵活掌握),其处方与生产工艺应与大生产一致。供试品的质量标准应与各项基础研究及临床验证所使用的供试品的质量标准一致。加速试验与长期试验所用供试品的容器和包装材料及包装方式应与上市产品一致。

研究药物的稳定性,要采用专属性强、准确、精密、灵敏的药物分析方法与有关物质(含降解产物及其他变化所生成的产物)的检查方法,并对方法进行验证,以保证药物稳定性结果的可靠性。

(三)稳定性研究实验设计

稳定性研究实验设计应根据不同的研究目的,结合原料药的理化性质、剂型的特点和具体的处方及工艺条件进行。影响因素试验可采用一批小试规模样品进行,加速试验和长期试验应采用三批中试以上规模样品进行。

1. 包装及放置条件

加速试验和长期试验所用包装材料和封装条件应与拟上市包装一致。稳定性试验要求在一定的温度、湿度、光照等条件下进行,这些放置条件的设置应充分考虑到药品在贮存、运输及使用过程中可能遇到的环境因素。稳定性研究中所用控温、控湿、光照等设备应能较好地对试验要求的环境条件进行控制和监测,如应能控制温度 ±2 ℃,相对湿度 ±5%,照度 ±500 lx 等,并能对真实温度、湿度与照度进行监测。

2. 考察时间点

稳定性研究中应基于对药品理化性质的认识、稳定性变化趋势设置多个时间点。

如长期试验总体考察时间应涵盖所预期的有效期,中间取样点的设置要考虑药品的稳定特性和剂型特点。对某些环境因素敏感的药品,应适当增加考察时间点。

3. 考察项目

稳定性研究的考察项目(或指标)应根据所含成分和/或制剂特性、质量要求设置,应选择在药品保存期间易于变化,可能会影响到药品的质量、安全性和有效性的项目,以便客观、全面地评价药品的稳定性。一般以质量标准及《中国药典》制剂通则中与稳定性相关的指标为考察项目,可分为物理、化学和生物学等几个方面,必要时应超出质量标准的范围选择稳定性考察指标。有效成分及其制剂应考察有关物质及同类成分中各成分的变化。复方制剂应注意试验中信息量的采集和分析。为了确定药物的稳定性,对同批次不同取样时间点及不同批次样品所含成分的一致性进行比较研究,是有意义的。

(四)稳定性研究要求

对于申报临床研究的新药,应提供至少 6 个月的长期试验考察资料和 6 个月的加速试验资料。有效成分及其制剂还需提供影响因素试验资料。对于申请生产的新药,应提供全部已完成的长期试验数据,应包括加速试验 6 个月和长期试验 18 个月以上的研究数据,以确定申报注册药品的实际有效期。

已有国家标准品种的注册申请,一般应提供 6 个月的加速试验和长期试验资料。其他药品在获得上市批准后,可能会因各种原因而申请改变制备工艺、处方组成、规格、包装材料等,原则上应进行相应的稳定性研究,以考察变更后药品的稳定性趋势。必要时应与变更前的稳定性研究资料进行对比,以评价变更的合理性,确认变更后药品的包装、贮存条件和有效期。以下是部分补充申请以及相应稳定性资料的要求:

改变生产工艺、变更辅料、变更药品规格,一般应提供 6 个月加速试验及长期试验资料,并与原规格药品的稳定性资料进行对比。如果仅为装量规格的改变,不变更处方工艺、包装材料,应进行稳定性分析,酌情进行稳定性研究,一般有效期可参照原装量规格药品的有效期执行。变更直接接触药品的包装材料或者容器,应提供变更前后两种包装材料或者容器中药品在不同包装条件下的 6 个月加速试验及长期试验资料,以考察包装材料的改变对药品质量的影响。

对于其他内容的补充申请,如申请进行的变更可能会影响药品质量,并影响药品的稳定性,应提供稳定性研究资料,根据研究结果分析变更对药品稳定性的影响。

(五)稳定性研究的申报资料

稳定性研究的申报资料应包括供试药品的信息,包括品名、规格、剂型、批号、批产量、生产者、生产日期和试验开始时间,并应说明原料药的来源和执行标准。稳定性试验的条件,如温度、光照强度、相对湿度、容器等,应明确包装/密封系统的性状,如包材类型、形状和颜色等。在研究起始和试验中间的各个取样点获得的实际分析数据,一般应以表格的方式提交,并附相应的图谱。

六、中药新药说明书设计

在中华人民共和国境内上市销售的药品,其说明书和标签应当符合国家药监局发布的《药品说明书和标签管理规定》(国家食品药品监督管理局令第 24 号)的要求[7]。为规范中药、天然药物处方药说明书的书写和印制,国家药监局制定了《中药、天然药物处方药说明书格式》《中药、天然药物处方药说明书内容书写要求》以及《中药、天然药物处方药说明书撰写指导原则》。

(一)说明书内容及撰写的一般要求

说明书应包括下列项目:核准日期和修改日期、特殊药品/外用药品标识、说明书标题、警示语、【药品名称】【成分】【性状】【功能主治】/【适应证】【规格】【用法用量】【不良反应】【禁忌】【注意事项】【孕妇及哺乳期妇女用药】【儿童用药】【老年用药】【药物相互作用】【临床试验】【药理毒理】【药代动力学】【贮藏】【包装】【有效期】【执行标准】【批准文号】【生产企业】。说明书的内容必须包括对安全和有效用药所需的重要信息,尽可能来源于可靠的临床试验(应用)的结果,以及与人体安全有效用药密切相关的动物研究信息。说明书的文字表述应客观、科学、规范、准确、简练,不能带有暗示性、误导性和不适当宣传的语言。说明书对药品名称、药学专业名词、疾病名称、临床检验名称和结果的表述,应采用国家统一颁布或规范的专用词汇,度量衡单位应符合国家标准的规定。药品说明书应使用国家语言文字工作委员会公布的规范化汉字,增加其他文字对照的,应以汉字的表述为准。由于临床试验不可能完全暴露与药品临床应用相关的所有安全性和有效性信息,使得药品说明书具有不完善的特征,因此药品说明书的完善、修订以及维护应成为经常性的工作。

(二)说明书各项内容撰写的具体要求

1.核准日期和修改日期

核准日期是指国家药品监督管理部门批准该药品注册的日期。修改日期是指该药品说明书的修改被国家药品监督管理部门或省级药品监督管理部门核准的日期。表示的方法应按照年、月、日的顺序标注,年份用四位数字表示,月、日用两位数字表示。核准日期和修改日期应当印制在说明书首页左上角。修改日期位于核准日期下方,进行过多次修改的,仅列最后一次的修改日期;未进行修改的,可不列修改日期。

其具体标注格式为：

核准日期：××××年××月××日或××××.××.××（×用阿拉伯数字表示，以下同）

修订日期：××××年××月××日或××××.××.××。

2. 特殊药品、外用药品标识

麻醉药品、精神药品、医疗用毒性药品和外用药品等专用标识在说明书首页右上方标注。按医疗用毒性药品管理的药材及其饮片制成的单方制剂，必须标注医疗用毒性药品标识。凡国家标准中用法项下规定只可外用，不可口服、注射、滴入或吸入，仅用于体表或某些特定黏膜部位的液体、半固体或固体中药、天然药物，均需标注外用药品标识。对于既可内服，又可外用的中药、天然药物，可不标注外用药品标识。外用药品标识为红色方框底色内标注白色"外"字。说明书中的外用药品标识也可以单色印制。

3. 说明书的标题

"×××说明书"中的"×××"是指该药品的通用名称。处方药应该注明"请仔细阅读说明书并在医师指导下使用"，该内容必须标注，并印制在说明书的标题下方。

4. 警示语

警示语是指对药品严重不良反应及其潜在的安全性问题的警告，还包括药品禁忌、注意事项及剂量过量等需提示用药人群特别注意的事项。含有化学药品（维生素类除外）的中药复方制剂，应注明本品含×　×（化学药品通用名称）。在该项下，应注明药品的严重不良反应、潜在的危险、使用上的限制，以及一旦发生严重药品不良反应应采取的措施。如果有合理的证据证明某种危险与该药品的使用有关，应在说明书中注明这一警告。

应将特殊的情况尤其是可能导致死亡或严重损伤的情况用醒目的文字列出。警告通常以临床数据为基础，如果缺少临床数据，也可以用动物的严重毒性试验数据。必须包含以黑体形式出现的"警告"的文字标题，以表达其信息的重要性。如果其涉及危险性的信息内容很多，其详细的信息资料应该用黑体字的形式在说明书的相应部分说明（如【禁忌】【不良反应】或【注意事项】）。而警告中的警示必须告知其详细所在的位置。警示语不能含有任何提示或暗含宣传本品的作用，也不能有变相宣传其他产品的作用。一般可从以下几方面考虑：重要的禁忌、临床应用中可能出现的严重的不良反应以及如果发生严重不良反应应采取的措施、特殊用药的注意事项、组方中含有较大毒性或配伍禁忌的药品和需要特殊说明的其他问题。

5. 药品名称

药品名称应与国家批准的该品种药品标准中的药品名称一致。新药的药品名称必须符合药品通用名称的命名原则。其中剂型一般应按药典的规范表述,如胶丸应称为软胶囊等。汉语拼音:根据药品的通用名称的汉语拼音来确定。

6. 成分

应列出处方中所有的药味或有效部位、有效成分等,成分排序应与国家批准的该品种药品的标准一致。成分系指处方所含的药味、有效部位或有效成分等。成分的名称应与药品质量标准中〔处方〕项下的规范名称一致。为了公众健康利益的需要,便于用药者全面掌握药品特点,应列出处方中的全部成分。如果复方中所含药味本身为复方且为法定成方制剂的,只需写出复方药名,不必列出所含具体药味,如山楂麦曲颗粒的【成分】为山楂、麦芽、黔曲。其中的黔曲为法定复方成方制剂(部颁标准第二册),由广藿香、莱菔子、辣蓼、青蒿等二十四味药组成,在【成分】项中只写明黔曲即可。若所含药味为非法定成方制剂的复方,则不可将复方药名列入,而应将其所含药味列入【成分】项。如双龙风湿跌打膏的主要成分中,双龙风湿跌打流浸膏应该用其所含药味双眼龙、两面针、三叉苦、牛大力、山桂花等药味来表示。关于处方药味的排序,中药复方制剂药味或成分的排列顺序需符合中医药的组方原则,能够体现药品的基本功效。中西药复方制剂,药味排序应先列出中药,后列出化学药。注射剂还应列出所用的全部辅料名称;处方中含有可能引起严重不良反应的辅料者,在该项下也应列出该辅料名称。辅料列在成分之后,注明辅料为××。

对于处方已列入国家秘密技术项目的品种,以及获得中药一级保护的品种,可不列此项。

7. 性状

应与国家批准的该品种药品标准中的性状一致。包括药品的外观、气、味等,根据《中国药典》,按颜色、外形、气、味依次规范描述。

8. 功能主治与适应证

应与国家批准的该品种药品标准中的功能主治或适应证一致。在我国传统医药理论指导下研究和使用的药品,该项用【功能主治】表述;在现代医药理论指导下研究和使用的药品,该项用【适应证】表述。功能应根据药品的处方组成、中医药理论和临床试验结果,用中医药术语规范表述。主治除《药品注册管理办法》规定不需要进行临床试验的药品外,一般药品说明书中所列的主治必须有充分的临床证据支持,应来源于规范的临床试验。主治中一般应有相应的中医证候或中医病机的表述,有明确的中西医病名者,应根据临床试验的结果确定其合理表述。应注意中医病名、西医病名、中医证候、中西医临床症状和体征的规范表述,注意用于疾病治疗、证候治疗和症状治疗在表述上的区别,注意区分疾病治疗、缓解或减轻症状、辅助治疗、联合用药的不同。注意药品作用特点的说明,如用于缓解急性发作或降低发作频率等。另外,注意根据临床试验的结果说明适用病症的病情、分期、分型的限定等,以全面反映临床试验的结果。不应在说明书的其他部分暗示或建议没有包括在该标题下的主治病证或临床用途。

9. 规格与用法用量

应与国家批准的该品种药品标准中的内容一致。表示方法一般按《中国药典》要求规范书写。

(1)用法:应明确、详细地列出该药品的临床使用方法。给药途径:如口服、外用、肌内注射等。给药方式:如开水冲服、开水泡服、含服等。给药途径、给药方式可在一起表述,如舌下含服。穴位给药需要说明具体的选穴原则和具体的操作方法。给药时间:如饭前、饭后、睡前等。药引:如需要药引,应予以说明。给药前的药品处理:需要根据临床实际详细描述,尤其不太常用的方法、注射液、外用药及其他特殊制剂,如临床应用前的稀释、配制、分剂量等步骤和方法应详细说明,应包含稀释、配制溶剂、配制方法、配制浓度、溶剂用量、维持药品或所配溶液的稳定性所需的储存条件,以及使用中注射、滴注的速度等内容的说明。

另外,同一药物不同的适应证、不同的年龄段其用法可能不完全一致,在用法项也需要注意分别说明。

(2)用量:应准确地列出用药的剂量、计量方法、用药次数,并应特别注意用药剂量与制剂规格的关系。用量一般以"一次××(或者××~××)片(粒、支、袋等),一日×(或者××~××)次"来表示。不采用"××(或者××~××)/次,×次(或者×~×次)/日"的表示方法,也不以英文字母代替"日"。特殊用法应根据临床试验的用法用量如实说明。其中的××需要用阿拉伯数字表示。如果有多个规格,除了应在用量之前加入规格规定外,为了防止混淆,还应在每次片(粒、支、袋等)计数之后的括号中加入重量或容量单位(如 g、mg、mL 等国际计量单位)。如每个剂量单位的用药剂量是以有效部位或指标性成分等计量者,则也可以此成分的含量来计,如三七总皂苷,表示方法可以在规格之后的括号中表述。如该药品为注射液、注射用冻干粉针、口服液、有效成分制成的制剂、其他以计量单位表述更清楚者,则须用重量或容量等计量单位。如:一次××(或者××~××)(如 g、mg、mL 等国际计量单位),为了便于理解和掌握,必要时可在其重量或容量单位之后的括号中加入规格,例如××支、片等,表示方法可以在重量或容量单位之后的括号中表述。有些药品的剂量分为负荷量及维持量;或者用药时从小剂量开始逐渐增量,以便得到适合于患者的剂量;或者需要按一定的时间间隔用药者,应详细说明。凡是疗程用药或规定用药期限者,必须注明疗程、期限和用法。如药品的剂量需按体重或体表面积计算时,以"按体重一次××/kg(或者××~××/kg),一日×次(或者×~×次)","或者以按体表面积一次××/m²(或者××~××/m²),一日×次(或者×~×次)"来表述。

10. 不良反应

可以根据器官系统、反应的严重程度、发生频率,或毒理机制,或综合上述情况来分类列出药品的不良反应,并按频率的高低顺序列出。在同类不良反应中,较严重的不良反应应列在前面。如没有来源于严格临床试验的不良反应发生率资料,其分类和各类不良反应应按其严重程度从重到轻的顺序列出。尚不清楚有无不良反应的,可在该项下以"尚不明确"来表述。

11. 禁忌

阐述药品不能应用的各种情况,包括:使用该药品可产生严重过敏反应者;某些人群由于特殊年龄、性别、生理状态、疾病状态、伴随治疗、合并用药、中医证候或体质等,应用该药品具有明显的危害性;或出现不可接受的严重不良反应者。以上情况下,用药的危险性明确地超出其可能的治疗价值。尚不清楚有无禁忌的,可在该项下以"尚不明确"来表述。

12. 注意事项

应该列出用该药品时必须注意的问题,包括需要慎用的情况(如肝功能、肾功能、中医特殊证候、配伍、妊娠体质的问题等),影响药品疗效的因素(如饮食、烟、酒等对用药的影响),用药过程中需观察的情况(如过敏反应,定期检查血象、肝功能、肾功能等),用药对于临床检验指标的影响等。如有药物滥用或者药物依赖性内容,应在该项下列出。处方中如含有可能引起严重不良反应的成分或辅料,应在该项下列出。注射剂如需进行皮内敏感试验的,应在该项下列出。中药和化学药品组成的复方制剂,必须列出成分中化学药品的相关内容及注意事项。尚不清楚有无注意事项的,可在该项下以"尚不明确"来表述。

13. 孕妇及哺乳期妇女用药

该项着重说明该药品对妊娠过程的影响(如能否通过胎盘屏障而影响胎儿生长发育或致畸)以及对哺乳婴儿的影响(如能否通过乳腺分泌而影响哺乳婴儿的健

康），并写明可否应用本药品及用药注意。如果进行了相关的动物实验和临床试验，应说明在妊娠期、分娩期及哺乳期该药对母婴影响的简要信息，并写明可否应用该药及用药注意事项。如未进行该项相关研究，可不列此项。如有该人群用药需注意的内容，应在【注意事项】项下予以说明。

14. 儿童用药

须写明从出生到 16 岁的人群可否应用本药品及用药注意，标明儿童适应证的所有限制要求、特殊监测的必要性以及在儿童使用时所出现的与药品有关的特殊损害（例如：出生不满一个月的新生儿）、儿童与成人对药品反应的区别和其他关于儿童安全有效使用药品的内容。如果药物同时用于成人和儿童，则应在【用法用量】中分别列出。若对儿童用药中的特殊人群（如不满一周岁等）未进行过临床试验，则应说明在某年龄段的儿童中使用该药品的安全性和有效性尚不明确。如未进行该项相关研究，可不列此项。

15. 老年用药

老年人由于机体某些机能衰退等原因而造成对药品吸收代谢、药物反应等方面与中青年人存在差异，从而影响老年人群用药的有效性和安全性，因此，应写明 65 岁及以上的人群在适应证方面的任何限制、特别监测的需要和相关的具体危险性，以及其他与药品安全和有效相关的信息。如未进行该项相关研究，可不列此项。

16. 药物相互作用

列出与该药品产生相互作用的药品，并说明相互作用的结果及合并用药的情况。如未进行该项相关研究，应注明，以"尚无本品与其他药物相互作用的信息"来表述。

17. 临床试验

描述该药品临床试验的概况，包括研究对象、给药方法、主要观察指标、有效性和安全性结果等。

18. 药理毒理

包括药理作用和毒理研究两部分内容。药理作用是指非临床药理试验结果，应是与已明确的临床疗效密切相关的主要药效试验结果。毒理研究是指非临床安全性试验结果，应列出安全性试验中出现的对临床用药安全有参考意义的试验结果。应描述动物种属类型、给药方法（剂量、给药周期、给药途径）和主要毒性表现等重要信息。一般包括长期毒性、遗传毒性、生殖毒性、致癌性等内容，必要时应包括一般药理学、急性毒性、依赖性及其他与给药途径相关的特殊毒性研究等信息。未进行相关研究的，可不列此项。

19. 药代动力学

该项内容是指药品在体内吸收、分布、代谢和排泄的全过程及其药代动力学的相关参数。一般情况下应以临床人体药代动力学为主,如果人体药代动力学缺乏相关参数,可以列出非临床药代动力学的相关参数。

20. 贮藏、包装与有效期

贮藏应与国家批准的该品种药品标准〔贮藏〕项下的内容一致。表示方法按《中国药典》的要求规范书写。包装项下应说明包装规格和直接接触药品的包装材料和容器。有效期是指该药品在规定的贮藏条件下能够保持质量稳定的期限。有效期应以月为单位表述。可以表述为:××个月(×用阿拉伯数字表示)。

21. 执行标准、批准文号、生产企业

执行标准应列出目前执行的国家药品标准的名称、版本及编号,或名称及版本,或名称及编号。批准文号是指国家批准该药品的药品批准文号、进口药品注册证号或者医药产品注册证号。生产企业名称必须与药品批准证明文件中的内容一致,依次列出企业名称、生产地址、邮政编码、电话号码、传真号码、注册地址和网址。

七、药品包装总体要求

(一)药品包装

药品包装必须按照规定印有或者贴有标签,不得夹带其他任何介绍或者宣传产品、企业的文字、音像及其他资料。药品包装、标签必须按照国家药品监督管理局规定的要求印制,其文字及图案不得超出国家药品监督管理局批准的药品说明书所限定的内容。供上市药品的最小包装必须按照规定印有标签并附有说明书。药品包装、标签上印刷的内容对产品的表述要准确无误,除表述安全、合理用药的用词外,不得印有各种不适当宣传产品的文字和标识,如"国家级新药""中药保护品种""进口原料分装""监制""荣誉出品""获奖产品""保险公司质量保险""公费报销""现代科技""名贵药材"等。

(二)药品说明书

应当列出全部活性成分或者组方中的全部中药药味。注射剂和非处方药还应当列出所用的全部辅料名称。药品处方中含有可能引起严重不良反应的成分或者辅料的,应当予以说明。药品说明书核准日期和修改日期应当在说明书中醒目标示。

(三)药品标签

标签是指药品包装上印有或者贴有的内容,分为内标签和外标签。药品内标签是指直接接触药品的包装的标签,外标签是指内标签以外的其他包装的标签。药品的内标签应当包含药品通用名称、适应证或者功能主治、规格、用法用量、生产日期、产品批号、有效期、生产企业等内容。包装尺寸过小无法全部标明上述内容的，至少应当标注药品通用名称、规格、产品批号、有效期等内容。药品外标签应当注明药品通用名称、成分、性状、适应证或者功能主治、规格、用法用量、不良反应、禁忌、注意事项、贮藏、生产日期、产品批号、有效期、批准文号、生产企业等内容。不能全部注明的，应当标出主要内容并注明"详见说明书"字样。用于运输、储藏的包装的标签，至少应当注明药品通用名称、规格、贮藏、生产日期、产品批号、有效期、批准文号、生产企业。同一企业同一药品的相同规格品种（指药品规格和包装规格两种），其包装、标签的格式及颜色必须一致，不得使用不同的商标。同一企业的相同品种如有不同规格，其最小销售单元的包装、标签应明显区别或规格项应明显标注。

药品标签中的有效期应当按照年、月、日的顺序标注，年份用四位数字表示，月、日用两位数字表示。其具体标注格式为"有效期至×××年××月"或者"有效期至×××年××月××日"；也可以用数字和其他符号表示为"有效期至××××.××."或者"有效期至××××/××/××"等。有效期若标注到日，应当为起算日期对应年月日的前一天，若标注到月，应当为起算月份对应年月的前一月。

麻醉药品、精神药品、医疗用毒性药品、放射性药品、外用药品和非处方药品等国家规定有专用标识的，其说明书和标签必须印有规定的标识。

（四）药品名称和注册商标

药品名称必须符合国家药品监督管理局公布的药品通用名称和商品名称的命名原则，并与药品批准证明文件的相应内容一致。药品通用名称应当显著、突出，其字体、字号和颜色必须一致，并符合以下要求：对于横版标签，必须在上三分之一范围内显著位置标出；对于竖版标签，必须在右三分之一范围内显著位置标出；不得选用草书、篆书等不易被识别的字体，不得使用斜体、中空、阴影等形式对字体进行修饰；字体颜色应当使用黑色或者白色，与相应的浅色或者深色背景形成强烈反差；除因包装尺寸的限制而无法同行书写的，不得分行书写。

药品的商品名称不得与通用名称同行书写，其字体和颜色不得比通用名称更突出和显著，其字体以单字面积计不得大于通用名称所用字体的二分之一。使用注册商标的，应当印刷在药品标签的边角，含文字的，其字体以单字面积计不得大于通用名称所用字体的四分之一。

（谢艳华，李瑶）

参考文献

［1］ 国家市场监督管理总局.国家市场监督管理总局关于《中成药通用名称命名技术指导原则》［EB/OL］.http://www.nmpa.gov.cn/WS04/CL2168/329409.html.

［2］ 王利胜.中药新药研制与开发［M］.北京:科学出版社,2016.

［3］ 曹岚,梁芳.中药新药研制与申报［M］.南昌:江西高校出版社,2009.

［4］ 国家药典委员会.原料药与药物制剂稳定性试验指导原则［M］.北京:化学工业出版社,2005.

［5］ 国家药品监督管理部门注册司.化学药物稳定性研究的技术指导原则［Z］.2005.

［6］ 国家药品监督管理局.中药、天然药物稳定性研究技术指导原则［Z］.2006.

［7］ 国家药品监督管理部门.国家药品监督管理部门关于《药品说明书和标签管理规定》(国家药品监督管理部门令第 24 号)［EB/OL］.https://www.nmpa.gov.cn/xxgk/fgwj/gzwj/gzwjyp/20060622010101502.html.

第二节　中药新药的药理学研究

一、中药新药的药效学研究

中药新药药效学研究的是新药对机体的作用及其作用机制,是药理学研究的重要组成部分,是以整体动物或动物的器官、组织、细胞、分子等为研究对象,评价药物的量效、时效和不同给药途径与疗效间的关系以及与其他同类药品的对比有何优缺点,以确定应用前景等,为临床试验提供可靠剂量、疗程及用药方法等科学依据。新药药效学的主要评价内容有主要药效学、一般药理学、药代动力学和药物作用机制研究。主要药效学系指与所评价药物的防治作用有关的药理作用研究,如治疗泻泄的药物,其主要药效学应进行止泻、抑制肠运动、增加肠吸收、解痉止痛、抑菌抗炎、抗病毒等作用研究。一般药理学系指除主要药效作用以外,对机体其他系统(神经系统、心血管系统、呼吸系统或适应证相关的其他系统)的作用。药代动力学研究主要观察药物进入机体后的动态变化规律,给临床合理用药提供参考,其内容包括药物的吸收、分布、代谢、排泄、蛋白结合等,根据数学模型,求算重要的药代动力学参数。药理作用机制研究即探讨药物为什么会产生作用。

中药的物质基础不同于西药,中药的活性物质群是按照中医理论配伍组合,作用于多个机体的靶点,经多途径的整合而发挥作用,呈现多效性。例如人参因含有人参皂苷类、脂肪酸、挥发油、氨基酸、糖类、黄酮、维生素、核苷及其他碱基等物质,而具有改善中枢神经系统、循环系统、血液和造血系统、内分泌系统、免疫系统等多方面(靶点)功能,这些功效并非人参中某一单体成分的作用,而是其中所含人参皂苷等活性物质群共同起到的效用。中药的药效学试验经常会发现一种中药同时对不同系统的多个指标均有作用,是发现中药新适应证的最好启迪。

(一)中药药效学研究的特点

中药新药的药效学研究必须遵循中医理论,既要体现中药特色,又要达到当今科学技术发展的要求和水平。中医药理论与实践十分重视整体性、综合性,中药药理学研究也应重视整体性、综合性药理作用的研究。中药新药多为复方、粗制剂,化学成分复杂,有效成分不明,甚至混有大量杂质,不同于成分单一、结构明确的化学纯品,进行体外试验有一定困难,使中药作用的选择性研究、深层次分析性研究(器官、组织、细胞、分子、受体、离子通道、基因等)、药代动力学研究等难以进行。中药药理学研究应以整体研究为主,积极发展中药的分子药理学、量子药理学、受体药理学,以及离子通道、酶、基因等方面的药理学研究,整体与离体试验相结合,分析与综合相结合,中西医药相结合,多方面、多层次,全面深入地阐明中药的治疗作用。

药效学研究对于中药有效性的评价是十分重要的,但也存在局限性。人与动物的种属差异、个体差异、临床疾病与动物模型的差异、人的社会和精神因素与动物的差异等导致动物实验的结果不可能完全符合人体的实际情况。所以,对药效学研究的结果需要正确合理地评价,为临床试验提供参考和奠定基础,而不能代替临床研究,或做出最后结论,当动物实验的药效学结果与临床疗效的试验结果出现矛盾时,应以临床试验结果为定论。药效学研究和临床研究一样,都是新药有效性评价不可分割的重要组成部分,前者是后者的基础,后者是前者的继续和最后判定,两者相辅相成,综合判断,才能对新药的有效性做出科学、准确、全面的评价。

(二)主要药效学研究的试验设计和方法

试验负责人应具有药理、毒理专业高级技术职称,具有较高的理论水平、工作经验和资历,这样才能确保试验设计合理,数据可靠,结果可信,结论判断准确。试验报告(申报资料)应有负责人签字及试验单位盖章。研究单位应具有较高的科研水平、技术力量及组织管理能力,具有较好的软、硬件(实验室、仪器设备等)条件。从事新药安全性评价的实验室应符合国家药品监督管理部门药品非临床研究质量管理规范（GLP）的相关要求，药理学研究也可参照该规范实行[1-2]。

1. 原始记录的要求

实验记录应符合国家药品监督管理部门《药品研究实验记录暂行规定》的要求。实验记录应真实、完整、规范，采用连续页码的原始记录本对实验进行全面记录，对实验中出现的问题或特殊现象均应写明情况，防止漏记和随意涂改，若需补充或修改，则需修改人签名。描记和形态学检查应有相应的记录图、照片或影像资料，仪器检测结果需提供原始打印报告单，不得伪造、篡改数据。全部原始记录（含病理标本蜡块、切片等）均需长期妥善保管在试验单位存档、备查。

实验记录的内容应包含以下几项：①实验名称：每项实验应在首页写明课题和实验名称、课题来源、编号、课题负责人及实验负责人。②实验设计方案：这是实验的实施依据，内容包括实验目的、实验方法、观测指标等。③实验时间：实验记录首页注明实验开始的时间，以后每次实验须按年月日顺序记录实验内容，注明实验时间。④实验材料：受试样品、对照品及其他实验材料的来源及批号，配制方法、时间、保存条件，给药方式及容积；实验动物的种属、来源、体重、雌雄及合格证，以及伦理委员会批准件；菌种、瘤株、细胞株的来源；实验仪器设备的名称、型号；主要试剂的生产厂家、规格和批号。⑤实验环境：根据实验的具体要求，记录实验室等级，如动物饲养在 IVC 系统等；同时记录实验当天的天气情况和实验室内的温度、湿度、光照及通风条件等。⑥实验方法：常规方法注明方法来源，描述分组情况、主要步骤。改进、创新的实验方法须详细记录实验步骤和操作细节。⑦实验过程记录：详细记录操作过程、观察到的现象、异常现象的发生及处理，分析异常现象出现的原因。⑧实验结果的记录：对于定性指标，准确描述；对于定量指标，准确记录实验数据，保留仪器所得的报告单。⑨结果分析：对每次实验结果进行数据处理和统计分析，并有明确的文字小结。⑩实验人员：记录所有实验参加人员，并有签名。

2. 实验设计

在查阅文献和熟悉相关法规的基础上，拟定试验方法、观察指标，确定阳性对照药，选择动物模型和实验动物，设立实验分组、给药剂量、给药途径、仪器设备、实验安排进度、参加人员分工等。根据主治、功能设计实验方法，例如健脾补肾的药物选用一些健脾调整胃肠功能的实验。中医脾虚证表现为消化系统功能减退，副交感神经系统功能偏亢奋，免疫功能和代谢能力偏低等，治疗脾虚证药物的药效学试验宜选用以运化水谷及健脾益气为主，选做有关胃肠功能的实验、对脾虚模型动物的治疗作用,以及抗应激实验和免疫功能测定等。治疗慢性咽炎的药物,除了抗感染、抗炎作用外,还应选择镇咳、祛痰实验等。有时还需做药物作用机制的实验。对于缺乏直接对应的动物模型的新药的试验方法,如系统性红斑狼疮、皮肌炎等免疫性疾病、精神病等,应根据疾病的病因、病理变化、临床症状等,用间接的药效提示新药的作用,再结合临床研究,对新药的有效性做出评价。例如,银屑病的确切病因尚不明,可能与遗传、代谢障碍、感染、免疫功能紊乱等因素有关,基本病理特点为皮损部位表皮细胞过度增殖和角化不全,药效学可选择调节表皮细胞生长、影响免疫功能、抗炎和止痒作用,以及活血化瘀等试验间接证实新药的疗效。

中药及其复方的药理作用广泛,常为多成分、多靶点、多系统的综合效应,必须紧扣功能主治,从相关的多方面反映新药的药效,避免"以广取胜、没有主次"。主要药效研究,应选择能够反映中药作用本质的实验方法和观察指标,首先应确定主要作用(关键性药效)。一般主要作用设计1~3项,每项应选做2~3种实验,从多指标验证其药效。其他作用(辅助性药效)可酌情做2~5项,每项选做1~2种实验。应分清主次,突出重点。

新药的药效学研究应能证实其主要治疗作用,以及较重要的其他治疗作用。主要的药效作用应该明确,并力求反映量效和时效关系。有时药效不够明显或仅见作用趋势,统计学处理无显著差异,应如实上报作为参考,但该种情况仅适用于辅助药效。对于提纯的有效单体或含杂质较少的有效部位的新药及中药注射剂,可采用更高的技术手段,通过体内、体外多种试验方法,从多方面、多层次,全面深入地阐明其药理作用;也可只做能充分证实其主要治疗作用的药效,但应有明确的量效关系和时效关系,并有一定的作用机制研究。尽可能用实验证明其有效成分或有效部位(群)就是主要药理作用的成分。药效学试验应尽量反映出受试药的特点,包括作用强度、作用时间、作用特点等,避免低水平重复。

对于局部用药治疗远隔部位或全身疾患的药物,如局部或穴位贴药治疗高血压、冠心病等,应尽可能进行透皮吸收试验,以了解药物的吸收数量及速度等,有助于评价药效。中药材新的药用部位、人工方法在动物体内的制取物和引种(养殖)药材的药效学试验,均应与原药材做对比试验。以中药疗效为主的中药和化学药品复方制剂,需做该组方中的中药、化学药品、制剂三者在药效、毒理方面的对比试验,以发现组分间的任何协同或拮抗作用,要有实验资料证明该复方制剂在药效或毒副反应等方面具有一定的优点,包括药效作用的增强和(或)互相补充、毒副反应的降低等。

3. 药效学实验的方法

（1）体外实验。

体外实验又称离体实验、试管实验，是在体外进行的实验观察方法，包括离体器官、离体组织、细胞体外培养及试管内试验等。它可以排除体内多种因素的干扰，重复性好，结果易于分析，具有省药、节省动物等优点，适用于分析实验，特别是作用机制的研究。但体外实验也存在一定的缺点和局限性，尤其是中药粗制剂直接与器官、细胞等接触，杂质和理化性质均能影响实验的结果，如药物的溶解性、粒度、pH 值、无机离子及鞣质、不溶物质等，往往导致结果的准确性出现偏差，例如在试管内抗菌作用强的中药，在体内不一定呈现强的抗菌效果；再例如含有大量钙离子或鞣质的煎剂，尽管对离体平滑肌有明显的兴奋作用，但是在口服时却不一定出现相应的作用。此外，离体实验失去了机体完整统一的内环境和神经体液调节，与临床状态相距较远，有些药物须经体内代谢成活性成分后才有药理作用，因此，离体实验与体内实验结果不一致的现象时有发生。例如，理气药陈皮、青皮等对胃肠道平滑肌的作用表现，离体为抑制，口服煎剂一般为兴奋，主要原因是离体时表现为其中橙皮苷和辛佛宁等成分的作用，而口服时药物内所含挥发油对胃肠黏膜的刺激发挥主要作用。

血清药理学的实验方法是首先对动物给药，然后取其血清作为药物源进行药理学观察。这样，粗制剂和复杂的成分，经过消化道及吸收、分布、代谢、排泄等体内过程，再取含药血清进行药理实验，比较接近药物体内环境中产生药理作用的真实过程，故适用于中药，特别是复方进行药效评价及其作用机制的研究，还可进行血清药化学及药动学的研究。受试动物多用大鼠、豚鼠、家兔等。每日给药 1 次或 2 次（间隔 2~4 h），连用 3 日，亦可每日 1 次，连续 7 日。给药剂量可参考公式：剂量 = 在体实验的给药量×反应系统中被稀释的倍数。但可能因血药浓度不完全随给药剂量相应增加，以及受灌胃浓度和容量的限制等，不可能达到公式要求的用药剂量。也可采用临床日用量的倍数给药，加 5 倍、10 倍、30 倍、50 倍等，以及将制成的血清冻干粉加入反应系统，使之达到需要的浓度。给药后采血的参考时间，如每日给药 2 次，连续 3 日，为末次给药后的 30 min 至 1 h。血清药理实验虽然可以克服离体实验中存在的某些缺点，但尚未完全成熟，还存在着一定的问题。例如，血清的来源和含药浓度、加药剂量（不能添加 100% 浓度的血清），以及动物给药的剂量、给药方式、采血时间、血清处理等诸多因素，需要进一步完善和确定。另外，对不通过血液而起的作用，尤其是中药对整体的调节功能，血清药理实验便不能反映和观察。因此，其不能完全取代体内实验。

（2）体内实验。

体内实验又称在体实验，是用整体动物进行药理实验的方法。根据实验需要可以选用正常动物或疾病模型动物。按照实验的周期可以分为急性实验和慢性实验。前者一般指观察一次给药后机体在短时间内出现的反应，如麻醉动物血压实验、急性毒性试验等。但中药往往起效较慢，作用较温和，即使是急性实验，有时也需持续多次给药，如3~7日甚至更长时间后才能出现效应。慢性实验指观察机体在较长时间内多次给药出现的反应，如寿命实验、其他慢性病实验、长期毒性实验等。在体实验比较接近临床状态，尤其符合中药多成分、多靶点、多系统的调节整体作用，并可弥补离体实验的不足和局限性，故中药的药效学实验应以体内实验为主、体外实验为辅；结合中医临床用药的实践，以口服给药为主、其他给药途径为辅。如果是以中药有效成分或有效部位（群）制成的制剂，或临床为注射给药的，可用体外实验或注射给药进行主要药效学实验。

（三）药效学实验的动物模型

人类疾病的动物模型是生物医学科学研究中所建立的具有人类疾病模拟性表现的动物实验对象和材料，使用动物模型是研究和评价新药的防治作用的一种必不可少的方法和手段[3]。动物模型应首选符合中医病或证的模型，若目前尚无与所研究药效对应的理想动物模型，则可选用近似的或能体现有关病、证的某一阶段或某种典型症状或病理变化的动物模型。评价模型优劣的标准在于模型是否能反映病症的本质，是否简便可行，指标是否可观测、可分析。

1.动物模型分类

（1）自发性动物模型（Spontaneous Animal Models）。

自发性动物模型是指实验动物未经任何有意识的人工处置，在自然情况下所发生的疾病，或者由于基因突变的异常表现通过遗传育种保留下来的动物疾病模型。其中包括突变系的遗传疾病模型和近交系的肿瘤疾病模型。突变系的遗传疾病很多，可分为代谢性疾病、分子疾病和特种蛋白质合成异常性疾病。具有这些疾病的动物如无胸腺裸鼠、肌肉萎缩症小鼠、肥胖症小鼠、癫痫大鼠、高血压大鼠、无脾小鼠和青光眼兔等，它们为生物医学研究提供了许多有价值的动物模型。近交系的肿瘤模型随实验动物种属、品系的不同，其肿瘤的发生类型和发病率有很大差异。自发性动物模型其疾病的发生、发展与人类疾病相似，在研究人类疾病时具有重要的价值，如自发性高血压大鼠、中国地鼠的自发性真性糖尿病、小鼠的各种自发性肿瘤、山羊的家族性甲状腺肿等。

（2）诱发性或实验性动物模型（Experimental Animal Models）。

实验性动物模型是指研究者使用物理的、化学的和生物的致病因素作用于动物，造成动物组织、器官或全身一定的损害，出现某些类似人类疾病时的功能、代谢或形态结构方面的病变，即人为地诱发动物产生类似的人类疾病模型。例如，结扎家兔冠状动脉复制心肌梗死模型、用化学致癌剂亚硝胺类诱发癌、γ-射线照射诱发粒细胞白血病等。人类同一种疾病可用多种方式、多种动物诱发类似的动物模型。如采用手术摘除犬、大鼠等的胰腺、化学物质链脲佐菌素损伤地鼠胰岛细胞、接种脑炎心肌炎病毒于小鼠等复制糖尿病动物模型。诱发性动物模型的优点是制作方法简便，实验条件比较简单，其他因素容易控制，在短时间内可以复制大量的动物模型。但诱发的动物模型与自然产生的疾病模型在某些方面有所不同，如诱发肿瘤与自发肿瘤对药物敏感性有差异，而且有些人类疾病不能用人工方法诱发出来，有一定的局限性。

2.设计动物模型的注意事项

（1）注意致模因素的选择。

致模因素的选择是复制动物模型的关键步骤，应明确研究目的，清楚相应人类疾病的发生、临床症状和发病机制，熟悉致病因素对动物所产生的临床症状和发病情况、致病因素的剂量。动物的遗传背景、性别、年龄等对模型的复制都有一定的影响，选择适当的致病因素和尽量选择与人类相似的实验动物作动物模型，以增加所复制动物模型与人类疾病的相似性。例如以草食性动物兔复制动脉硬化模型需要的胆固醇剂量远比人类高得多，而且病变部位并不出现在主动脉弓，病理表现为以纤维组织和平滑肌增生为主，这些现象与人类的情况就有一定差距，这就要求研究人员要全面了解致病因素与动物及方法的全部信息，掌握致病因素的剂量，分析能否达到预期结果。

（2）注意动物的选择。

复制动物模型时应遵循适于大多数研究者使用，容易复制、便于操作和采集各种标本的原则。动物来源应注意选用标准化实验动物，其优点：①生活在标准化的环境内，有清楚的遗传背景和微生物控制标准，具有较强的敏感性、较好的重复性和反应均一的特点；②有严格的饲养规程；③易获取大样本实验和观察。缺点是在人工控制下培育的动物与自然生长繁育的动物有所不同，而且标准化环境的维持需消耗大量的人力物力。

（3）注意近交系的应用。

近交系的选择应注意遗传背景清楚，反应均一、个体差异小，广泛地应用于动物模型复制。但在设计中必须慎重考虑以下因素：①近交系的繁殖方法与自然状态不同。例如，自发性糖尿病 BB Wistar Rat 具人糖尿病临床特征，但常并发有周围神经系统严重病。因此要有目的地选择，不可盲目地采用近交系。②近交系形成的亚系不能视为同一品系。要充分了解新品系的特征及有关资料。③即使已形成模型的品系由于育种和环境改变，也仍有可能发生基因突变和遗传演变，即存在变种甚至断种的危险。

（4）注意环境因素的影响。

复制模型的成败与环境因素密切相关，居住、饲料改变、光线、噪声、氨气浓度、温度、湿度、屏障系统故障等，任何一项被忽视都可能给模型的复制带来严重影响。除此以外，复制操作如固定、麻醉、手术、药物和并发症等处置不当，同样会产生不良后果，因此在复制模型时应充分考虑环境因素和操作技术。

（5）模型的相对性。

近几十年来制作的中医证候的动物模型约有 20 种，制作方法包括病因模拟和症状模拟。病因模拟如饥饿引起脾虚、风寒湿引起痹证等。这种方法所复制的中医证候的动物模型，从形式上看很有中医代表性，但是中医对于病因造成证候发生这一过程的认识还很笼统，其中尚有一部分还没有从个性中找出共性，甚至从偶然性中找出必然性；再者所认识到的同一致病因素又会造成多种证候发生，而不同的致病因素也会造成同一证候发生；还有相当一部分致病因素又难以作用于动物等。症状模拟如用大剂量醋酸氢化可的松复制阳虚模型，出现体重减轻、拱背少动、反应迟钝、体毛不荣等现象，这种方法存在的问题在于中医证候不仅是几个症状相加，而是对病因、病性、邪正盛衰等情况的概括。复制祖国医学"证"的动物模型难度较大，因为中医的证是疾病的病因、病位及病邪性质的概括，且临床多以病人主观感觉反映出来，确切的客观指标尚在探索之中，客观表现如舌象、脉诊及神志等也不易在动物身上模拟出来。所以，应该尽量采用多种病因，以不同的方法同时建立几种相对应的模型，并且不断在思路和方法学上加以改进和提高，才能更好地将动物模型应用于药效学研究中。

（四）药效学实验指标的选择

应选用特异性强、敏感性高、重现性好、客观、定量或半定量的指标进行观测。所选指标要求能准确反映药物的防治作用，如对于降脂药，检测血脂水平是关键指标；

对于抗恶性肿瘤药,体内、体外抑瘤率,动物荷瘤生存时间是关键性指标。在中药新药药效学研究中,有时也会遇到难以确定特异性指标,此时可通过选择多个指标来共同佐证主要药效。所选指标要稳定、重现性好,结果才可靠。检测指标尽量采取可用仪器观测的数值来表示,以便排除主观意愿,进行统计分析。各种指标均有其优缺点,例如生理、生化指标可以定性定量及动态观察,但有时定位欠佳,可受多种因素干扰,稳定性较差;而形态学指标可定性、定位,但难以定量及动态观察。如果一项指标难以满足要求,那么可综合选用生理、生化、形态学等多方面的指标,使实验结果更为全面和准确。但若单一指标已能达到要求,则不必为了多和全而勉强采用多指标的检测。

(五)药效学研究中的动物选择

在选择动物时应考虑动物的种属、种系、年龄、性别、体重、生理状态等因素。

1.动物种属

不同种属的哺乳动物的最基本的生命过程有一定的共性,这正是在医学实验中可以应用动物实验的基础,但不同种属的动物,在解剖、生理特征和对各种因素的反应上又有个性。例如不同种属的动物对同一致病因素的易感性不同,甚至对一种动物致命的病原体,对另一种动物可能完全无害。因此,熟悉并掌握这些种属差异,有利于动物的选择,否则可能贻误整个实验。例如,在研究醋酸棉酚对雄性动物生殖功能的影响时,不同动物的反应很不一样,小鼠对醋酸棉酚很不敏感,而大鼠和地鼠就很敏感,很适宜。又如,以家兔作为实验动物做研究排卵生理的实验时,家兔是"诱发性排卵动物",即一般情况下只有交配才引起排卵,这一特点可以用来方便地观察各种处理因素的抗排卵作用。但另一方面,这种排卵和人及其他一些哺乳动物的自发性排卵有较大差异,在应用这些实验结果时应注意。

由于不同种属动物的药物代谢动力学不同,对药物反应性也不同,因此实验结果有较大差异。如大鼠、小鼠、豚鼠和兔对催吐药不产生呕吐反应,而猫、犬和人则容易产生呕吐。组织胺使豚鼠支气管痉挛窒息而死亡,其对于家兔则是使其收缩血管和使右心室功能衰竭而死亡。苯可使家兔白细胞减少及造血器官发育不全,而对犬却引起白细胞增多及脾脏和淋巴结增生;苯胺及其衍生物对犬、猫、豚鼠能引起与人相似的病理变化,产生变性血红蛋白,但在家兔身上则不易产生变性血红蛋白,在小鼠身上则完全不产生。不同种属动物的基础代谢率相差很大。常用的实验动物中以小鼠的基础代谢最高,鸽、豚鼠、大鼠次之,猪、牛最低。

2.动物种系

实验动物由于遗传变异和自然的选择作用,即使同一种属动物,也有不同品系。

采用不同遗传育种方法,可使不同个体之间在基因型上千差万别,表现型上同样参差不齐,同一种属不同种系动物,对同一刺激的反应有很大差异。不同品系的小鼠对同一刺激具有不同反应,而且各个品系均有其独特的品系特征。例如 DBA/2 小鼠100% 可发生听源性癫痫发作,而 C57BL 小鼠根本不出现这种反应。BALB/cAnN 小鼠对放射线极敏感,而 C57BR、CdJN 小鼠对放射线却具有抗力。C57L/N 小鼠对疟原虫易感,而 C58/LwN、DBA/1JN 小鼠对疟原虫感染有抗力。STR/N 小鼠对牙周病易感,而 DBA/2N 小鼠对牙周病具有抗力。

3. 动物年龄和体重

动物的解剖生理特征和反应性随年龄而明显变化。一般情况下,幼年动物比成年动物反应敏感。如用断奶鼠做实验,其敏感性比成年鼠要高,这可能与机体发育不健全,解毒排泄的酶系尚未完善有关。但有时因过于敏感而与成年动物的试验结果不一致,所以不能完全取代成年动物的试验。老年动物的代谢功能低下,反应不灵敏,可用于抗衰老药物的研究。一般动物实验设计应选成年动物进行,对于观察时间较长的慢性实验,可选择年幼、体重较小的动物。研究性激素对机体影响的实验,一定要用幼年或新生的动物。制备糖尿病模型和进行一些老年医学的研究应选用老年动物。10～28 周龄小鼠用氯丙嗪后出现血糖升高,而老年的小鼠则是血糖降低。吩噻嗪类药物产生锥体外系的症状随年龄增加而增加。咖啡因对老年大鼠的毒性较大,对幼年大鼠毒性较小。有人将大鼠、小鼠按年龄分成幼年、成年和老年 3 组,观察年龄对乙醇、汽油、戊烷、苯和二氯乙烷等急性毒性的影响。小鼠以 6～8 周、14～18 周和 18～24 周,大鼠以 1～1.5 个月、8～10 个月和 18～24 个月分成相应的 3 组。从 LD_{50} 及麻醉浓度来看,敏感性基本是幼年 > 老年 > 成年。

实验动物的年龄与体重一般呈正相关,小鼠和大鼠根据体重推算其年龄。但其体重和饲养管理有密切关系,动物的正确年龄应以其出生日期为准。常用的几种成年实验动物的年龄和体重、寿命可参见表 5-1。

表 5-1 成年动物的年龄、体重和寿命比较

实验动物	成年日龄/d	成年体重/g	平均寿命/y	最高寿命/y
小鼠	65～90	20～28	1～2	3
大鼠	85～110	200～280	2～3	4
豚鼠	90～120	350～600	>2	6
兔	120～180	2000～3500	5～6	13
犬	250～360	8000～1500	13～17	34

4.动物性别

不同性别的动物对同一药物的敏感性差异较大,对各种刺激的反应也不尽一致,雌性动物性周期不同阶段和怀孕、授乳时的机体反应性有较大的改变,因此,科研工作中一般优先选雄性动物或雌雄各半做实验。动物性别对动物实验结果不受影响的实验或一定要选用雌性动物的实验例外。

5.动物生理状态

动物的生理状态如怀孕、授乳时,对外界环境因素作用的反应性常较不怀孕、不授乳的动物有较大差异,一般不宜采用这种动物。但当为了某种特定的实验目的,如为了阐明药物对妊娠及产后的影响时,就必须选用这类动物(为了这种实验目的,大鼠及小鼠是最适合用的实验动物)。又如动物所处的功能状态不同也常影响对药物的反应,动物在体温升高的情况下对解热药比较敏感,而体温不高时对解热药就不敏感;血压高时对降压药比较敏感,而在血压低时对降压药的敏感性就差,反而可能对升压药比较敏感。

6.健康情况

健康动物对药物的耐受量比有病的动物要大,实验结果稳定,因此一定要选用健康动物进行实验,患有疾病或处于衰竭、饥饿、寒冷、炎热等条件下的动物,均会影响实验结果。如有病或营养条件差的家兔不易复制成动脉粥样硬化动物模型。犬食量不足,体重减轻 10% ~20% 后,麻醉时间显著延长。有些犬因饥饿、创伤等原因尚未正式做休克实验时,即已进入休克。动物发热可使代谢增加,体温升高 1 ℃,代谢率一般增加 7% 左右。维生素 C 缺乏的豚鼠对麻醉药很敏感。有报道在 15~17 ℃下饥饿 12 h 的成年大鼠肾上腺的维生素 C 含量为 306 mg/100 g,但同样动物在 20~22 ℃正常情况下饲养 10 d,肾上腺的维生素 C 含量却为 456 mg/100 g。用植物油给大鼠喂食,2 h 可使硫喷妥钠的麻醉时间减少 50%。动物的潜在性感染,对实验结果的影响也很大。如观察肝功能在实验前后的变化时,必须要排除实验用的家兔是否患有球虫病,不然家兔的肝脏上已有很多球虫囊,肝功能必然发生变化,所测结果波动很大。

(六)受试药物及阳性对照药

1.受试药物

受试药物的处方固定、生产工艺及质量基本稳定,并与临床研究用药有基本相同的剂型及质量标准;同时应注意药物中的杂质、不溶物质、无机离子及酸碱度等因素对实验的干扰。受试物可用成品制剂或未加辅料的提取物,前者与临床用药一致,但体积大;后者一般溶解性好,含药量高,多采用,尤其是在急毒和长毒实验中。

2. 阳性对照药物

主要药效实验应设立对照组,包括空白对照组(正常及模型组,必要时设溶媒组)及阳性对照组。阳性对照药物可选用药典收载或正式批准生产的中药或西药,一般选用公认疗效好的公知药物。选用的药物应尽可能与新药的主治功能、剂型及给药途径相似,若有困难,也可在功能、剂型上略有差异。由于中药的作用范围较广泛,有的作用可能与一种阳性药不尽相同,可再选作用相似的其他中药或化学药,所以一种受试药可能有几种阳性对照药。根据需要,阳性药可设一个或多个剂量组。由于中药发挥作用常较缓慢、温和,以口服给药为多,而有的阳性对照药(特别是化学药)作用快而明显,或者注射给药,所以给药时间和给药途径既要考虑受试药物能完全发挥作用,也要兼顾阳性对照药的作用特点,可以不强求同步一致。

3. 药物的溶媒

可采用无生理活性的蒸馏水、生理盐水、注射用水或饮用水等,某些不溶性药物或油剂可加助悬剂或增溶剂等。

(七)药效学实验的剂量确定及换算方法

1. 剂量确定方法

可根据临床剂量换算等效剂量,或根据临床用量的体重计算,或根据半数致死量(LD_{50})计算。人与动物对同一药物的耐受性相差很大,一般动物的耐受量比人大,也就是单位体重的用药量动物比人要大,这是由于动物个体小,单位重量内所占的体表面积大,因此如果用体表面积来衡量则相对比较合理。所谓临床“等效”剂量,即指根据体表面积折算法换算的在同等体表面积(m^2、cm^2)单位时的剂量。具有长期大量用药经验的中药及其制剂,可根据人用剂量按体重折算,用量一般以计算单位内所含生药量(g 或 mg)表示,以体重(kg 或 g)计算用量。动物实验用量为人用剂量的数倍,其粗略的等效倍数为 1(人)、3(犬、猴)、5(猫、兔)、8～10(大鼠、豚鼠)、10～12(小鼠)。例如,小鼠有效量为 1.0 mg/kg,则大鼠大致为 0.7 mg/kg,可在 0.35～1.4 mg/kg 范围内。保健食品功能试验规定,剂量组中有一个剂量应相当于人摄食量的 5～10 倍,一般前者指大鼠倍数,后者为小鼠倍数。凡能测出 LD_{50} 者,可用其 1/10、1/20、1/30、1/40 等相近剂量作为摸索药效试验高、中、低剂量组的基础。一般情况下,药效实验的高剂量应低于长期毒性试验的中剂量或低剂量。在特殊情况下(如抗癌药),药效实验剂量可适当提高,但不应超过长期毒性试验的高剂量。不论以何种方法选用的给药剂量均应通过预实验,摸索到能出现药效的适宜剂量范围,然后再确定正式实验的剂量。

2.实验动物用药量的计算方法

动物试验所用的药物剂量,一般按 mg/kg 体重或 g/kg 体重计算,应用时须从已知药液的浓度换算出相当于每 kg 体重应注射的药液量(mL 数),以便给药。

例1:体重 1.8 kg 的家兔,静脉注射 20% 氨基甲酸乙酯溶液,先按每 kg 体重 1 g 的剂量注射,应注射多少 mL?

计算:兔每 kg 体重需注射 1 g,注射液为 20% 浓度,则氨基甲酸乙酯溶液的注射量应为 5 mL/kg 体重,如兔体重为 1.8 kg,则应注射 20% 氨基甲酸乙酯溶液用量为:5 × 1.8 = 9 mL。

例2:体重 23 g 的小鼠,注射盐酸吗啡 15 mg/kg 体重,溶液浓度为 0.1%,应注射多少 mL?

计算方法:小鼠 kg 体重需吗啡的量为 15 mg,则 0.1% 盐酸吗啡溶液的注射量应为 15 mL/kg 体重,现小白鼠体重为 23 g,应注射 0.1% 盐酸吗啡溶液的用量为:15 × 0.023 = 0.34 mL。

(八)实验分组

药效学实验的药物研究组至少应设置 3 个剂量组,以便迅速获得关于药物作用较完整的资料。理想的做法是从不起作用的剂量开始,一直到接近完全反应的剂量。根据剂量与效应的关系,画出剂量效应曲线。大动物(猴、犬等)试验或特殊情况下,如用来源较少、昂贵动物或试验难度大者,可设 2 个剂量组。每组实验动物数,一般大鼠、小鼠不得少于 10 只,猫、犬等为 4 只以上,以避免个体差异和实验误差,以便进行统计学处理。动物分组时应遵循随机原则:可使用随机数字表,也可采用"均衡下的随机",即先将能控制的主要因素(如性别、体重)先行均衡地归类分档,然后在每一档中随机地取出等量动物分配到各组,使那些难控制因素(如活泼、饥饱、疲劳程度及性周期等)得到随机化的安排。

(九)药效学实验的给药途径和方法

一般要求给药途径采用两种方式,其中一种应与临床相当,如确有困难,也可选用其他途径进行实验,并说明理由。经口服用的药物可采用灌胃、胃管、十二指肠等给药。根据试验用药剂量确定给药容量,若容量过小,则容易产生误差;若容量过大,则动物难以耐受乃至死亡,亦会给药效观察带来困难,如小鼠灌胃过多,会出现匍匐少动,与药物的镇静作用混淆。药理实验中常用给药容量和最大的给药容量可参考如下(表 5 - 2、表 5 - 3)。

表5-2　各种实验动物不同给药途径的常用量

给药途径	小鼠 /[mL·(10 g)⁻¹]	大鼠 /[mL·(100 g)⁻¹]	家兔 /(mL·kg⁻¹)	豚鼠 /(mL·只⁻¹)	犬 /(mL·只⁻¹)
灌胃	0.2~0.3	1~2	10	4~5	200
皮下注射	0.1~0.2	0.3~0.5	0.5~1.0	0.5~2	3~10
腹腔注射	0.2~0.2	0.5~1.0	2~3	2~5	5~15
肌肉注射	0.05~0.1	0.1~0.2	0.1~0.3	0.2~0.5	2~5
静脉注射	0.1~0.2	0.3~0.5	2~3	1~5	5~15

表5-3　不同种类实验动物一次给药的最大耐受量

动物种类	灌胃/mL	皮下注射/mL	肌肉注射/mL	腹腔注射/mL	静脉注射/mL
小鼠	0.8~1.0	1.5	0.2	1.0	0.8
大鼠	6~8	5.0	0.5	2.0	4.0
兔	150~200	10	2.0	5.0	10
猫	120~150	10	2.0	5.0	10
犬	500	100	4.0	30	100
猴	300	50	3.0	10	20

二、中药新药的一般药理学研究

一般药理学研究是指对主要药效学作用以外进行的广泛的药理学研究,包括安全药理学和次要药效学研究,属于安全性评价的范畴。通常所指的一般药理学研究仅限于安全药理学研究。安全药理学主要是研究药物在治疗范围内或治疗范围以上的剂量时,潜在的不期望出现的对生理功能的不良影响,即观察药物对中枢神经系统、心血管系统和呼吸系统的影响,即核心组合(Core Battery)试验研究。安全药理学的研究目的包括确定药物可能关系到人安全性的非期望药理作用、评价药物在毒理学和/或临床研究中所观察到的药物不良反应和/或病理生理作用、研究所观察到的和/或推测的药物不良反应机制。安全药理学可为临床试验和安全用药提供信息,也可为其他毒理学试验提供信息。根据需要可能追加和/或补充的安全药理学研究。安全药理学研究这一术语最早出现于1997年通过的ICH(人用药品注册技术要求国际协调会议)M3指导原则"Guidance on Non - Clinical Safety Studies for the Conduct of Human Clinical Trials for Pharmaceuticals"(支持药物人体临床试验的非临床安全性评价指导原则)[4]和ICH S6指导原则"Preclinical Safety Evaluation of Biotechnology-Derived Pharmaceuticals"[5]（生物技术药物的临床前安全性评价）中，要求在非临床安全性评价中必须进行安全药理学研究，用于支持药物的人体临床试验。2000 年 ICH 通过的 S7A 指导原则"Safety Pharmacology Studies for Human Pharmaceuticals"[6]（人用药物安全药理学研究指导原则）则详细阐述了对药物安全药理学研究的要求，明确将其纳入毒理学评价范畴。

《药品注册管理办法》规定药物的安全性评价研究必须执行 GLP。作为安全性评价的一部分，安全药理学研究原则上须执行 GLP。安全药理学研究贯穿于新药研究的全过程中，需要根据药物研究进程确定所需要进行的安全药理学研究内容，分阶段进行。心血管系统、呼吸系统和中枢神经系统是维持生命的重要系统，因此在药物进入临床试验前，应完成对中枢神经系统、心血管系统和呼吸系统影响的核心组合试验的研究。追加和/或补充的安全药理学研究视具体情况，根据评价的需求，可在申报临床前或生产前完成[7-9]。

（一）受试物

用于非临床研究的受试物，不论是中药、天然药物新药，还是化学药物新药，均应采用工艺路线及关键工艺参数确定后的工艺制备；能充分代表临床试验拟用样品和/或上市样品质量和安全性的样品，一般应为中试或中试以上规模的样品，若达不到该要求，应有充分的理由。应注明名称、来源、批号、含量、保存条件及配制方法等，试验中所用辅料、溶媒等应标明厂家、批号、规格，并符合试验要求。由于中药的特殊性，建议现用现配，否则应提供数据支持配制后受试物的质量稳定性及均匀性。GLP 要求试验过程中应进行受试物样品分析，并提供样品分析报告，成分基本清楚的中药、天然药物应进行受试物样品分析。

（二）试验项目和观察指标

对于需进行安全药理学研究的中药、天然药物，大部分品种进行了中枢神经系统、呼吸系统、心血管系统等三大重要系统的核心组合试验，仅个别品种根据具体情况进行了追加或补充试验。因此，主要针对三大重要系统试验进行讨论。中枢神经系统方面，要求定性和定量评价给药后动物的运动功能、行为改变、协调功能、感觉/运动反射和体温的变化等，以确定药物对中枢神经系统的影响。在这些试验中，需要关注动态观察，重视一般状态观察，以多项指标来评价对中枢神经系统的影响。部分中药品种试验中存在的问题为：不重视动物的一般状态观察，而一般状态是反映药物毒性的最直观指标；观察不全面，仅以 1 或 2 个指标难以全面反映药物的影响；自主活动仅进行主观描述，未进行定量测定等。心血管系统方面，需观察给药前后血压

（包括收缩压、舒张压和平均压等）、心电图和心率等的变化,建议采用清醒动物进行测定(如遥测技术等)。呼吸系统方面,需要测定给药前后动物的各种呼吸功能指标的变化,如呼吸频率、潮气量、呼吸深度等。这些指标中,需要关注动态观察,提供指标要全面。如有些中药申报资料中,心电图指标提供不全,仅提供2~3个指标,缺少对心电图重要指标的分析(如需要重点关注的QT间期);血压方面仅提供平均动脉压的数据,无法判断药物对收缩压和舒张压的影响。

（三）剂量设计

体内安全药理学试验要对所观察到的不良反应的剂量－反应关系进行研究,如果可能也应对时间效应关系进行研究。因此,安全药理学试验一般应设计3个剂量,产生不良反应的剂量应与动物产生主要药效学的剂量或人拟用的有效剂量进行比较。由于不同种属的动物对药效学反应的敏感性存在种属差异,因此应包括或超过主要药效学的有效剂量或治疗范围。中药的临床拟用量可能与化学药相差较大、起效剂量或起效浓度高,所以为充分暴露毒性,中药安全药理学试验的高剂量水平设计常规会高于化学药,直至采用最大给药量或最大耐受量。如果安全药理学研究中缺乏不良反应的结果,试验的最高剂量应设定为相似给药途径和给药时间的其他毒理试验中产生毒性反应的剂量。体外研究应确定受试物的浓度－效应关系。若无明显效应时,应对浓度选择的范围进行说明。

（四）给药方法和观察时间设计

一般可选用溶媒和/或辅料进行阴性对照。如为了说明受试物的特性与已知药物的异同,也可选用阳性对照药。整体动物实验,首先应考虑与临床拟用途径一致,可以考虑充分暴露的给药途径。对于在动物实验中难以实施的特殊的临床给药途径,可根据受试物的特点选择,并说明理由。一般采用单次给药。但是若主要药效学研究表明该受试物在给药一段时间后才能起效,或者重复给药的非临床研究和/或临床研究结果出现令人关注的安全性问题,则应根据具体情况合理设计给药次数。结合受试物的药效学和药代动力学特性、受试动物、临床研究方案等因素,选择观察时间点和观察时间。

（五）主要研究内容

1. 中枢神经系统研究

直接观察给药后动物的一般行为表现、姿态、步态、活泼程度、睡眠情况,有无流涎、肌颤及瞳孔变化等;定性及定量评价给药后动物的运动功能、行为改变、协调功能、感觉/运动反射和体温的变化。主要实验有小鼠或大鼠自主活动、小鼠爬杆或转棒时间、对阈下催眠剂量戊巴比妥钠的影响等,综合评价受试物对中枢神经系统的影响,判断其是否有兴奋或抑制作用等。

2. 心血管系统研究

测定并记录清醒或麻醉动物给药前后血压(收缩压、舒张压、平均动脉压)、心电图(包括 QT 间期、PR 间期、ST 段和 QRS 波等)以及心率等的变化,建议尽量采用清醒动物进行观察,如遥测技术等。实验动物通常采用犬,也可采用大鼠,分别记录给药前、后即刻、30 min、60 min、90 min、120 min、150 min、180 min、240 min 不同时间点的变化。

3. 呼吸系统研究

通常选用犬、大鼠等动物,与心血管系统的实验一起进行,测定并记录动物给药前、给药后(一般静脉注射、皮下注射、肌内注射记录 0~2 h,每间隔 5~10 min;灌胃给药、十二指肠给药记录给药后 0~4 h,间隔 15 min)的呼吸频率、节律和呼吸深度等指标。

随着 GLP 的发展,中药新药安全药理学研究的试验方法也日渐规范。2014 年版指导原则建议采用清醒动物进行心血管系统指标的测定(如遥测技术)。试验中还需关注观察时间选择的合理性,一般应结合受试物的药效学和药物代谢动力学特性、受试动物、临床研究方案等因素选择观察时间点和观察时间。由于不是所有的中药、天然药物都能获得全部成分的药物代谢动力学数据,因此观察时间点的设计可能难以基于药物代谢动力学特性来设计,这时需要考虑根据其他因素来合理设计,如结合其他毒理学试验中的反应或适当延长观察时间点来避免观察时间点不合适或偏短所带来的假阴性结果。观察时间设计不合理是中药新药中的常见问题,如观察时间点过短、过少或未根据具体情况进行调整。有些品种观察心血管系统和呼吸系统时仅观察到药后 1 h,甚至短至 0.5 h,观察时间偏短,难以充分地观察到给药所带来的影响,尤其是对一些吸收较慢的药物。此外,如果已观察到指标(如心电图)的变化,那么在拟设定的最末观察点仍未恢复时,也应适当延长观察时间,以观察反应的恢复情况。对于吸收迅速的药物,则应加强给药后较短时间内的观察,加大观察力度。例如有些药会出现一过性的心电图、心率的变化,若观察时间点不合理,则可能会漏失有用的信息。有些品种的监测时间点偏少,如自主活动仅一个时间点数据,心电图和呼吸系统指标时间点也少,这样就导致无法得到全面信息,如作用发生时间、持续时间和恢复时间。睡眠协同试验中的戊巴比妥钠剂量的选择也需关注,由于戊巴比妥钠的来源不同,动物种系及来源、试验条件有差异,因此不能仅仅参考文献资料来确定戊巴比妥钠的剂量。需要通过预试验的剂量筛选,以保证正式试验的成功。此外,个别中药新药存在实验动物数不足或动物等级未达到规定要求等问题。因此,针对具体药物,需要根据实验情况具体对待。

4.追加或补充的安全药理学研究

当核心组合试验、临床试验、流行病学、体内外试验以及文献报道提示药物存在潜在的与人体安全性有关的不良反应时,应进行追加和/或补充的安全药理学研究。追加的安全药理学研究(Follow – up Safety Pharmacology Studies)是根据药物的药理作用、化学结构,预期可能出现的不良反应,即对中枢神经系统、心血管系统和呼吸系统进行研究。例如,在安全药理学研究实验中,当观察到受试物对神经系统有明显的镇静作用时,应进行进一步的研究即追加研究,如强迫游泳实验、明暗穿箱实验、DA 受体结合试验等,观察受试物对动物行为、学习记忆、视觉、听觉等的影响。补充的安全药理学研究(Supplemental Safety Pharmacology Studies)是评价药物对泌尿系统、自主神经系统、胃肠道系统和其他器官组织的影响。例如,对泌尿系统,可以测定动物的尿量、尿比重、渗透压、pH 值、电解质和肾功能如尿素氮、肌酐、蛋白质等指标;对自主神经系统,可以观察与相关受体的结合、对激动剂或拮抗剂的功能反应、对自主神经的直接作用,以及对心血管反应、压力反射和心率等的影响;对肠胃系统,可以检测胃液的分泌量和 pH 值、胃肠损伤病理变化、胆汁分泌、药物在体内的转运时间等指标。

三、中药新药的药代动力学研究

非临床药代动力学(简称药动学)研究是通过体外和动物体内试验,通过采集给药后不同时间点的生物样本(血液、尿液、组织等),采用现代化的仪器方法高效、准确测定生物样品中受试物的成分含量,运用动力学原理,定量揭示药物在体内的动态变化规律,获得药物的基本药代动力学参数,阐明药物吸收、分布、代谢和排泄的体内过程和特征。药动学研究对于新药的评价具有重要意义。中药药代动力学是借助动力学原理和现代分析手段,在中医理论的指导下,研究中草药的活性成分、组分、单方和复方在体内吸收、分布、代谢和排泄的动态变化和规律,建立中药新药的体内与体外、药代动力学与药效动力学、时间 – 浓度 – 效应之间的定量关系,通过参数把握其在体内量变过程的规律,预测给药后任何时间的血药浓度或组织脏器中的药物量,推断出首剂量、维持剂量和间隔给药时间等参数,并用数学方程和药动学参数定量描述的一门边缘学科[10-11]。

(一)研究注意事项

1.动物选择

药动学的实验动物一般采用成年健康或模型动物,常用动物为大鼠、小鼠、兔、豚鼠、犬、小型猪等。机体是否处于病理状态及疾病的严重程度对药物的吸收、分布、代谢、排泄有不同程度的影响,这与临床用药是否安全有效有着密切联系。因此,评价中药活性成分在模型实验动物体内的药动学行为,较基于健康实验动物开展的实验更客观、准确,更具有实际意义。

2. 剂量设置

给药剂量与药物的体内行为密切相关。临床前药动学的研究应设置至少 3 个剂量组,高剂量最好接近最大耐受量,中、小剂量在动物有效剂量的上下限范围设定。通过多剂量药动学研究,可以考察在受试剂量范围内,药物的体内动力学过程是线性的还是非线性的,以利于解释药效学和毒理学研究中的发现,为进一步开发研究提供信息。

3. 给药途径

给药途径尽可能与临床用药一致;给药后应规定动物禁食的时间,以免由食物引起数据波动;此外,口服给药前应禁食 12 h 以上,以排除食物对药物吸收的影响。

4. 采样点的设置

采样时间点的设计应兼顾药物的吸收相、平衡相(峰浓度附近)和消除相,以获得完整的血药浓度 – 时间曲线。若采样点过少或选择不当,则可能得到不同的房室模型,血药浓度 – 时间曲线也可能与药物在体内的真实情况不一致。一般在吸收相至少需要 2 ~ 3 个采样点,对于吸收快的血管外给药的受试物,应尽量避免第一个点是峰浓度(C_{max});在 C_{max} 附近至少需要 3 个采样点;消除相需要 4 ~ 6 个采样点。整个采样时间至少应持续 3 ~ 5 个半衰期,或持续到血药浓度为 C_{max} 的 1/10 ~ 1/20。

5. 生物样品的采集和前处理方法

根据实验动物和试验目的不同,采用不同的采样方法。常见的生物样本有血液、尿液、胆汁、粪便等,其中血液最为常用。根据需要采用血浆或血清用于测试,血浆是由加有抗凝剂的血液离心所得,血清是不加抗凝剂的血液离心或自然析出所得,二者的区别在于:血清中没有纤维蛋白原,没有参与凝血的血浆蛋白,但含有血小板在凝血过程中释放的物质。对于取得的生物样品,测定之前需要进行前处理,采用的方法有如下几种:①液 – 液萃取:根据目标物在不相混溶也不会产生乳化的生物基质和萃取溶剂中的分配系数不同而进行,在微量容器内加入适宜的萃取溶剂,经过萃取而达到富集样品的目的。②蛋白沉淀法:在生物样品中加入甲醇、乙腈、高氯酸、次氯乙酸等强极性溶剂,通过改变蛋白质所处的理化环境和破坏水化膜,从而影响蛋白质的解离度及所带电荷数,增加蛋白质颗粒间的引力,使其形成絮状物或块状沉淀,再通过高速离心分离沉淀和上清液而得到供试品。③固相萃取法:在固相萃取小柱内基于色谱法而进行的生物样品前处理方法。④超滤法:以压力或离心力为推动力的膜分离技术,借助于一定分子量截留值的超滤膜实现对大分子生物基质和小分子目标物的分离,完成样品前处理。⑤冷冻干燥法:生物样品尤其是尿样含有大量盐类,在无法选择萃取溶剂时,可通过预冻、升华、再干燥这几步冷冻干燥法将水分除去,充分保持目标物的稳定性,同时达到富集样品的目的。

(二)常用分析方法

生物样品的药物分析方法包括色谱法、放射性核素标记法、免疫学和微生物学方法。应根据受试物的性质,选择特异性好、灵敏度高的测定方法。色谱法包括高效液相色谱法(HPLC)、气相色谱法(GC)、色谱质谱联用法(如 LC – MS,LC – MS/MS,GC – MS,GC – MS/MS 方法)和放射性核素标记法。对于前体药物或有活性(药效学或毒理学活性)代谢产物的药物,建立方法时应考虑能同时测定原形药和代谢物,阐明药物在体内的生物转化,在这方面应用放射性核素标记法测定血药浓度,可配合色谱法,以保证良好的检测特异性。如某些药物难以用上述检测方法,可选用免疫学或生物学方法,但要保证其可靠性。放射免疫法和酶标免疫法具有一定的特异性,灵敏度高,但原形药与其代谢产物或内源性物质常有交叉反应,因此需提供证据说明其特异性。生物学方法(如微生物法)常能反映药效学本质,但一般特异性较差,应尽可能用特异性高的方法(如色谱法)进行平行检查。

1. 药物浓度法

通过测定中药或复方中有效成分在血液、尿液或其他组织中的浓度随时间的变化过程,得出药动学参数。He 等[12]采用 HPLC 法测定 2 型糖尿病大鼠口服黄连解毒汤提取物后,其体内黄芩苷和汉黄芩苷的浓度,黄芩苷在 0.1 ~ 20 μg/mL 浓度范围内线性良好,汉黄芩苷在 0.1 ~ 15 μg/mL 浓度范围内线性良好。但该方法对于单个色谱峰只能提供保留时间和紫外图谱等信号,对未知成分的结构信息提供有限。随着现代分析技术的发展,LC – MS/MS 技术越来越多地应用于药物代谢分析,其选择性和灵敏度更高,可实现多离子的同时检测。Zhao 等[13]采用 LC – MS/MS 法,在多反应监测扫描模式下,测定大鼠灌胃纯冬青苷和铁冬青提取物后血浆中冬青苷的浓度。

2. 生物效应法

中药和中药复方的疗效来源于各有效成分药理作用的总和,不能因为部分成分含量低而忽略对其药理作用的研究。20 世纪 80 年代首次提出以药理效应为指标进行药动学研究的理论和方法,即生物效应法。从整体观点出发研究中药药动学特征,更符合中医药理论。常见的生物效应法有以下 3 种：

（1）药理效应法：药理效应法是以量效关系、时效关系为基础研究药代动力学的方法。崔氏等[14]以超氧化物歧化酶（SOD）升高量为药理效应指标,研究淫羊藿不同炮制品提取物的药动学参数。杜氏等[15]以血压值为效应指标,用时效和量效曲线求得时间 – 生物体存量曲线,从而分析参附注射液的药动学参数。

（2）药物积累法：药物积累法亦称 LD_{50} 补量法或急性死亡率法,是将药代动力学中的多点动态与动物急性死亡率测定积蓄性方法相结合计算药动学参数的方法。邹氏等[16]在测定斑蝥素的药动学参数时,用小鼠的 LD_{50} 及生化指标表征斑蝥素的毒性,结果显示斑蝥素对小鼠的肝、肾均有明显毒性,该药在小鼠体内的动态变化符合一级动力学。药物积累法的测定指标是药物的毒性作用,只要是能够使动物急性死亡的中药都可用该法测定药动学参数,缺点是毒理效应与药理效应不平行,且致死量和给药途径与临床用药有一定差别,故所得参数仅具有表观性质。

（3）微生物指标法：微生物法主要用于有抗菌活性的中药,药物在含有实验菌株的琼脂板上形成菌环,在一定浓度范围内,抗菌药产生的抑菌环的直径大小与药物浓度的对数呈线性关系。该法简单易行,所测定的药动学指标可直接反应药效。潘嘉等[17]以抑菌效应为指标,测定川芎挥发油的药动学参数,结果其药动学过程符合一室开放模型。

中药复方的药效是多种化学成分相互作用产生的综合效果,其药动学研究的常用方法药动学和效应动力学难以客观地评价中药复方的整体量变行为。有学者提出了基于多组分多维向量归一的"总量"药动学评价方法,运用矩阵计量和多维向量法计算各成分数学意义上效应归一化的"总量",表征可分析成分在体内的总体变化规律,计算相应药动学参数[18]。

近年来开展的中药复方的药动学研究,研究单味药及复方配伍后在体内的 ADME 的动态规律,深入了解药物的作用机制,阐明复方配伍的原理及科学性,对于指导临床合理用药、创新中药新药具有重要的意义[19]。王志琪等[20]研究甘草和乌头配伍的药动学,结果发现二者配伍后乌头碱和次甘草酸在大鼠体内的 T_{max} 推迟,发挥了减毒作用。

药效作用的发挥需要其活性成分进入体循环,由此到达作用靶位与受体发生作用,因此给药后哪些中药物质具有显著的系统暴露,即在体循环血液中出现是药代动力学研究首先要搞清楚的问题。中药各成分结构差异大且含量高低不同,其药代属性也会因结构和理化性质的不同而不同,意味着中药各成分的体内暴露会出现明显差异。通过对给药前后收集的血、尿样品进行分析,就能发现中药所含的许多成分因含量低或药代属性差而使得给药后的体内暴露不显著,这些成分即使有药效活性,可能也很难对中药药效产生贡献;另一些成分因含量高且药代属性较好或在体内可由其他成分转化而来,给药后在体内以原型化合物或代谢物形式暴露显著,其暴露水平可随中药给药剂量的增加而提高,这些中药成分是后续涉及中药药效和安全性的研究应优先关注的对象。如果在体内暴露显著的同时具有较强的药效活性,这样的中药成分就有机会成为中药的药效物质基础。药代动力学研究发现的暴露显著的活性中药成分或其代谢物可作为中药的药代标识物,用以反映给药后机体对中药的物质暴露,并在后续临床研究中与中药的药效和安全性相关联[10]。

(三)方法学的确证

方法学确证是整个药代动力学研究的基础。药代动力学研究的结果都依赖于生物样品的测定,只有可靠的方法才能得出可靠的结果。由于生物样品取样量少、药物浓度低、内源性物质(如无机盐、脂质、蛋白质、代谢物)及个体差异等多种因素影响生物样品的测定,因此须根据待测物的结构、生物介质和预期的浓度范围,通过准确度、精密度、特异性、灵敏度、重现性、稳定性等研究建立测定方法,得到标准曲线后,在检测过程中还应进行方法学质控,制备随行标准曲线并对方法进行确证,以确保检测方法的可靠性。分析方法的确证分为全面确证和部分确证两种情况。对于首次建立的生物样品分析方法、新的药物或新增代谢物的定量分析,应进行全面方法确证。在其他情况下可以考虑进行部分方法确证,如生物样品分析方法在实验室间的转移、定量浓度范围改变、生物介质改变、稀少生物介质、证实复方给药后分析方法的特异性等。应考察方法的每一步骤,确定在从样品采集到分析测试的全过程中,环境、介质、材料或操作上的可能改变对测定结果的影响。

1. 特异性

必须证明所测定的物质是预期的分析物,内源性物质和其他代谢物不会干扰样品的测定。对于色谱法,至少要考察 6 个不同个体的空白生物样品色谱图、空白生物样品外加对照物质色谱图(注明浓度)及用药后的生物样品色谱图。对于以软电离质谱为基础的检测方法(LC - MS、LC - MS/MS 等),应注意考察分析过程中的介质效应,如离子抑制等。

2. 标准曲线与定量范围

根据所测定物质的浓度与响应的相关性,用回归分析的方法(如用加权最小二乘法)获得标准曲线。标准曲线的浓度范围为定量范围,在定量范围内,浓度测定结果应达到试验要求的精密度和准确度。用至少 5 个浓度建立标准曲线,应使用与待测样品相同的生物介质,定量范围要能覆盖全部待测浓度,不允许将定量范围外推来求算未知样品的浓度。建立标准曲线时应随行空白生物样品,但计算时不包括该点。

3. 精密度与准确度

要求选择 3 个浓度的质控样品同时进行方法的精密度和准确度考察。低浓度选择在定量下限附近,其浓度在定量下限的 3 倍以内;高浓度接近于标准曲线的上限;中间选 1 个浓度。每一浓度每批至少测定 5 个样品,为获得批间精密度,应有至少连续 3 个分析批合格。精密度用质控样品的批内和批间相对标准差(Relative Standard Deviation, RSD)来表示,相对标准差一般应小于 15% ,在定量下限附近应小于 20% 。准确度一般应在 85% ~ 115% 范围内,在定量下限附近应在 80% ~ 120% 范围内。

4. 定量下限

定量下限即标准曲线上的最低浓度点,要求至少能满足测定 3 ~ 5 个半衰期时样品中的药物浓度,或 $(1/20 ~ 1/10)C_{max}$ 时的药物浓度,其准确度应在真实浓度的 80% ~ 120% 范围内,RSD 应小于 20% 。应由至少 5 个标准样品的测试结果证明。

5. 样品稳定性

根据具体情况对含药生物样品在室温、冰冻或冻融条件下以及不同存放时间后进行稳定性考察,以确定生物样品的存放条件和时间。还应注意储备液的稳定性以及样品处理后的溶液中分析物的稳定性。

6. 提取回收率

应考察高、中、低 3 个浓度的提取回收率,其结果应精密和可重现。将每个浓度点与对应浓度的纯标准品溶液直接相比较,其提取回收率一般应高于 50% 。

上述分析方法确证的很多参数和原则也适用于微生物学或免疫学分析,但在方法确证中应考虑到它们的一些特殊之处。微生物学或免疫学分析的标准曲线本质上是非线性的,所以尽可能采用比化学分析更多的浓度点来建立标准曲线。

(四)结果与评价

对所获取的数据应进行科学和全面的分析与评价,综合论述药物在动物体内的药代动力学特点,包括药物吸收、分布和消除的特点;经尿、粪和胆汁的排泄情况;与血浆蛋白结合的程度;药物在体内蓄积的程度及主要蓄积的器官或组织;如为创新性的药物,还应阐明其在体内的生物转化、消除过程及物质平衡情况;分析药代动力学特点与药物的制剂选择、有效性和安全性的关系,为药物的整体评价和临床研究提供更多有价值的信息。

第三节　中药新药的毒理学及安全性研究

药物毒理学是研究药物毒副作用机制、评价新药安全性的分支学科,主要目的在于指导药物开发和临床合理用药,降低药物的毒副作用及减少因毒性导致的新药研发失败。"安全、有效"是新药必须具备的两大要素。有的药物有一定的毒性或偏性,药物与毒物并无绝对界线,即使如黄芪、人参之类的"补药",也不例外;反之,即使剧毒如砒石,使用得当也可疗疾,关键在于发现和认识药物的毒性或偏性、剂量和解救方法等。必须对新药的毒性和安全性等进行全面评价,发现其毒性作用的性质和规律,了解新药在大剂量或长期使用后是否会对机体产生毒性、毒性反应程度、毒性反应的靶器官(特别是首先出现毒性的靶器官)、毒性反应的可逆性如何等,进而被审批是否能够开始临床试验,以及预判新药临床试验的毒性大小、中毒症状、是否可逆或可逆程度、解救措施等问题,必要时还可针对主要毒性作用靶器官进行定期的理化检验以警惕毒性反应的发生。通过新药的主要药效学和毒理学研究,特别是根据动物的最小致死量、最大耐受量与药效学有效剂量的比值估算出新药的安全范围,将为临床用药的常用剂量范围提供重要参考。临床常用量即治疗量,是一个对大多数病人有效而不出现毒性反应的剂量,它必须通过临床才能最终确定。

一、《药品非临床研究质量管理规范》

为了保证新药上市后的安全性,发达国家均制定药物非临床安全性评价的药品非临床研究质量管理规范(GLP),这是对从事实验研究的规划设计、执行实施、管理监督和记录报告的实验室的组织管理、工作方法和有关条件提出的法规性文件。GLP意为"良好实验室规范"或"标准实验室规范",旨在严格控制药品安全性评价试验的各个环节,确保试验结果的准确性,促进试验质量的提高,提高登记、许可评审的科学性、正确性和公正性,更好地保护人类健康和环境安全。

20世纪80年代,我国开始准备并起草GLP法规草案。1993年12月11日,中华人民共和国国家科学技术委员会颁布了《药品非临床研究质量管理规定(试行)》,并于1994年1月1日起试行。1999年10月14日,国家药品监督管理局颁布《药品非临床研究质量管理规范(试行)》(药监局第14号令),这是我国在新药研发中加强药品安全性评价质量标准化建设的一个重要举措。在 2002 年国家药品监督管理局颁布的《药品注册管理办法》中也明确规定,新药的安全性评价研究必须执行 GLP 管理规范。2003 年国家食品药品监督管理局发布施行《药物非临床研究质量管理规范》(原局令第 2 号),对规范行业行为、推动药品研发、确保药品质量起到了积极的推动作用。非临床安全性评价研究机构指具备开展非临床安全性评价研究的人员、设施设备及质量管理体系等条件,从事药物非临床安全性评价研究的单位。2007 年药监局颁布新药技术审评补充条例,明确规定中药新药 1～5 类必须在通过认证的 GLP 机构进行。随着我国药物非临床安全性评价研究能力的不断提升和评价数量的快速增长,以及药物非临床研究领域新概念的产生和新技术的应用,需要对药物非临床研究质量管理规范的内容进行调整和细化,2017 年 6 月 20 日,经国家食品药品监督管理总局局务会议审议通过《药物非临床研究质量管理规范》(国家食品药品监督管理总局令第 34 号)。

　　GLP 适用于为申请药品注册而进行的药物非临床安全性评价研究。药物非临床安全性评价研究的相关活动应当遵守本规范。以注册为目的的其他药物临床前的相关研究活动参照本规范执行。非临床安全性评价研究,指为评价药物安全性,在实验室条件下用实验系统进行的试验,包括安全药理学试验、单次给药毒性试验、重复给药毒性试验、生殖毒性试验、遗传毒性试验、致癌性试验、局部毒性试验、免疫原性试验、依赖性试验、毒代动力学试验以及与评价药物安全性有关的其他试验。大多数新药须做全身毒性试验,而过敏性(局部、全身和光敏毒性)、溶血性和局部(血管、皮肤、黏膜、肌肉等)刺激性、依赖性等主要局部、全身给药相关的特殊安全性试验,则是根据药物的给药途径及制剂特点选做的,具有依赖性的新药应提供药物依赖性试验的资料。

　　如果处方中含有无法定标准的药材,或来源于无法定标准药材的有效部位,以及用于育龄人群并可能对生殖系统产生影响的新药(如避孕药、性激素、治疗性功能障碍药、促精子生成药、保胎药或有细胞毒作用的新药),应报送遗传毒性试验资料和生殖毒性研究资料。新药在长期毒性试验中发现有细胞毒作用或对某些脏器的组织生长有异常促进作用以及致突变试验结果为阳性的,必须提供致癌试验资料及文献资料。

　　毒理学及安全性研究的动物实验应符合随机、对照和重复的基本原则。

二、急性毒性试验

急性毒性是指在单次或 24 h 内多次给予药物后一定时间内所产生的毒性反应。

其目的是初步了解受试物毒性反应的表现特征及强度、可能的毒性靶器官及损害的可逆程度或安全剂量,对重复给药毒性试验的剂量设计和某些药物临床试验起始剂量的选择具有重要的参考价值,并能提供一些与人类药物过量所致急性中毒相关的信息。以下试验方法适用于中药、天然药物和化学药物。

（一）实验动物

实验动物的使用应当关注动物福利,遵循"减少、替代和优化"的原则,试验方案实施前应当获得动物伦理委员会批准。从充分暴露受试物毒性的角度考虑,采用不同种属的动物进行试验可获得较为充分的安全性信息。急性毒性试验应采用至少两种哺乳动物进行试验,一般应选用一种啮齿类动物和一种非啮齿类动物。若未采用非啮齿类动物进行试验,则应阐明其合理性。每组至少 10 只动物,雌雄各半,如临床为单性别用药,则可采用相对应的单一性别的动物。根据具体情况,可选择健康成年啮齿类和/或非啮齿类动物。如果受试物拟用于儿童,建议考虑采用幼年动物。动物初始体重不应超过或低于平均体重的 20%。试验分组除设受试物的不同剂量组外,还应设空白和/或阴性对照组。动物剂量分组可按所用计算方法的规定要求设置,一般设 4~5 个剂量组。动物在给药前应禁食,禁食时间以过夜为宜,禁食期间不禁水,空腹给药,以保证给药剂量的准确性。

（二）给药途径和给药容量

为了尽可能观察到动物的急性毒性反应,可采用两种以上给药途径进行急性毒性试验,其中一种应与拟临床给药途径一致,若不采用拟临床途径给药,则必须充分说明理由。经口给药时应禁食不禁水。大鼠经口给药的容量一般每次不超过 20 mL/kg,小鼠经口给药的容量一般每次不超过 40 mL/kg。固体受试物经灌胃途径给药时,溶媒一般用水。体积较小、不溶于水的粉末剂,可用 0.5% 羧甲基纤维素钠或 10% 阿拉伯胶制成混悬剂。受试物的容积应控制在适当限度内。灌胃给药时,小鼠每 10 g 体重最大不宜超过 0.4 mL;注射给药(皮下、腹腔或静脉内注射)时,每 10 g 体重不宜超过 0.25 mL。

（三）观察期限和指标

观察期限一般为 14 d,如果毒性反应出现较慢,那么应适当延长观察时间;如果观察时间不足 14 d,那么应充分说明理由。在正式试验之前,应进行预试验。观察指标包括动物的体重变化、饮食、外观行为、分泌物、排泄物、死亡情况及中毒反应(中毒反应的症状、严重程度、起始时间、持续时间、是否可逆)等。对濒死及死亡动物应及时进行大体解剖,其他动物在观察期结束后进行大体解剖,当发现器官出现体积、颜色、质地等改变时,应对改变的器官进行组织病理学检查。在一些情况下,为获得更为全面的急性毒性信息,可设计多个剂量组,观察更多的指标,如血液学指标、血液生化学指标、组织病理学检查等,以更好地确定毒性靶器官或剂量－反应关系。

（四）常用急性毒性试验方法

根据药物的毒性大小或受试物剂量的限制,急性毒性试验一般测定致死量、最大给药量、最大耐受量、最大无毒性反应剂量等来确定药物引起死亡、严重毒性反应和无毒反应的剂量等。

1. 最大给药量（Maximal Feasible Dose,MFD）

最大给药量指单次或 24 h 内多次（2～3 次）给药所采用的最大给药剂量。最大给药量试验是指在合理的给药浓度及合理的给药容量的条件下,以允许的最大剂量给予实验动物,观察动物出现的反应。具体操作方法:每组 10～20 只动物,雌雄各半,设给药组、空白组和/或阴性对照组。给药前一夜动物禁食不禁水,给药后常规饲养,观察 14 d。记录试验过程中动物出现的异常表现及致死症状,计算出动物总给药量 g/kg、mg/kg 或以含生药量 g/kg 表示,即动物的最大给药量。

2. 最大无毒性反应剂量

最大无毒性反应剂量是指受试物在一定时间内,按一定方式与机体接触,用灵敏的现代检测方式未发现损害作用的最高剂量。

3. 最大耐受量（Maximal Tolerance Dose,MTD）

最大耐受量是指动物能够耐受而不引起动物死亡的最高剂量。从获取安全性信息的角度考虑,有时对实验动物的异常反应和病理过程的观察、分析,较以死亡为观察指标更有毒理学意义。测定方法及注意点:① 先测定 LD_{50}:若仅高剂量组出现少量动物死亡,而由于药物浓度、体积等限制,不可能再提高剂量以求得 LD_{50},则未出现动物死亡的最大剂量可以认为是该受试药物的 MTD。例如,若测某受试药物的 LD_{50} 时设置了 A、B、C、D、E 五个剂量,结果仅 E 剂量有个别动物死亡,那么可以认为剂量 D 是该受试药物的 MTD。② 如果在测定 LD_{50} 预试验中未出现动物死亡,那么可用拟推荐临床的给药途径,以最大浓度下的最大容积,一次给予 30 只动物（雌雄各半）,或一天内每隔 4～6 h 连续 2～3 次给药,观察动物是否出现死亡,以不引起死亡的最大累计剂量作为 MTD。若均未出现动物死亡,则可认为其 MTD 大于 3 次累加剂量。以上所称最大浓度,在灌胃给药时,以药液的黏滞度能通过灌胃针头为准。若为液体剂型或注射液,则为提高剂量,也可适当浓缩。但由于渗透压、pH 值等限制,也不宜过浓,以浓缩 2～3 倍为限。

4. 致死量

致死量是指受试物引起动物死亡的剂量。测定的致死量主要有最小致死量、半数致死量。在测定致死量的同时,应仔细观察动物死亡前的中毒反应情况。

（1）近似致死剂量法:本法主要用于非啮齿类的动物实验。一般采用 6 只健康的 Beagle 犬或猴。犬的年龄一般为 4~6 月龄,猴的年龄一般为 2~3 岁,选用其他动物时应说明理由。根据小动物的毒性试验结果、受试物的化学结构和其他有关资料,估计可能引起毒性和死亡的剂量范围。按 50% 递增法,设计出含数个剂量的剂量序列表。根据估计,从剂量序列表中找出可能的致死剂量范围,在此范围内,每间隔一个剂量给一只动物,测出最低致死剂量和最高致死剂量,然后用二者之间的剂量给一只动物。如果该剂量下动物未发生死亡,那么该剂量与最低致死剂量之间的范围为近似致死剂量范围;如果该剂量下动物死亡,那么该剂量与最高非致死剂量间的范围为近似致死剂量范围。

（2）半数致死量（Median Lethal Dose, LD_{50}）法:LD_{50} 是一种经典的急性毒性试验方法。试验结果经统计学处理可获得受试物的 LD_{50}。但 LD_{50} 表示急性毒性也有其局限性和影响因素。LD_{50} 的计算方法有很多,如 Bliss 法、简化概率单位法、孙氏综合法、改良寇氏法和序贯法等。例如:当临床所用的剂量远远小于 LD_{50},比最小致死量也要小得多时,这就出现了一个问题,即当两个药物的剂量 – 反应曲线斜率不同时,对于它们毒性的评价会出现矛盾。因此,不能把"LD_{50} 表示急性毒性"的概念绝对化,即有时候同临床现象不一致也有可能。此外,评价药物的安全性还应同时参考其药效学有效剂量,如果尽管一个药物的 LD_{50} 不小,但是其药效学有效剂量很大,且两者比较接近,那么这个药物仍不够安全。LD_{50} 的试验结果可受到动物种类、品系、年龄、性别、健康状况、给药途径、给药时间、季节、操作误差等多种因素影响。此外,环境温度宜控制在 10~28 ℃之间,过高或过低都会造成动物死亡率增加。在实验（给药）开始之前,动物宜在实验室内饲养观察一周,使动物适应环境,并便于实验者观察动物的健康状况。

由于死亡率在理论上与计量的对数值呈线性关系,因此各组剂量安排宜按等比级数递增（或递减）。最大剂量组应达到或接近 100% 动物死亡,最小剂量组死亡率应为 0% 或接近 0%,根据所用计算方法的要求可以有所不同。但各剂量组和死亡率之间应呈现出较好的线性关系,不能偏离过远。

三、长期毒性试验

长期毒性试验是重复给药的毒性试验的总称,描述动物重复接受受试物后的毒性特征。长期毒性试验可以：①预测受试物可能引起的临床不良反应，包括不良反应的性质程度、剂量－反应和时间－反应关系、可逆性等；②推测受试物重复给药的临床毒性靶器官或靶组织；③预测临床试验的起始剂量和重复用药的安全剂量范围；④提示临床试验中须重点监测的指标；⑤为临床试验中的解毒或解救措施提供参考信息。长期毒性试验周期长、耗资高、工作量大，若因试验设计不合理或所进行的试验未充分揭示中药的毒性特征，则会造成人力、物力、财力的浪费，也会影响新药的研究速度。充分认识长期毒性试验的重要性，合理科学地进行长期毒性试验设计，对试验结果进行科学的分析，是新药非临床安全性评价的基本要求。以下试验方法适用于中药、天然药物和化学药物。

（一）实验动物

长期毒性试验需采用两种动物进行，一种为啮齿类，常用大鼠；另一种为非啮齿类，常用 Beagle 犬或猴。选择健康、体重均一的动物，必要时，也可选用疾病模型动物进行试验。雌雄各半，雌性应未孕。当临床拟用于单性别时（如妇科用药），可采用相应性别的动物。应根据研究期限的长短和受试物的使用人群范围确定动物的年龄。试验周期在 3 个月以下的，大鼠为 6—9 周龄，Beagle 犬为 6—12 月龄；试验周期在 3 个月以上的，大鼠为 5—6 周龄。每组动物的数量应能够满足试验结果的分析和评价的需要，啮齿类一般不少于 15 只/性别（主试验组 10 只，恢复组 5 只），非啮齿类一般不少于 5 只/性别（主试验组 3 只，恢复组 2 只）。

（二）给药途径与频率

应与临床拟用药途径相同，若选择其他的给药途径，则应说明理由。原则上应每天在相同时间给药，试验周期长（3 个月或以上）者可采取每周给药 6 d。特殊类型的受试物由于其毒性特点和临床给药方案等原因，应根据具体药物的特点设计给药频率。

（三）给药期限

长期毒性试验的给药期限通常与拟定的临床疗程的长短、临床适应证、用药人群相关，应充分考虑预期临床的实际疗程。临床单次用药的药物，给药期限为 2 周的长期毒性试验，通常可支持其进行临床试验和生产。给药期限为 1 个月的长期毒性试验，通常可支持临床疗程不超过 2 周的药物进行临床试验。临床疗程超过 2 周的药物，可以在临床前一次性进行支持药物进入Ⅲ期临床试验的长期毒性试验。若长期毒性试验拟定给药期限在 3 个月以上，则可先对 3 个月中期试验报告（应有一般状况观察、血液学指标、血液生化学指标、体温、眼科、尿液、心电图、系统尸解、脏器系数、组织病理学等检查)进行评价,判断是否可进行临床研究。但在进行Ⅲ期临床试验前,必须完成全程长期毒性试验的研究资料。临床疗程超过2周的药物,也可以根据具体情况,以不同给药期限的长期毒性试验来分别支持药物进入Ⅰ期、Ⅱ期或Ⅲ期临床试验。一方面,通过给药期限较短的毒性研究获得的信息,可以为给药期限较长的毒性研究设计提供给药剂量、给药频率、检测指标等方面的参考;另一方面,临床试验中获得的信息有助于给药期限较长的动物毒性研究方案的设计,有利于降低药物开发的风险。

(四)给药剂量与分组

一般情况下,至少应设3个剂量组和溶媒或赋形剂对照组,必要时还需设立空白对照组和/或阳性对照组。低剂量组原则上应高于动物药效学试验的等效剂量或预期的临床治疗剂量的等效剂量。高剂量组原则上应使动物产生明显的毒性反应,甚至可引起少量动物死亡(对于毒性较小的中药,可尽量采用最大给药量)。若出现未预期的毒性反应或不出现毒性反应,则可在设计更长时间的长期毒性试验时适当调整剂量。若受试物在饮食或饮水中给予时,则应能充分保证受试物的均一性、稳定性和定量摄入,提供相关的检测报告,并应根据动物生长和体重的变化情况而调整在饮食或水中的剂量。局部给药时,应尽可能保证给药剂量的准确性及与局部充分接触的时间。

(五)观察指标

除常规观察指标外,还应根据受试物的特点、在其他试验中已观察到的某些改变,或其他的相关信息(如处方中组成成分有关毒性的文献),增加相应的观测指标。以下仅列出常规需观察的指标。

1.一般状况的毒性症状

死亡是动物中毒最明显的表现,发现死亡动物应立即对其进行尸检,寻找其死亡原因。最好在动物中毒临终前活杀检查,若在死亡后检查,则可能会受到死亡后的自溶现象干扰。应每周记录体重、饲料和饮水量消耗,因为动物体重的变化是反应机体整个情况最灵敏的指标,它不仅反映动物的生长情况,也反映动物的一般健康状况,所以必须认真称体重和计算进食量。给药后应每天注意有无毒性症状出现,专人负责观察和记录,尤其在给药第一周内毒性症状出现最多,如一般行为,运动功能,呼吸的频率和性质,有无腹泻,眼、耳、鼻、口腔、外阴部有无异常或分泌物。群养时应将发现中毒反应的动物及时取出单笼饲养,重点观察。毒性症状有些只在给药后的一定阶段出现(如给药早期),以后逐渐自行消失或减轻;有些则随时间而进行性发展。因此,必须列表逐日或逐周(逐个动物)记录,以便看出症状发生、发展的过程,以及各种症状出现的先后次序。这对于判断药物毒性和指导临床都具有重要意义。非啮齿类动物除了上述指标外,还应进行体温、心电图、眼科检查。

2.血液学指标

应检查红细胞计数、网织红细胞计数、血红蛋白计数及其分类、白细胞计数及其分类、血小板计数、凝血时间、平均红细胞血红蛋白浓度、平均红细胞血红蛋白容积、平均红细胞容积等指标。

3.血液生化学指标

应检查天门冬氨酸氨基转换酶(AST)、丙氨酸氨基转换酶(ALT)、碱性磷酸酶(ALP)、尿素氮(BUN)、总蛋白(TP)、白蛋白(ALB)、血糖(GLU)、总胆红素(T-BIL)、肌酐(Grea)、总胆固醇(T-CHO)、肌酸磷酸激酶、三酰甘油、非啮齿类动物以及谷氨酸转移酶、K^+、Na^+、Cl^-等指标。对于血液学和生理指标,需重点观察网织红细胞的检查,以及丙氨酸氨基转移酶、总胆红素、血糖、尿素氮、总蛋白等。

4.尿液检查

应检查隐血、蛋白质、糖、尿胆元及胆红素等指标。

5.系统尸体解剖和病理组织学检查

复称体重后系统尸体解剖,发现异常的器官应重点进行病理组织学检查。取出心、肝、脾、肺、肾、肾上腺、胸腺、睾丸、子宫和可能的靶器官称重并计算脏器系数。高剂量组、对照组动物及尸检发现异常,器官检查要仔细。其他剂量组可取材保存。在高剂量组发现有异常病变时才进行病理组织学检查。取材后立即放进10%福尔马林中固定。检查内容:心、肝、肾、脾、肺、肾上腺、甲状腺、甲状旁腺、垂体、前列腺、胸腺、睾丸(包括附睾)、卵巢、子宫、胃、十二指肠、回肠、胰腺、膀胱、食管、气管、主动脉、乳腺、脑(大脑、小脑、脑干)、脊髓(颈、胸、腰段)、骨髓、视神经、坐骨神经、淋巴结(包括给药局部淋巴结、肠系膜淋巴结)、给药局部。非啮齿类动物还需进行唾液腺、胆囊、乳腺等组织病理学检查。对于病理的检查,应分层次进行。先从宏观的一般肉眼观察,然后用光镜详细检查,必要时用电镜观察,并结合生理生化指标进行分析。这些指标的检查为毒性靶器官的确定奠定了基础。

(六)可逆性观察

最后一次给药后24 h,每组活杀部分动物(2/3~1/2),按以上要求检测各项指标。余下动物停药,继续观察2~4周,观察内容与给药期相同,最后活杀检查,系统尸解和病理组织学观察项目也同前。将所有各项指标同停药前比较,以了解毒性反应的可逆程度,和可能出现的延迟性毒性反应。由于组织学检查的结果主要是描述性的,因此给药终期和可逆性观察时,组织学检查的人员应该是同一个人。

（七）观察指标的时间和频度

给药前做血液学和尿液检查,有明显异常者应剔除。给药后每天观察临床症状、行为表现等。体重、进食量每周检查一次。试验周期在三个月以内者,一般在末次给药后 24 h 做一次全面检查（尿液、血液、血液生化、大体尸解和病理组织学检查）,并在可逆性观察结束时再重复一次。对毒性反应较大的中药新药,必要时可在试验中间活杀少数动物进行全面检查。试验周期在三个月以上者,除在最后一次给药后 24 h 做一次全面检查外,在试验中期应对血液学和尿液进行一次检查,有明显阳性发现时,可活杀少量动物（高剂量组和对照组）做一次全面检查。

（八）结果处理

长期毒性试验中的数据均用 $\bar{x} \pm SD$（Standard Deviation,标准偏差）表示。在对长期毒性研究结果进行分析时,应正确理解均值数据和单个数据的意义。非啮齿类实验动物数量少、个体差异大,因此,单个动物的试验数据往往具有重要的毒理学意义。此外,非啮齿类动物实验的结果必须与给药前数据、对照组数据和历史数据进行多重比较,综合考虑数据的统计学意义和生物学意义,要将统计学上的 P 值与临床实际相结合进行考虑。但具有统计学意义并不一定代表具有生物学意义。在判断生物学意义时,应考虑到参数变化的剂量 – 反应关系、其他相关参数的改变,以及与历史对照的比较。在对长期毒性研究的结果进行分析时,还应对异常数据进行合理的解释。给药组和对照组之间检测参数的差异可能来自与受试物有关的毒性反应、动物对药物的适应性改变或正常的生理波动。在分析试验结果时,应关注参数变化的剂量 – 效应关系、组内动物的参数变化幅度和性别差异,同时综合考虑多项毒理学指标的检测结果,分析其中的关联和作用机制,以正确判断药物的毒性反应。单个参数的变化往往不足以判断该中药分子是否引起毒性反应,此时可能需要进一步进行相关的研究。通过毒代动力学研究可以为毒性反应和毒性靶器官或靶组织的判断提供重要的参考依据。

（九）动物毒性反应对于临床试验的意义

将重复给药毒性试验的结果外推至人体时,不可避免地会涉及受试物在动物和人体内毒性反应之间的差异,除了物种差异的原因外,较高剂量的受试物可能在动物体内呈非线性动力学代谢过程,从而导致与人体无关的毒性反应。另外,重复给药毒性试验难以预测一些在人体中发生概率较低的毒性反应或仅在小部分人群中出现的特异质反应,同时有些毒性反应目前在动物中难以观察,如头痛、头昏、头晕、皮肤瘙痒、视物模糊等。鉴于以上原因,动物重复给药毒性试验的结果不一定完全再现于人体临床试验。但如果没有试验或文献依据证明受试物对动物的毒性反应与人体无关,那么在进行药物评价时必须首先假设人最为敏感,重复给药毒性试验中动物的毒性反应将会在临床试验中出现。进行深入的作用机制研究,将有助于判断动物和人体毒性反应的相关性。

对重复给药毒性试验的结果进行评价时,应结合受试物的药学特点,药效学、药代动力学和其他毒理学的试验结果,以及已取得的临床试验结果,进行综合评价。对于重复给药毒性试验结果的评价,最终应落实到受试物的临床不良反应、临床毒性靶器官或靶组织、安全范围、临床需重点检测的指标,以及必要的临床监护或解救措施。

四、刺激性试验

刺激性、过敏性、溶血性是指药物制剂经皮肤、黏膜、腔道、血管等非口服途径给药,对用药局部产生的毒性(如刺激性和局部过敏性等)和/或对全身产生的毒性(如全身过敏性和溶血性等),为临床前安全性评价的组成部分。药物的原形及其代谢物、辅料、有关物质及理化性质(如 pH 值、渗透压等)均有可能引起刺激性和/或过敏性和/或溶血性的发生,因此药物在临床应用前应研究其制剂在给药部位使用后引起的局部和/或全身毒性,以提示临床应用时可能出现的毒性反应、毒性靶器官、安全范围。根据《药品注册管理办法》,药物刺激性、过敏性和溶血性研究必须执行《药物非临床研究质量管理规范》(GLP),试验设计应遵循随机、对照、重复的原则。

刺激性试验是指非口服给药制剂对给药部位产生的可逆性炎症反应,考察动物的血管、肌肉、皮肤、黏膜等部位接触受试物后是否引起红肿、充血、渗出、变性或坏死等局部反应。可用溶媒和/或赋形剂和/或基质作为阴性对照。必要时可设阳性对照。因局部刺激性与受试物制剂密切相关,相同活性成分不同制剂的受试物的局部刺激性可能明显不同,若出现毒性反应,应与已上市品种进行比较性研究,以保证药物临床应用的安全性。

动物应选择与人类皮肤黏膜反应比较相近的动物,如家兔、豚鼠和小型猪等。刺激性试验的结果从动物外推到人的可靠性有限。若用两种动物进行试验得到类似结果,则会增加从动物外推到人的可靠性。剂量可选择几种不同浓度的制剂进行试验,其中包括拟用于临床研究的浓度,可以通过改变给药频次进行剂量的调整。对于局部用膏状制剂,在给药面积不变的情况下,不应通过增加厚度来满足增加给药量的目的。给药部位一般应选择与临床应用相似的部位,并注意对可能接触到受试物的周围组织的影响。设计剂量和给药频次时,应考虑受试动物给药部位的解剖特点和生理特点,保证受试物在给药部位的有效暴露时间。给药频率和时间应依据拟定临床用药方案来决定,多次给药一般不超过4周。

（一）刺激性试验的观察指标

肉眼观察应详细描述动物的局部反应,包括红斑、水肿、充血程度及范围,并以计分的方式表示。同时观察动物的一般状态、行为、体征等。组织病理学检查应详细描述给药部位的病理变化,并进行半定量分析、判断。提供相应的组织病理学照片。若出现刺激性反应,应进行停药后的恢复期观察,以明确毒性反应的恢复情况。

（二）血管刺激性试验方法

试验动物首选家兔,每组不少于3只。可采用同体左右侧自身对比法。给药部位可选用耳缘静脉,根据受试物的特点采用最可能暴露毒性的给药方法,给药期限根据拟用于临床应用的情况来决定,多次给药一般不超过7 d。根据受试药物的特点和刺激性反应的情况选择观察时间和剖检时间,至少观察72 h。应对部分动物进行组织病理学检查。恢复期动物继续观察14～21 d再进行组织病理学检查,以了解刺激性反应的可逆程度。根据肉眼观察和组织病理学检查的结果进行综合判断。

（三）肌肉刺激性试验方法

试验动物通常选兔,也可选用大鼠,每组不少于3只。可采用同体左右侧自身对比法。根据受试物的特点和刺激性反应的情况选择观察时间,观察期结束时应对部分动物进行组织病理学检查。分别在左右两侧股四头肌内注射给药,观察给药后不同时间的局部反应,如充血、红肿等。给药后48～72 h剖检观察注射局部的刺激反应,计算相应的反应级,并进行局部组织病理学检查,提供病理照片。

（四）皮肤刺激性试验方法

实验动物首选家兔,每组动物数4～8只,一般雌、雄各半,也可选用小型猪或其他种属的动物。采用同体左右侧自身对比法。试验前24 h对给药区(通常在背部)进行脱毛处理(可剪、剃或用适宜的脱毛剂)。去毛范围为3 cm×3 cm。给药前应检查去毛皮肤是否因去毛而受损伤,有损伤的皮肤不宜进行试验。进行破损皮肤的刺激性研究时,在用药部位用砂纸磨或划"井"字并以渗血为度。取受试物0.5 mL直接涂布于一侧已去毛的皮肤上,然后用一层纱布(2.5 cm×2.5 cm)和一层玻璃纸或类似物覆盖,再用无刺激性胶布和绷带加以固定;另一侧涂布赋形剂或溶媒做对照。贴敷时间至少4 h。贴敷结束后除去受试物并用温水或无刺激性溶剂清洁给药部位。多次给药皮肤刺激性试验应连续在同一部位给药,每次给药时间相同,贴敷期限一般不超过4周。在自然光线或全光谱灯光下观察皮肤反应。对皮肤红斑和水肿进行评分。通常单次给药皮肤刺激性试验的观察时间点为去除药物后的30~60 min、24 h、48 h和72 h。多次给药皮肤刺激性试验的观察时间点为每次去除药物后1 h以及每次给药前,以及末次贴敷去除药物后的30~60 min、24 h、48 h和72 h。

(五)黏膜刺激试验方法

黏膜刺激试验包括眼刺激性试验、直肠刺激性试验、阴道刺激性试验、滴鼻剂和吸入剂刺激性试验和口腔用药、滴耳剂等刺激性试验。

1. 眼刺激性试验

实验动物首选家兔,动物数每组不少于3只。可采用同体左右侧自身对比法。试验前24 h内对每只动物的双眼进行检查(包括使用荧光素钠检查)。给药方法为每只眼睛滴入0.05~0.1 mL或涂敷0.1 g受试物,然后轻合眼睑约10 s。一般不需冲洗眼睛。给药期限应根据受试物拟用于临床应用的情况来决定,多次给药时每天给受试物的次数应与临床用药频率相同,连续给受试物2~4周,一般不超过4周。应根据受试物的特点和刺激性反应的情况选择适当的观察时间。通常单次给药眼刺激试验为给药后的1 h、2 h、4 h、24 h、48 h和72 h;多次给药眼刺激试验为每天给药前以及最后一次给药后的1 h、2 h、4 h、24 h、48 h和72 h。若存在持久性损伤,则有必要延长观察期限,一般不超过21 d。一般采用裂隙灯(或手持裂隙灯)进行眼刺激反应检查,也可根据刺激性反应的情况采用其他的合适器械(如放大镜、生物显微镜等)。在整个观察过程中应进行荧光素钠染色检查。每次检查都应记录眼部反应的分值,按分值判断其刺激程度。

2. 直肠刺激性试验

实验动物通常选用兔或犬。给药容积和给药频率可参考拟订的临床应用情况或动物种属最大的可给药量。通常每天1~2次,至少7 d,每次给药与黏膜接触至少2~4 h,必要时肛门可封闭一定时间。观察肛门区域和肛门括约肌,给药后的临床表现(如疼痛症状)和粪便(如血黏液),给药后动物的死亡和尸检情况,局部组织有无充血、水肿等现象,并进行肛周黏膜的病理组织学检查等。

3. 阴道刺激性试验

实验动物通常选用大鼠、兔或犬。给药容积和给药频率可参考拟订的临床应用情况或动物种属最大的可给药量。通常每天1~2次,至少7 d,每次给药与黏膜接触至少4 h。观察阴道部位的临床表现(如疼痛症状)和阴道分泌物(如血、黏液)等,给药后动物的死亡和尸检情况,局部组织有无充血、水肿等现象,并进行阴道和生殖系统病理组织学检查等。

4.滴鼻剂和吸入剂刺激性试验

实验动物可选用家兔、豚鼠或大鼠。将受试物滴入或喷雾于动物,使受试物与黏膜接触至少 4 h,给药后观察动物的全身状况(如呼吸、循环、中枢神经系统)及局部刺激症状(如哮喘、咳嗽、呕吐、窒息等)等变化。单次给药 24 h 后或多次给药停药后24 h 处死动物,观察呼吸道局部(鼻、喉、气管、支气管)黏膜组织有无充血、红肿等现象,并进行病理组织学检查。

5.口腔用药、滴耳剂等刺激性试验

可参照上述试验,将给药途径改为口腔给药或外耳道给药,观察受试物对动物口腔和喉黏膜,以及对外耳道和鼓膜等的影响。口腔用药建议实验动物用金黄仓鼠,观察受试物对其颊黏膜的刺激性。

五、光毒性(光刺激性)试验和溶血性试验

(一)光毒性试验

光敏反应是用药后皮肤对光线产生的不良反应,包括光毒性反应和光过敏反应两类。两类反应均由受试物所含的感光物质引起,但两者机制不同,实验方法、临床表现及意义亦不同。光毒性是由光诱导的非免疫性的皮肤对光的反应,是指药物吸收的紫外光能量在皮肤中释放导致皮肤损伤的作用,可通过直接作用或通过血液循环间接作用,即皮肤或全身接触或应用药物后,继而暴露于紫外线照射下所引起的一种皮肤毒性反应。光毒性反应是光敏反应中最常见的一种反应,具有剂量依赖性,其临床表现与晒伤相似,表现为红斑、水肿、皮肤瘙痒和色素沉着,严重者可产生局部坏死、溃烂或表皮脱落。光毒性可由局部给药和系统给药诱发,并不仅限于局部给药。因此,原则上所有给药途径的药物,只要有皮肤分布,就均应进行光毒性检测。若文献报道受试物的化学结构或某些组成(包括药物和赋形剂)有光毒性作用者,或其化学结构与已知光敏剂相似者,或曾有报道具有光毒性作用或可疑具有光毒性作用的中药制剂,则建议做皮肤光毒性试验。

实验动物选择成年白色豚鼠,雌雄各半,每组动物数至少 6 只。应设阴性对照组、阳性对照组和受试物不同剂量组,试验前动物备皮涂敷药物。给药 30 min 后覆盖固定,UV 光源照射(UVA 波长为 320 ~ 400 nm;若含 UVB,则其剂量不得超过0.1 J/cm^2)。试验结束后,分别于 1 h、24 h、48 h 和 72 h 观察皮肤反应,判断受试物是否具有光毒性。

(二)溶血性试验

溶血性试验是观察受试物是否引起溶血和红细胞凝聚等反应。药物制剂引起的溶血反应又可分为免疫性溶血和非免疫性溶血两类。免疫性溶血是药物通过免疫反应产生抗体而引起的溶血,为Ⅱ型和Ⅲ型过敏反应;非免疫性溶血包括以药物为诱发因素导致的氧化性溶血和药物制剂引起血液稳态的改变而出现的溶血和红细胞凝聚等。某些中药注射剂由于含有溶血成分或物理、化学及生物等方面的原因,在直接注入血管后可产生溶血作用;也有些注射剂中因含有杂质等成分,注入血管后产生血细胞凝聚,引起血液循环功能障碍等不良反应;另外,因中药制剂的成分复杂,故也存在因免疫反应引起的免疫性溶血。因此,凡是注射剂和可能引起免疫性溶血反应或非免疫性溶血反应的其他药物制剂,均应进行溶血性试验。有颜色的中药注射剂对常规的体外溶血试验结果判断的影响较大,为了精确检查中药注射剂的溶血性,建议结合分光光度法、体外红细胞计数法、体内红细胞计数及分析法进行试验。在进行长期毒性试验中,应注意溶血性指标的观察(如红细胞数量及网织红细胞数的变化、胆红素尿蛋白、肾炎、脾脏淤血及骨髓象等)。当受试物出现体外溶血阳性结果时,应进行体内溶血性试验,不但可以判断是否存在药物诱发溶血性的可能,而且可以通过对其他指标的测定提供更多的信息,如网织红细胞是否增高、是否有血红蛋白尿、球形红细胞是否增多,以及骨髓检查是否有溶血性贫血现象等。

六、过敏性试验

过敏性又称超敏反应,指机体受同一抗原再刺激后产生的一种表现为组织损伤或生理功能紊乱的特异性免疫反应。过敏性试验是观察动物接触受试物后的全身或局部过敏反应。《药物刺激性、过敏性和溶血性研究技术指导原则》中明确要求:"通常局部给药发挥全身作用的药物(如注射剂和透皮吸收剂等)需考察Ⅰ型过敏反应,如注射剂需进行主动全身过敏试验(Active Systemic Anaphylaxis,ASA)和被动皮肤过敏试验(Passive Cutaneous Anaphylaxis,PCA),透皮吸收剂需进行主动皮肤过敏试验(Active Cutaneous Anaphylaxis,ACA)。吸入途径药物应采用豚鼠吸入诱导和刺激试验。黏膜给药应结合受试物的特点参照经皮给药过敏性试验方法进行。如受试物的化学结构与文献报道产生其他过敏反应的化合物相同或相似者建议考虑采取适当的试验方法以考察其是否能引起其他过敏反应(如光过敏性反应等)。Ⅱ和Ⅲ型过敏反应可结合在重复给药毒性试验中观察,如症状、体征、血液系统、免疫系统及相关的病理组织学改变等。经皮给药制剂(包括透皮剂)应进行Ⅳ型过敏反应试验,包括豚鼠最大化试验(Guinea-Pig Maximization Test,GPMT)或豚鼠封闭斑贴试验(Buehler Test)或其他合理的试验方法如小鼠局部淋巴结试验(Murine Local Lymph Node Assay,LLNA)等。"主要方法有以下几种:

（一）Ⅰ型过敏反应试验

Ⅰ型过敏反应又称速发型过敏反应或超敏反应,药物分子本身为过敏原进入机体刺激免疫系统产生相应的 IgE 抗体,抗体附着在肥大细胞及嗜碱性细胞上使之致敏;当同一抗原再次进入机体后,即与肥大细胞及嗜碱性细胞表面的 IgE 抗体发生抗原抗体反应,导致肥大细胞及嗜碱性细胞脱颗粒并释放生物活性介质,作用于不同的组织和器官,产生不同的病理生理反应。临床表现为过敏性休克、支气管哮喘、变应原鼻炎、胃肠道与皮肤过敏反应等。Ⅰ型过敏反应通常用主动皮肤过敏试验(ACA)、主动全身过敏试验(ASA)和被动皮肤过敏试验(PCA)等考察,对于吸入途径药物常采用呼吸道敏感性检测。ACA 试验方法是在动物初始接触受试物后至少 1 周再进行受试物的激发接触,观察皮肤重复接触受试物后机体免疫系统反应在皮肤上的表现,即有无过敏反应及过敏强度如何。ASA 试验方法是当药物作为抗原或半抗原初次进入体内,刺激机体产生相应的抗体(IgE),当同样的药物再次进入机体时,抗原与抗体结合形成的抗原抗体复合物刺激肥大细胞及嗜碱性细胞释放活性介质,从而引起局部水肿、抓鼻、竖毛、呼吸困难、窒息痉挛,甚至休克死亡。PCA 试验是一种较敏感的测试特异抗体滴度的方法。将受试物致敏动物的血清(含丰富的 IgE 抗体)给正常动物皮内注射,IgE 的 Fc 端与皮肤的肥大细胞表面的特异受体结合,形成 IgE 的复合物,使肥大细胞致敏。当抗原攻击时,抗原与肥大细胞表面上 IgE 的 Fab 端结合,导致 IgE 分子结构的改变,引起肥大细胞脱颗粒释放过敏介质如组胺、慢反应物质等,使皮肤局部血管的通透性增加,使静脉注射抗原的同时注入的伊文思蓝染料在该皮肤处渗出着色。根据局部皮肤蓝染的范围或程度,可判定血管通透性变化的大小,继而判定皮肤过敏反应的程度。

（二）Ⅱ型过敏反应试验

Ⅱ型过敏反应又称细胞毒或溶细胞型。药物分子进入机体后附着在细胞膜(通常是血细胞)上,并刺激免疫系统产生相应抗体,参与的抗体主要是 IgG 和 IgM,特点是由抗体直接与靶细胞膜上的抗原结合而导致细胞溶解。临床可表现为药物性溶血性贫血、粒细胞减少和血小板减少性紫癜等。

（三）Ⅲ型过敏反应试验

Ⅲ型过敏反应又称免疫复合物型或血管炎型。药物分子进入机体后刺激免疫系统产生相应抗体(IgG、IgM),当抗原抗体两者呈一定比例时形成免疫复合物,沉积于组织的血管基底膜上,导致血管壁的损伤及炎症反应。常见反应如血清病、变应性肾小球肾炎、全身性红斑狼疮样反应等。当药理学和毒理学试验结果提示有潜在的Ⅱ

型和Ⅲ型过敏反应时,建议可进行进一步的相关试验研究。

(四)Ⅳ型过敏反应试验

Ⅳ型过敏反应又称迟发型过敏反应。药物直接作用于 T 淋巴细胞使之致敏,当同一药物再次接触已致敏的淋巴细胞时,激发致敏淋巴细胞释放介质而导致组织损伤。此类反应无抗体参与,发生较慢,一般在再次接触相同抗原48~72 h 后才出现临床表现,主要表现为药疹、接触性皮炎、剥脱性皮炎等。

七、特殊毒性试验

中药制剂的特殊毒理研究主要包括致畸变性、致突变性、致癌性和遗传毒性等评价。一般这些毒性作用不易被察觉,需要经过较长潜伏期在特殊条件下才会暴露出来。虽然这些毒性作用发生率较低,但其造成的后果往往较为严重甚至难以弥补,故这类毒性试验常统称为特殊毒性试验。

(一)致畸试验

致畸试验旨在母体孕期接触受试药,观测受试药对胎儿可能造成的影响或毒性作用。具有干扰胚胎的发育过程、影响正常发育的作用,即发育毒性,表现为生长迟缓,即胚胎的发育过程在有害环境因素的影响下,较正常的发育过程缓慢。致畸作用是指由于外源化学物的干扰,因此胎仔出生时,其某种器官表现形态结构异常。致畸作用所表现的形态结构异常,在出生后可被发现。功能不全和异常是指胎仔在出生后一定时间出现生化、生理、代谢、免疫、神经活动及行为的缺陷或异常。胚胎致死作用是指某些外源化合物在一定的剂量范围内,可在胚胎发育期间对胚胎具有损害作用,并使其死亡。具体表现为自然流产或死产,死胎率增加。在一般情况下,引起胚胎死亡的剂量较致畸作用的剂量为高,而造成发育迟缓的剂量则往往低于胚胎毒性作用的剂量,但高于致畸作用的剂量。实验动物选择及试验过程内容见敏感期生殖毒性试验(致畸胎试验)。

(二)致突变试验

致突变是指药物引起细胞基因突变,它同致癌和致畸之间都有密切关系。若药理实验证明药物具有较强的细胞毒作用,或属于抗肿瘤药物,或含有较强且量较大的已知致癌、致突变活性成分,则都应进行致突变试验。致突变试验必须做以下三项试验:微生物回复突变试验、哺乳动物培养细胞染色体畸变试验、啮齿动物微核试验。中药分子及其制剂若不适宜做体外试验、微生物回复突变试验,则可改做果蝇伴性隐形致死试验;若不适宜做哺乳动物培养细胞染色体畸变试验,则可改做啮齿类动物显性致死试验。

1. 微生物回复突变试验

实验动物常用组氨酸缺陷型鼠伤寒沙门氏菌（Samonella Typhimurium）T98、T100、T97 和 TA102，经检定符合要求，−80 ℃或液氮冻存备用。至少应采用五种不同剂量。最高剂量一般采用 5 mg/皿，最低剂量一般为 1 μg/皿或 0.1 μg/皿。但如果受试物达到某一浓度时对细菌的生长有抑制作用，那么该剂量不宜做本试验，应弃去不用。应用诱导剂混合物处理后的哺乳动物肝脏微粒体酶（S9）进行体外代谢活化试验，即在加 S9 和不加 S9 的平行条件下测试。阴性对照为溶剂对照，阳性对照为已知阳性致突变剂，如敌克松（Dexon）对照。标准平板法或给予培养法，48 h 观察结果，检查诱发的回复突变菌落数，超过阴性对照组 2 倍以上，并有剂量依赖关系者，判定为阳性。

2. 哺乳动物培养细胞染色体畸变试验

实验时常选用中国仓鼠的肺细胞，至少用 3 种不同剂量，以 50% 细胞生长抑制浓度（ID_{50}）为测试的最高剂量，应用诱导剂处理后的哺乳动物肝微粒体酶（S9），药物和细胞接触 24 h 和 48 h 后收获细胞。阴性对照为生理盐水或受试物的溶剂，阳性对照可采用环磷酰胺、丝裂霉素等已知染色体畸变试验阳性的化合物，每种浓度至少观察 100 个中期分裂相，在油镜下观察染色体畸变数和畸度类型。判定方法为：正常仓鼠的肺细胞染色体自发畸变率 <4%。若受试物诱发畸变率 >10%，则具有剂量依赖关系或虽无剂量依赖关系但某一测试点可重复，均判断为阳性。若受试物诱发畸变率 >5% 而 <10%，则为可疑。

3. 啮齿动物微核试验

实验动物常选用 NIH 小鼠，也可用 BALB/C 昆明种等其他小鼠。一般每组 10只，雌雄各半；或至少每组 6 只性成熟雄性小鼠。给药途径尽可能同拟推荐临床一致。一般为单次给药，必要时也可多次给药。至少设 3 个剂量组，高剂量组以 1/2 LD_{50} 为准。阳性对照组可用环磷酰胺。一般在给药后 24 h 处死动物，取骨髓涂片，吉姆萨染色，每只动物至少计数 1 000 个多染性红细胞，检查并计数其中带微核的细胞数，若发现受试物诱发微核率增加，有统计学显著性并与剂量有关，或者某一测试点微核增加、可有重复性，并有统计学意义，则可判定为阳性。

（三）致癌试验

致癌试验是给实验动物终生或长期染毒某测试物质后观察动物肿瘤形成的试验。标准的动物致癌试验是使用两种性别和两种动物，每个剂量组 50 只动物的终生试验。通常选用大鼠和小鼠，3 个以上的剂量组，以及所需的组织病理学检查的详细资料。化学物致癌性的阳性证据应包括各个器官、部位的肿瘤数,诱发罕见的肿瘤,出现肿瘤的潜伏期,以及所见肿瘤总数的增加。动物致癌试验作为预测人类致癌危险的依据仍存在一系列问题。例如,人的接触剂量一般远低于动物实验的剂量;人与动物对化学物的代谢可能不同,致癌机制也不同,由国际肿瘤研究中心分类确定的人类致癌物和可能人类致癌物的数量远低于动物致癌试验确定的动物致癌物的数量。

含有较强且量较大的致癌、致突变活性成分,经致突变试验阳性者,应进行本试验,应考虑实验动物对感染的抵抗力、寿命长短、自发肿瘤的频率高低以及对已知致癌原的敏感性等条件。由于本试验一般要观察动物终生或接近终生,特别是在判定受试物无致癌危险性时,更强调要长期观察,因此自然寿命较长的猴、犬等大动物较少被采用。动物对感染应有较强的抵抗力,尽量减少中途非癌死亡。大鼠和小鼠对致癌物质较敏感,自然寿命比较适当,故较为常用。实验时,应选用肿瘤自然发生率较低的品种。受试物致癌试验区分为预备试验和正式试验。这两个阶段的实验动物应来自同一饲养场的同一种品系。

1. 致癌试验的预试验

预备试验的目的是确定致癌试验的最高剂量。目前已经证明肿瘤的发生率与摄入致癌物质的总量有关,故摄入剂量愈高,肿瘤发生愈早。但是剂量过高,动物可能在还未发生癌变时就已中毒死亡。故确定剂量大小,尤其是最高剂量的大小对致癌试验的成败至关重要。致癌试验的最高剂量应是经过 3 个月的亚急性毒性试验无中毒死亡,其体重增长不低于对照组的 10%,机体一般状况和实验室检查变化不大的剂量。这一剂量,雌雄两种可以不同,也可以相同。如果中药分子经过急性和长期毒性试验,有足够的试验数据可以确定这一剂量时;或中药分子毒性很小,长期毒性试验未发现任何毒性反应时,这一阶段的试验可以免做。预试验最好用两种动物,设 3 个以上剂量组,另设对照组啮齿类动物,每组雌雄各 10 只。最高剂量应高于中毒阈剂量,即应出现某些毒性症状。低剂量组则不应出现毒性症状,体重增长不应低于对照组的 10%。连续给药 90 d 或更长,口服给药宜用掺饲法,将受试物均匀混入饲料或饮水中给予,一类中药新药混入量不宜超过饲养量的 5%,应以不含赋形剂的药物部分作为受试药物。

2. 致癌正式试验

至少采用两种动物进行试验,常用小鼠和大鼠,每组动物数至少 100 只,雌雄各半,可采用断奶不久的幼年动物,最大不超过 6 周龄。受试药物采用临床试验用的制剂,含赋形剂的量较大者,宜采用不含赋形剂的制剂。至少设 3 个剂量组和 1 个对照组,最好另设 1 个空白对照组。高剂量由预备试验或长期毒性试验的结果判定,低剂量应是临床拟用剂量的 1~3 倍(按公斤/体重计算)。给药途径原则上与临床一致,否则应说明理由。给药周期为大鼠 24 个月以上,小鼠 18 个月以上,试验过程中应每天观察动物的一般症状,开始时每周测一次体重和摄食量;第 13 周后,至少每 4 周测一次。应尽量减少肿瘤以外的死亡率。当小剂量组或对照组累计死亡率达 50% 时,可停止给药。如果发现有濒死状态的动物,应立即隔离或处死,并进行器官组织的大体和病理组织学检查。在处死时,可采血样检查红细胞、白细胞计数和做血片检查血象。如果在试验组和对照组观察到有肿瘤性病变或可疑肿瘤病变时,那么应对以下器官进行病理组织学检查:皮肤、乳腺、淋巴结、唾液腺、胸骨、脊椎及大腿骨(含骨髓)、胸腺、气管、肺及支气管、心、甲状腺及甲状旁腺、舌、食道、胃、十二指肠、大肠、小肠、肝、胰、脾、肾、肾上腺、睾丸、卵巢、性腺及其附属器、眼球、脑下垂体、脊髓及其他。如果试验组和对照组无肉眼可见的肿瘤性病变,那么对高剂量组的部分动物(1/2 ~ 1/3)的上述器官进行病理组织学检查,若发现有肿瘤病变,则需对全部动物进行病理组织学检查。如果在一种动物中发现有明确的致癌作用,那么预示对人可能有致癌潜力。如果在所有两种动物中都是阴性结果,那么可判为阴性[21-22]。

附录:新药研发实例

地榆消痔栓的研发

1. 药品命名

本品由地榆、铁苋菜、虎杖、朱砂七、白及、冰片组成。其中地榆、铁苋菜清热解毒、利湿、消肿止血,同为君药。本品又为栓剂。依据《药品注册管理办法》中有关命名的规定和原则,取主药"地榆"及其"消痔"功效,加剂型,命名为地榆消痔栓。

2. 地榆消痔栓的制备工艺研究

根据组方原则及方中药材的理化特性和各味药的药理作用,地榆消痔栓的制备工艺分为醇提、水煎煮以及直接入药 3 个部分。首先选择处方中的虎杖、朱砂七两味药进行醇提。采用正交实验法,选择乙醇浓度、加醇量、提取时间及提取次数 4 个因素,每个因素选择 3 个水平。以大黄素和虎杖苷的提取率作为指标,用 HPLC 法测定大黄素、虎杖苷的含量,再计算出二者的提取率,对结果做方差分析。通过综合评价,优选出醇提工艺的最佳条件为:80% 乙醇加 6 倍量回流提取 3 次,每次 1.5 h。

对醇提后的药渣与地榆、铁苋菜和白及做水煎煮提取,提取条件同样采用正交实验优选,以加水量、煎煮时间、煎煮次数为 3 个因素,每个因素选择 3 个水平。以鞣质含量及出膏率为指标,分别采用络合滴定法测定鞣质含量和烘干法测定出膏率。通过对结果做方差分析及综合评价,确定水煎煮工艺为加 10 倍量水,煎煮 3 次,每次 2 h,所得浸膏中鞣质含量最高。将上述醇提及水煎煮浸膏喷雾干燥,所得干膏溶入基质,最后加入冰片,经 3 批中试进行放大试验,3 批样品醇浸膏中大黄素含量依次为:2.91%、2.87%、2.85%,虎杖苷含量分别为:1.62%、1.79%、1.52%;3 批水煎浸膏中鞣质含量分别为 20.90%、22.97%、23.80%,成品量分别为:10.75 kg(20 倍处方量)、10.70 kg(20 倍处方量)、10.72 kg(40 倍处方量)。试验结果表明本工艺重现性好、可靠,从而为地榆消痔工业化生产提供了依据。

3. 地榆消痔栓的质量标准研究

本品的外观性状符合栓剂的有关要求,样品用 TLC 方法可以检出地榆、铁苋菜和朱砂七中的没食子酸,虎杖中的白藜芦醇苷,白及和冰片药材与对照品比较,Rf 值(Retention Factor Value,又称比移值)或特征斑点一致;对连续生产的中试样品的装量差异、融变时限、微生物限度进行了检查,均符合 2010 年版《中国药典》附录 IW 栓剂项下的规定。样品进行重金属与砷盐限量检查,结果均符合规定。

用高效液相色谱法(HPLC)测定制剂中大黄素的含量,地榆消痔栓每枚以大黄素($C_{15}H_{10}O_5$)计,不得少于 2.5 mg。大黄素在测定时的操作条件下,理论塔板数不低于 2 000,大黄素与其他组分的分离度符合规定。精密度试验表明,供试品溶液的 RSD 为 2.29%、1.63%,稳定性试验表明在 8 h 内的 RDS 为 0.34%、2.31%,稳定性良好。采用加样回收法,计算样品的平均回收率为 99.61%。本定量方法灵敏、专属、简便、重现性好。

以下为地榆消痔栓的质量标准正文。

【处方】地榆,铁苋菜,虎杖,朱砂七,白及,冰片,半合成脂肪酸甘油酯。

【制法】以上六味,取虎杖、朱砂七两味,洗净,烘干,按处方称量,两味药加 80% 乙醇 6 倍量提取 3 次,每次 1.5 h,合并 3 次提取液,滤过,滤液减压浓缩成相对密度为 1.0～1.15 的浸膏(60 ℃),备用;将虎杖、朱砂七醇提取后的药渣及地榆、白及、铁苋菜三味药材加 10 倍量水,煎煮 3 次,每次 2 h,合并煎液,滤过,滤液减压浓缩至相对密度为 1.0～1.1 的浸膏(60 ℃)。将上述醇浸膏与水浸膏合并混合均匀,喷雾干燥,所得的干膏粉加入熔化的混合脂肪酸甘油酯基质中,混匀,再加入冰片于上述基质中,混匀后倾入模具中,降温、启模,制成 1 000 粒,即得。

【性状】本品为棕褐色鱼雷形,药物与基质混合均匀,完整光滑,气特异。

【鉴别】(1)取本品栓剂 5 粒,切碎,混匀,称取 1 g,加水 50 mL,煮沸 30 min,放冷,离心 10 min(1 500 转/min),取上清液,用乙酸乙酯提取 2 次,每次 10 mL,合并乙酸乙酯液,挥干,残渣加甲醇 1 mL,作为供试品溶液。另取没食子酸对照品,加甲醇制成 1 mL 含 0.5 mg 的溶液,作为对照品溶液,照薄层色谱法(中国药典 2010 年版一部附录ⅥB)试验,吸取供试品溶液和对照品溶液各 8 μL 和 4 μL,分别点于同一以 0.5% 羧甲基纤维素钠为黏合剂的硅胶 G 薄层板上,以甲苯 - 乙酸乙酯 - 甲酸(6:3:1)为展开剂,展开,取出,晾干,喷以 1% 三氯化铁乙醇溶液。供试品色谱中,在与对照品色谱相应的位置上,显相同颜色的斑点。

(2)取本品栓剂 5 粒,切碎,混匀,称取 0.5 g,加 50% 的乙醇 10 mL,水浴回流 0.5 h,冷却后过滤,作为供试品溶液。另取白藜芦醇苷对照品,加甲醇制成每 1 mL 含 1 mg 的溶液作为对照品溶液。照薄层色谱法(中国药典 2010 年版一部附录ⅥB)试验,吸取供试品溶液和对照品溶液各 5 μL,分别点于同一以 0.5% 羧甲基纤维素钠为黏合剂的硅胶 G 薄层板上,以氯仿 - 丙酮 - 甲酸 - 水(4:4:0.5:0.2)为展开剂,展开,取出,晾干,在 365 nm 紫外光下检视。供试品色谱中,在与对照品色谱相应的位置上,显相同颜色的斑点。

(3)取含量测定项下的样品液作为供试品溶液,另取白及药材(经陕西省药品检验所鉴定为合格药材)2 g,加甲醇 10 mL,加热回流 1 h,同法制成对照品溶液。照薄层色谱法(中国药典 2010 年版一部附录ⅥB)试验,吸取供试品溶液和对照品溶液各 10 μL,分别点于同一以 0.5% 羧甲基纤维素钠为黏合剂的硅胶 G 薄层板上,以石油醚(30~60 ℃) - 甲酸乙酯 - 甲酸(15:5:1)的上层溶液为展开剂,展开,取出,晾干,置紫外灯(365 nm)下检视。供试品色谱中,在与对照药材色谱相应的位置上,显相同颜色的荧光斑点。

(4)取本品栓剂 5 粒,切碎,混匀,称取 1 g,加 5 mL 石油醚振摇溶解,静置 0.5 h,取上清液作为供试品溶液,另取冰片对照品加石油醚,制成每 1 mL 含 1 mg 的溶液,作为对照品溶液。照薄层色谱法(中国药典 2010 年版一部附录ⅥB)试验,吸取供试品溶液和对照品溶液各 10 μL,分别点于同一以 0.5% 羧甲基纤维素钠为黏合剂的硅胶 G 薄层板上,以苯 - 乙酸乙酯(95:5)为展开剂,展开,取出,晾干,喷以 10% 香草醛硫酸溶液,105 ℃加热至斑点显色清晰。供试品色谱中,在与对照品色谱相应的位置上,显相同的紫红色斑点。

【检查】本品应符合中国药典 2010 版一部附录ⅠW 栓剂项下有关的各项规定。

【含量测定】

色谱条件及系统适应性实验:用十八烷基硅烷键合硅胶为填充剂;甲醇 - 水

（85:15）为流动相；检测波长为 254 nm；理论板数以大黄素峰计算应不低于 2 000，大黄素峰与杂质峰的分离度应符合要求。

对照品溶液的制备：精密称取大黄素对照品适量，用甲醇溶解制成每 1 mL 含 0.12 mg 的溶液，即得。

供试品溶液的制备：取栓 10 粒于研钵中捣碎，均匀混匀，取 1.2 g 精密称定，精密加入甲醇 25 mL，称定重量，加热回流提取 1.0 h，2～8 ℃冷却 30 min 后，放至室温，再精密称定重量，用甲醇补足减失的重量，摇匀后过滤，取续滤液过 0.45 μm 滤膜，即得。

测定法：分别精密吸取对照品溶液和供试品溶液各 20 μL，注入液相色谱仪，测定，即得。

本品每粒含量以大黄素（$C_{15}H_{10}O_5$）计，应不低于 2.5 mg。

【功能与主治】清热解毒，利湿消肿，止血止痛。用于内痔、外痔、混合痔等引起的便血、肿胀和疼痛。

【用法与用量】直肠给药。一次 1 粒，一日 2 次；早、晚或便后使用。

【规格】1.5 g×6 粒。

【贮藏】遮光，密闭，在 30 ℃以下保存。

4. 样品及检验报告书

对一批样品，按地榆消痔栓质量标准内容和《中华人民共和国药典》2010 年版一部有关栓剂的规定进行检验，结果符合规定。

5. 药物稳定性研究

对地榆消痔栓的 3 批样品进行了为期 18 个月的留样观察试验研究，结果表明，该产品在正常室温贮存条件下，各时间点和各考察项目均符合规定。质量稳定性较好，暂定有效期为一年半。

6. 直接接触药品的包装材料和容器的选择情况

根据地榆消痔栓的提取工艺和稳定性研究情况及常用的包装情况，从药品的剂型、性质、经济性、储存及美观实用考虑，按照国家药品监督管理局相关文件规定，对本品的内包装材料进行了选择，确定以 PVC 为其内包装材料。外包装为纸盒，并按国家药品监督管理局 23 号令对标签、外包装进行了规范化设计。

7. 药理研究

为观察和验证地榆消痔栓镇痛、抗炎和治疗局部感染溃疡的药理作用，采用小鼠耳郭肿胀法、热板法、扭体法、腹腔毛细血管通透性试验、大鼠足跖肿胀法、局部感染溃疡试验、出血及凝血时间的测定等方法进行实验观察。结果：①地榆消痔栓0.60 g/kg 及 0.30 g/kg 直肠给药，在给药 6 d、9 d、14 d，对二甲苯引起的小鼠耳郭肿胀有显著的抑制作用（$P<0.05$ 或 $P<0.01$）；②地榆消痔栓 0.60 g/kg、0.30 g/kg 及 0.15 g/kg 直肠给药 14 d，对滤纸性慢性肉芽肿有明显的抑制作用（$P<0.01$）；③地榆消痔栓 0.60 g/kg 及 0.30 g/kg 直肠给药 8 d，能明显抑制醋酸（HAc）所致小鼠腹腔毛细血管通透性增大（$P<0.01$）；④地榆消痔栓 0.40 g/kg 及 0.20 g/kg 直肠给药 8 d，对大鼠角叉菜胶致足跖肿胀有明显的抑制作用（$P<0.05$ 或 $P<0.01$）；⑤地榆消痔栓 0.60 g/kg 及 0.30 g/kg 直肠给药 8 d，有显著的镇痛作用（$P<0.01$）；⑥地榆消痔栓 0.60 g/kg 及 0.30 g/kg 直肠给药 8 d，可明显缩短出血时间和凝血时间，止血效果显著（$P<0.05$ 或 $P<0.01$）；⑦地榆消痔栓直肠给药，对大鼠直肠末端感染有明显抑制作用（$P<0.05$ 或 $P<0.01$），病理检查可见模型组造模 5 d 病理改变非常明显，8 d 时更为严重，而治疗组大、中剂量能明显减轻上述病变。结论：①拟推荐临床用药采用直肠给药法；②根据陈奇有关剂量换算的方法，按大鼠中剂量计算，可得成人日用剂量为 2.24 g［计算方法：人日用剂量 ＝0.2 g/kg 用药剂量 ×（200/1 000）kg 大鼠体重 ×56 体重指数 ＝2.24 g］，该栓剂规格为 1.5 g/粒，考虑到临床可操作性，拟推荐成人日用量为 2 粒，早晚各 1 粒或便后使用；③拟推荐临床用药疗程为 14 d。

8. 小鼠急性毒性试验

按最大耐受量（MTD）测定法，将地榆消痔栓干膏粉（简称干膏粉）配成 30.0% 水混悬液，给 30 只小鼠一日内灌胃给药两次（总容量为 2×40 mL/kg），总剂量为 24 g/kg（标示量为干膏粉，约相当于 44 粒栓剂所含干膏粉量，相当于原生药 129.3 g/kg）。给 30 只小鼠直肠给予 40.0% 干膏粉水混悬液，一日内直肠给药四次（总容量为 4×10 mL/kg），总剂量为 16 g/kg（标示量为干膏粉，约相当于 29 粒栓剂所含干膏粉量，相当于原生药 86.2 g/kg）。给药后均观察两周，无动物死亡。实验结果表明该药的毒性很低，小鼠灌胃和直肠给药均无法测其 LD_{50}。结论：地榆消痔栓干膏粉小鼠灌胃和直肠的 MTD 分别为 24 g/kg 和 16 g/kg，该剂量是临床成人拟推荐用药剂量（按 0.018 g/kg 计，为干膏粉剂量）的 1 333 倍和 888 倍。

9. 大鼠长期毒性试验

实验采用 SD 大鼠 120 只，雌雄各半，按性别、按体重随机分为对照组及地榆消痔栓干膏粉 0.15 g/kg、1.5 g/kg、3.0 g/kg 剂量组（分别为推荐临床用量的 8.3 倍、83.3 倍、166.6 倍），连续灌胃给药 5 周。在用药 5 周和停药 2 周后分别采样进行血液学、血液生化及病理组织学检查。结果：地榆消痔栓干膏粉小、中、大剂量组各次检测的结果可见:大鼠一般体征(包括大、小便,毛色,行为和饮食等情况),体重,HB、RBC、PLT、WBC 总数及分类等血液指标,血清 ALT、AST、BUN 和 CRE、GLU 等血液生化指标,脏器重量和系数等没有异常变化,且与对照组比较均无显著性差异($P >$ 0.05);组织学检查:肉眼观察各给药组动物的脏器,与对照组比较未发现明显异常。镜下组织学检查,大剂量组与对照组动物各脏器均未见明显病理性改变。结论:地榆消痔栓干膏粉连续给大鼠灌胃 5 周,未发现药物对大鼠引起的毒性反应。

10. 黏膜和皮肤用药毒性试验

(1)豚鼠皮肤过敏性试验:豚鼠皮肤重复接触 0.32 g/kg 地榆消痔栓后,于 24 h、48 h 及 72 h 观察皮肤过敏反应情况。结果表明,地榆消痔栓组动物皮肤受试区自激发给药 72 h 未出现红斑及水肿,与空白对照组无显著性差异。即地榆消痔栓不产生致敏作用。

(2)大鼠直肠刺激性试验资料:30 只大鼠分为 3 组,每组 10 只,地榆消痔栓组每次给 0.4 g/kg 地榆消痔栓,4 h 内给 3 次;基质对照组给予同地榆消痔栓组等量的基质;空白组直肠给予等容积生理盐水。观察给药 24 h、48 h、7 d 后大鼠的全身状况及局部刺激反应。结果表明,肉眼观察,地榆消痔栓及基质对大鼠直肠黏膜未见刺激反应。病理切片检查表明,地榆消痔栓对大鼠直肠黏膜无病理性损伤。

(谢艳华,赵晔)

参考文献

[1] 陆国才,袁伯俊. 新药研究与评价[M]. 上海:第二军医大学出版社,2011.

[2] 曹岚,梁芳. 中药新药研制与申报[M]. 南昌:江西高校出版社,2009.

[3] 王四旺,施新猷,黄传贵,等. 中药药效学研究与评价[M]. 西安:陕西科学技术出版社,2005.

[4] ICH. M3:Guidance on non – clinical safety studies for the conduct of human clinical trials for pharmaceuticals[S]. 1997.

[5] ICH. S6:Preclinical safety evaluation of biotechnology – derived pharmaceuticals[S]. 1997.

[6] ICH. S7A:Safety pharmacology studies for human pharmaceuticals[S]. 2000.

[7] ICH. S7B:The non – clinical evaluation of the potential for delayed ventricular repolarization (QT interval prolongation)by human pharmaceuticals[S]. 2005.

[8] 黄芳华. 中药新药一般药理学研究技术要求和常见问题分析[J]. 中国中药杂志,2007,32(1):82 – 84.

[9] 黄芳华. 中药新药安全药理学研究关注要点[J]. 中南药学,2015,13(9):901 – 904.

[10]　李川. 中药多成分药代动力学研究：思路与方法[J]. 中国中药杂志, 2017, 42(4)：607 – 617.

[11]　刘昌孝. 中药的药代动力学研究在中药现代化中面临的任务[J]. 天津中医药, 2003, 20(6)：1 – 5.

[12]　HE M Y, DENG Y X, SHI Q Z, et al. Comparative pharmacokinetic investigation on baicalin and wogonoside in type 2 diabetic and normal rats after oral administration of traditional Chinese medicine Huanglian Jiedu decotion[J]. Journal of Ethnopharmacology, 2014, 155(1)：334 – 342.

[13]　ZHAO W O, PANG L, XU D H, et al. LC – MS/MS determination and pharmacokinetic study of pedunculoside in rat plasma after oral administration of peduncuioside and *Ile rotunda* extract[J]. Molecules, 2015, 20 (5)：9084 – 9098.

[14]　崔莉, 孙娥, 钱浅, 等. 淫羊藿生品及不同炮制品小鼠药代动力学特征的比较研究[J]. 中国中药杂志, 2013, 38(10)：1614 – 1617.

[15]　杜婷, 孙荣进, 许国良, 等. 药理效应法测定参附注射液药动学参数的研究[J]. 中国临床药理学与治疗学, 2012, 17(1)：69 – 72.

[16]　邹建军, 张胜强, 冯瑞祥. 斑蝥素毒性及其药（毒）动力学研究[J]. 中国药科大学学报, 2002, 33 (5)：393 – 396.

[17]　潘嘉, 王家葵, 邹文俊, 等. 抑菌效应法测定川芎挥发油药动学参数[J]. 中药药理与临床, 2002, 18 (4)：18 – 19.

[18]　岳鹏飞, 吴彬, 郑琴, 等. 基于多组分多维向量归一的中药复方"总量"药动学评价模式的创新与思考[J]. 药物评价研究, 2011, 34(5)：335 – 338.

[19]　吴华, 张兰桐. 毒性中药材及其制剂的药动学研究概况[J]. 中国药房, 2005, 16 (1)：73 – 74.

[20]　王志琪, 曾嵘, 谭志荣, 等. 附子与甘草配伍前后乌头碱和甘草次酸在大鼠体内的药动学比较[J]. 中成药, 2012, 34(12)：2305 – 2309.

[21]　叶祖光, 张广平. 中药安全性评价的发展、现状及其对策[J]. 中国实验方剂学杂志, 2014, 20(16)：1 – 6.

[22]　王四旺, 谢艳华, 曹蔚. 分子中药研究与方法学[M]. 北京：军事医学科学出版社, 2012.

第六章　化学药物新药的研究方法及内容

第一节　组合中药分子化学合策略
发现先导化合物

随着科技发展与社会的不断进步,人类的生活质量、健康状况及社会总体医疗条件等均得到了不同程度的提高与改善,人的平均寿命呈逐年增长趋势。据欧洲制药工业协会联合会 2012 年统计,2000—2009 年间人类平均寿命增长了 1. 74 岁,其中来自药物的贡献占到 73% ,可见药物在影响人类寿命的诸多因素中地位显著。近 20 年来新药研发投入的经费与其他行业相比也一直居于首位,约占全球各行业总研发经费的 14.4% 。新药研究与开发是一项涉及多领域、多学科的复杂系统工程,其研发过程具有高投入、高风险、低成功率、高回报等特点。2011—2012 年《Nature Biotechnology》杂志与 2014 年欧洲制药工业协会联合会统计了美国 FDA 近 25 年来新药研发的数量与研发费用情况,结果显示 1990—2013 年每年新增的新分子实体数量总体呈下降趋势,而 1996—2013 年每年的研发经费则呈上升趋势[1-3]。近 10 年来全球平均每年投入新药研发的资金约为 850 亿美元,一个新药上市的研究费用约 10 亿美元,开发周期约 10 年,而成功率仅有约 10% ,如图 6 - 1 所示。随着监管力度、时间成本及研究费用逐年上升,全球各大制药公司对新药投入的资金预算比例呈现下降趋势,使新药研发愈加困难,"重磅炸弹"似的新药产出愈发缓慢。2011 年《Lancet》刊登"Where will new drugs come from?"的文章,文中提到在资金短缺之时,推进药物革新与突破药物研发的关键是通过避免浪费和失败来提高研发效率、研究前期的药物先导化合物或新化学实体的筛选及其有效性与安全性的保障[4]。先导化合物的发现已经成为新药开发的关键节点与焦点,其发现的途径可归纳为:①从老药的新用途或者临床药物的副作用启发;②以体内内源性活性物质为先导化合物;③由代谢产物中发现;④由天然产物的活性成分中发现;⑤随机方式发现;⑥由药物合成的中间体发现;⑦合成生物大分子结合计算机辅助设计方法发现;⑧采用组合化学方法合成进而高通量筛选发现。

　　我国是传统中医药文化的发源地,从已被实践证明安全、有效的中药及方剂中去寻找更有效、更优效的新药,比多数西方国家广筛发现新药的概率大得多。这一过程不仅可为新药研发出现的"痼疾"开出一味良药,更肩负着中药现代化腾飞的历史重任。

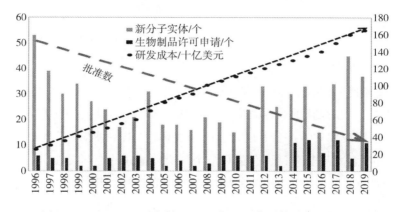

图 6 - 1　1996—2019 年美国 FDA 批准的药品数量与研发投入

一、现代化药新药研发模式

　　现代化新药的研发主要从微观入手,通过基因、蛋白质化学及结构生物学,利用 X 射线晶体衍射技术、二维核磁共振波谱技术及各种质谱分析技术等强化对药物靶标的结构与功能的认识;通过对药物分子物理化学性质的研究,调整药代动力学的性质和安全性,展开药物分子的活性评价;利用计算机技术,模拟、解析、设计药物小分子,缩短先导化合物的发现历程;利用组合化学手段结合高通量筛选等方法优化先导化合物,并注重生物学、化学、计算机科学及信息学等相关学科领域的交叉融汇来实现新药创制的目的。

二、组合中药分子化学合策略

　　编者借鉴西药及中药的研究思路,先后提出"君 – 使对药""君 – 使化合物""君臣佐使化合物",并借助广义组合化学的方法,提出了"组合中药分子化学"的概念,即以中药"方证组方"的整体观念统领药物分子的设计方式,将治疗主证的中药(或西药)分子定为"君分子",将协同或增强君药的分子片段定为"臣分子",将治疗次证的分子片段定为"佐分子",将引经或调和诸药的分子片段定为"使分子",再以组合化学的方法将之以共价键的形式连接起来,而非混合,形成一种新的药物分子设计方法,如图6-2所示。

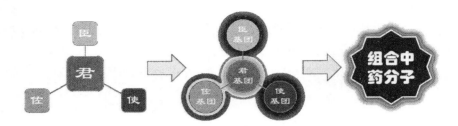

图6-2　"组合中药分子化学合策略"药物分子设计思路

(一)"君－使化合物"研究

"君－使对药"能反映中药复方综合用药、对症治疗、核心有效、直达病所的运用特点,研究"君－使对药"的体内效应物质及其分布特征是开发创新药物的有效途径。编者项目组运用现代化学拼合手段,设计、合成体现"君－使对药"特点的"君－使化合物"——丹参素冰片酯[4],已获得40余个国家和地区的专利授权[5]。研究表明,丹参素冰片酯具有显著的抗心、脑缺血及抗动脉粥样硬化作用[6-8]。进而依从"君－使对药"提出"君－使化合物"的概念,即以君药、使药中分别起主要作用的化合物为药效团,通过适当的化学键将其连为一体所形成的一类新的代表"君－使对药"部分功效的化合物。据此,设计并合成了咖啡酸冰片酯[9]、没食子酸冰片酯[10]、原儿茶酸冰片酯[11]、3,4,5－三甲氧基肉桂酸细辛醇酯[12-13]等一系列"君－使化合物",并对其体内代谢及药效进行了相关研究。

(二)基于君臣佐使组方配伍和组合化学手段的组合中药分子化学

在"君－使对药""君－使化合物"的研究基础上,编者借鉴"君臣佐使"配伍指导原则,增加"臣""佐"的分子贡献,拓展"君－使化合物"的研究方式,提出"君臣佐使化合物"的概念,为创新药物研发注入新的内容;同时,增加组合化学的研究手段与研究方法,形成一种新的药物设计方法,这种方法融合、借鉴了中药的宏观设计思路与组合化学的微观设计研究方法,体现出中西药相结合、宏观与微观相统一的药物设计理念。因此,将这种研究方法称为"组合中药分子化学策略"。

1. 组合中药分子化学的含义

组合中药分子化学是指遵循"君臣佐使"配伍指导思想的多组分协调作用的宏观设计思路,引入组合化学的微观药物设计与研究方法,将中药或西药中不同功能的小分子(或经结构修饰后的分子)或基团依据功能和作用定义为"君""臣""佐""使"分子或基团,综合考虑可能出现的药代动力学结果、化学合成的难易程度、计算机辅助模拟结果等多种因素,以适当的化学键将各个分子或基团连接在一起,形成一系列新分子实体,从而改变原有君、臣、佐、使分子或基团各个单一小分子的功能性质,使新的分子实体不仅有效,而且易于吸收利用、降低毒副作用,从而实现安全、优效、可控的药物功能。

2. 组合中药分子化学的研究方法

组合中药分子化学的研究方法分两部分:一是针对病与证建立君、臣、佐、使分子库,二是君、臣、佐、使分子的结构改造与相互连接方式的建立与优化。前者为宏观设计,后者为微观修饰。

(1)分子库的建立:君、臣、佐、使分子库是借用"君臣佐使"的中药组方原则提出的,对病因靶点起主要作用的分子骨架集合为君分子库;对君分子骨架起协同或增强作用的分子集合称为臣分子库;对稳定君分子或臣分子骨架,且兼具治疗次证的分子基团的集合称为佐分子库;对君分子或君 – 臣分子或君 – 臣 – 佐分子起保护作用或引导至作用部位的分子基团的集合称为使分子库。分子库的命名指的是药物分子的功能属性,非中药中某一单味药的属性,君、臣、佐、使分子库并不简单等同于中药单味药化学成分的集合。分子库的概念源于中药组方的宏观设计思想,并非囿于中药化学成分本身,库中所含分子并不局限于中药分子领域范畴,可涵盖西药分子或其分子片段,只要对治疗疾病有益的分子,都可以依据其功能入选至相应的库中。

(2)君、臣、佐、使分子的结构改造与相互拼合方式的建立与优化:君、臣、佐、使分子库中分子的组合方式与连接方式多种多样,君分子始终为必须存在的决定性分子骨架,其他三类分子或基团根据需要可分别与君分子键合。连接方式需考虑拼接前后的分子或分子基团的化学稳定性、实现拼接的难易程度、与相应靶点或受体的空间结构的适配性、药物代谢的稳定性等因素,必要时需对各库分子进行修饰、改造后再进行相应的连接,并通过计算机辅助模拟设计、组合化学等手段得到相应的潜在药物分子库。设计思路如图 6 – 3 所示。

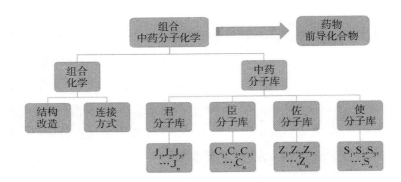

图 6 - 3　运用组合中药分子化学研究方法进行君臣佐使化合物的设计思路

3. 运用组合中药分子化学开发新化学实体

（1）血管紧张素转化酶抑制剂的设计与开发：血管紧张素转化酶抑制剂（Angio-tensin - Converting Enzyme Inhibitor, ACEI）是一类可以抑制血管紧张素转化酶（ACE, EC 3.4.15.1）的小分子化合物，近年来 ACEI 类药物的副作用，如干咳、肾衰竭、血管性水肿等越来越突出，编者运用组合中药分子化学策略设计、合成了 221s 的新分子实体，旨在降低血压、减少副作用。依据 ACE 活性位点的空间结构，总结 ACEI 药物的分子结构，发现脯氨酸结构为关键药物活性骨架，可作为 ACEI 分子的基本结构，称之为君分子基团。许多酚酸类化合物如丹参素、芹菜素、阿魏酸等都具有降低体内血压的作用，均具有邻苯二酚基团，易于与 ACE 酶活性中心的锌离子配位，因此选取多酚类苯甲基、苯乙基、苯丙基类化合物构成臣分子库。研究表明，氨基酸几乎不能抑制 ACE 的活性，与脯氨酸 N 端相连的脂肪氨基酸具有稳定药物分子的作用，故将这部分氨基酸残基作为佐分子基团。设计辛香走窜、开窍醒神的中药分子，如冰片、薄荷醇、α - 细辛醇等作为使分子以增加药物分子的脂溶性，以便于透过血脑屏障抵达脑部；同时可增加水溶性基团，如甲基哌嗪、N, N - 二甲基乙基胺、吗啡啉等，以促进整体药物分子易于抵达外周肾素 - 血管紧张素系统[13-14]。如图 6 - 4 所示。结合各分子库分子的结构，以酰胺键或酯键相互连接各库分子更易实现，故得到药物分子 221s 结构通式，如图 6 - 5 所示。按照上述设计方案合成了 40 个新化合物，经体外活性评价和整体药理作用研究发现，80% 以上的化合物具有抑制 ACE 的作用，初步肯定了基于"君臣佐使"配伍的组合中药分子的设计思路在药物设计过程中的合理性、有效性与省时性。

（2）抗癫痫药物分子细辛醇衍生物的设计与开发：采用组合中药分子化学策略，分别对"良"关系君使药对"远志 - 石菖蒲"的核心活性化合物及代谢效应物质——

3,4,5 - 三甲氧基肉桂酸及 α - 细辛醇进行衍生化,合成以 3,4,5 - 三甲氧基肉桂酸 - α - 细辛醇酯(C14)为代表的肉桂酸型 - α - 细辛醇酯类衍生物 C1 ~ C30。对 α - 细辛醇的丙烯醇结构进行修饰,得到 α - 二氢细辛醇(A2)、α - 细辛胺(A3)和 α - 二氢细辛胺(A4),并将其与 3,4,5 - 三甲氧基肉桂酸(2)化合得到衍生物 C31 ~ C33,如图 6 - 6、表 6 - 1 和表 6 - 2 所示。化合物 C10、C11、C14 ~ C17 和 C21 可作为潜在的候选活性化合物,具有更显著和广谱的抗惊厥活性,并具有快速起效和较低的神经毒性等特点[15]。

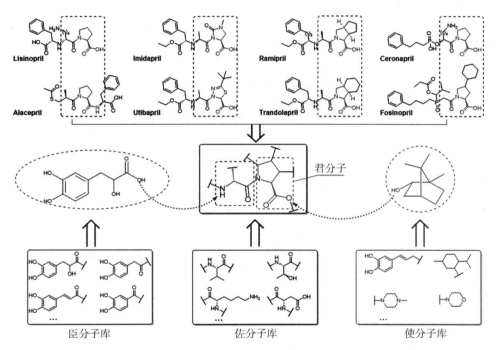

图 6 - 4　基于组合中药分子化学策略的新型 ACEI 分子设计分析

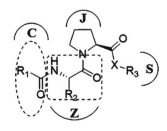

图 6 - 5　基于组合中药分子化学策略设计的 221s (J,C,Z,S)结构

附注:R₁选自臣分子库;R₂选自佐分子库;R₃选自使分子库。

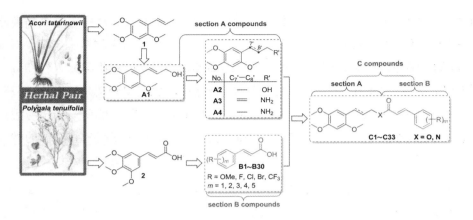

图 6-6　基于"远志-石菖蒲"药对核心效应代谢产物

及有效成分的新型抗癫痫化合物的设计思路

表 6-1　中间体 B 系列化合物的结构

section B compounds

R = OMe, F, Cl, Br, CF₃
m = 1, 2, 3, 4, 5

No.	R	m	Substitution site	No.	R	m	Substitution site
B1	OMe	1	2	B16	OMe	4	2,3,4,6
B2	OMe	1	3	B17	OMe	4	2,3,5,6
B3	OMe	1	4	B18	OMe	5	2,3,4,5,6
B4	OMe	2	2,3	B19	F	1	2
B5	OMe	2	2,4	B20	F	1	3
B6	OMe	2	2,5	B21	F	1	4
B7	OMe	2	2,6	B22	Cl	1	2
B8	OMe	2	3,4	B23	Cl	1	3
B9	OMe	2	3,5	B24	Cl	1	4
B10	OMe	3	2,3,4	B25	Br	1	2
B11	OMe	3	2,3,6	B26	Br	1	3

No.	R	m	Substitution site	No.	R	m	Substitution site
B12	OMe	3	2,4,5	B27	Br	1	4
B13	OMe	3	2,4,6	B28	CF_3	1	2
B14	OMe	3	3,4,5	B29	CF_3	1	3
B15	OMe	4	2,3,4,5	B30	CF_3	1	4

表6-2　C系列目标化合物的结构

R = OMe, F, Cl, Br, CF_3

m = 1, 2, 3, 4, 5

No.	R	m	Substitution site	X	C_7-C_8	No.	R	m	Substitution site	X	C_7-C_8
C1	OMe	1	2	O	d	C18	OMe	5	2,3,4,5,6	O	d
C2	OMe	1	3	O	d	C19	F	1	2	O	d
C3	OMe	1	4	O	d	C20	F	1	3	O	d
C4	OMe	2	2,3	O	d	C21	F	1	4	O	d
C5	OMe	2	2,4	O	d	C22	Cl	1	2	O	d
C6	OMe	2	2,5	O	d	C23	Cl	1	3	O	d
C7	OMe	2	2,6	O	d	C24	Cl	1	4	O	d
C8	OMe	2	3,4	O	d	C25	Br	1	2	O	d
C9	OMe	2	3,5	O	d	C26	Br	1	3	O	d
C10	OMe	3	2,3,4	O	d	C27	Br	1	4	O	d
C11	OMe	3	2,3,6	O	d	C28	CF_3	1	2	O	d
C12	OMe	3	2,4,5	O	d	C29	CF_3	1	3	O	d
C13	OMe	3	2,4,6	O	d	C30	CF_3	1	4	O	d
C14	OMe	3	3,4,5	O	d	C31	OMe	3	3,4,5	O	d
C15	OMe	4	2,3,4,5	O	d	C32	OMe	3	3,4,5	N	d
C16	OMe	4	2,3,4,6	O	d	C33	OMe	3	3,4,5	N	d
C17	OMe	4	2,3,5,6	O	d						

中间体 A 系列化合物(A1～A4)的合成路线如图 6－7 所示。

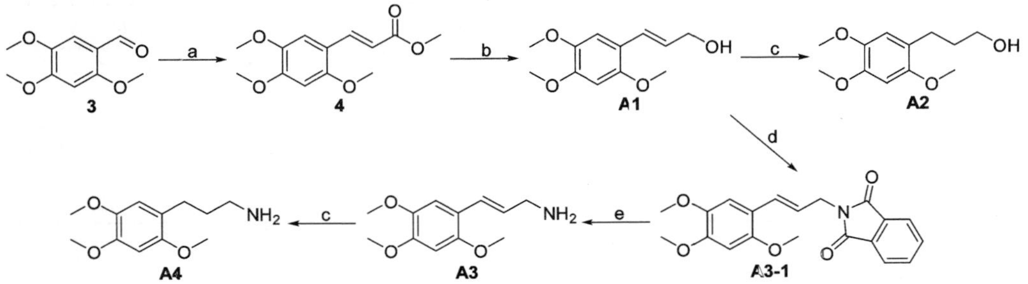

图 6－7　中间体 A 系列化合物(A1～A4)的合成路线

附注:(a)麦氏酸,甲苯,甲醇,回流,反应 5 h,然后加入哌啶或吡啶,常温搅拌,反应 24 h;(b)二异丁基氢化铝(DIBAL－H),THF,－45 ℃～－60 ℃,2 h;(c)Pd/C(5%),氢气,常温搅拌 20 h;(d)o－phthalimide,P(Ph)₃,四氢呋喃,DIAD,温度为 0 ℃～室温,过夜;(e)EtOH,水合肼(80%),76 ℃,3 h。

中间体 B 系列化合物的合成路线如图 6－8 所示。

C 系列目标化合物 C1～C30 和 C31 的合成路线如图 6－9 所示。

C 系列目标化合物 C32 和 C33 的合成路线如图 6－10 所示。

4. 基于君臣佐使配伍理论的组合中药分子化学研究策略

药性理论与君臣佐使组方配伍原则是方剂组成的基本原则,清代《医学源流论》提出"方药离合论"曰:"方之既成,能使药各全其性,亦能使药各失其性。操纵之法,有大权焉。此方之妙也。"此即方成则无药。由此可见,君臣佐使配伍能够统筹各药药性,使之配合极致发挥,亦应为中药新药研发所遵循的原则和指导思想。

据此,编者提出"基于君臣佐使配伍理论的组合中药分子化学研究策略"[16],即秉承传统文化精髓,遵循君臣佐使配伍理论原则,引入现代组合分子设计手段,将宏观与微观相融合,结合体内代谢,辅以药效验证,发掘代表组方功效的核心有效成分,构建组合中药分子;简而概之,以中药"方证组方"的整体观念统领药物分子的设计方式,将治疗主证的中药分子定为"君分子"、协同或增强君药疗效者定为"臣分子"、治疗次证者定为"佐分子"、引经或调和诸药者定为"使分子",再以组合化学的方法将之以共价键的形式拼合、化合起来(而非混合),形成一种新的药物分子设计方法。2015 年,习近平同志提出"要切实加强食品药品安全监管,用最严谨的标准、最严格的监管、最严厉的处罚、最严肃的问责,加快建立科学完善的食品药品安全治理体系",此四个"最严"必将迎来自有知识产权药物研发重大战略机遇期的到来,必将促进中国特色创新药物的战略大发展。以中药为源泉的新药研究只有遵循复方配伍组

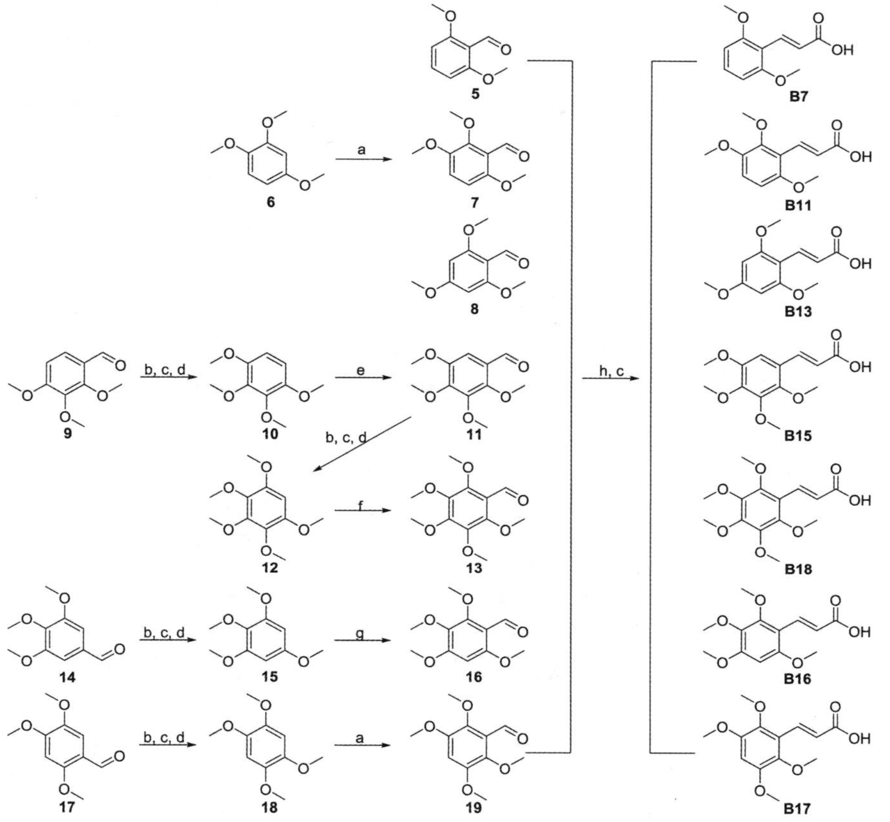

图 6 - 8　中间体 B 系列化合物(B7、B11、B13 和 B15 ~ B18)的合成路线

附注:(a)四氢呋喃,正丁基锂,二甲基甲酰胺, - 40 ℃ ~ - 60 ℃,4 h;(b)间氯过氧苯甲酸,二氯甲烷,0℃ ~ 常温,24 h;(c)甲醇,氢氧化钠,0 ℃ ~ 室温,2 h;(d)K₂CO₃,丙酮,Me₂SO₄,回流,20 h;(e)三氟乙酸,六亚甲基四胺,70 ℃,8 h;(f)三氯氧磷,PhN(CH₃)CHO,常温,18 h;(g)三氯氧磷,二氯甲烷,二甲基甲酰胺,回流,4 h;(h)麦氏酸,甲醇,甲苯,回流 5 h,然后加入吡啶/哌啶,常温搅拌 24 h。

成指导原则,才能真正使方剂的精髓运用得当,才能体现方成无药之真谛,才能避免偏离传统医药轨道而导致的研究与认识的片面性。因此,创新中药研发应秉承君臣佐使传统理论,基于临床有效性,由代谢入手,以核心有效成分的发掘为立足点,运用组合化学现代拼合方法等设计新型中药分子,必将开启以中药组方为核心的创新药物的研发新时代。

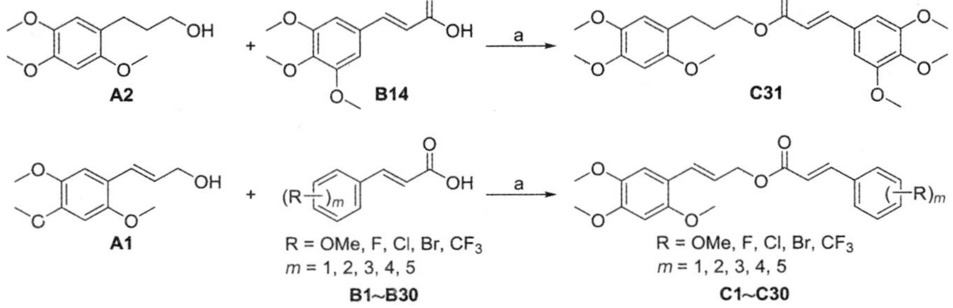

图 6 - 9 C 系列目标化合物(C1 ~ C31)的合成路线

附注:(a)EDCI,DMAP,10 ~ 18 h,二氯甲烷,常温(产率:57% ~ 91%)。

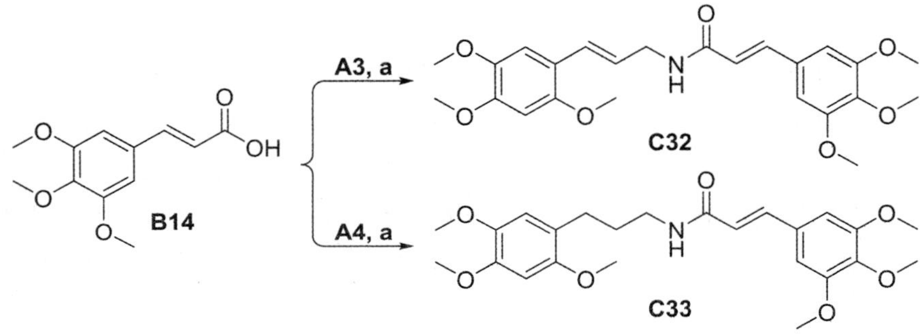

图 6 - 10 C 系列目标化合物(C32 ~ C33)的合成路线

附注:(a) EDCI,HOBt,二氯甲烷,10 h,常温(产率:80% ~ 86%)。

(郑晓晖,白亚军)

参考文献

[1] The European Federation of Pharmaceutical Industries and Associations. The pharmaceutical in-
dustry in figures [EB/OL]. http://www. efpia. eu,2014.

[2] KLING J. Fresh from the biologic pipeline – 2010 [J]. Nature Biotechnology, 2011, 29:
197 – 200.

[3] MALORYE A. Reinventing clinical trials[J]. Nature Biotechnology,2012,30:41 – 49.

[4] 张群正,董岩,南叶飞,等. β - (3,4 - 二羟基苯基) - α - 羟基丙酸异丙酯/冰片酯合成研
究[J]. 有机化学,2009,29(9):1466 – 1469.

[5] 郑晓晖,张群正,王世祥,等. 取代 β - 苯基 - α - 羟基丙酸衍生物,其合成方法及其用途:
WO 2007/131446[P]. 2007 – 11 – 22.

［6］　XIE X N,WANG S X,XIAO L,et al. DBZ blocks LPS – induced monocyte activation and foam cell formation via inhibiting nuclear factor-κB［J］. Cellular Physiology and Biochemistry,2011, 28:649 – 662.

［7］　LIU D,GAO Y W,WANG H J,et al. Evaluation of the effects of cytochrome P450 non – synonymous single – nucleotide polymorphisms on DBZ metabolism and inhibition potential［J］. Drug Metabolism and Disposition,2010,38（12）:2259 – 2265.

［8］　刘亚荣.丹参素冰片酯干预 TLR4 信号通路抗动脉粥样硬化的机制研究［D］.西安:西安交通大学,2010.

［9］　南叶飞.君 – 使化合物用于君 – 使药对体内作用机制研究［D］.西安:西北大学,2010.

［10］　申旭霁.原儿茶酸冰片酯的设计、合成及代谢研究［D］.西安:西北大学,2012.

［11］　兰薇.基于“广枣 – 冰片”配伍设计的没食子酸冰片酯体内外代谢研究［D］.西安:西北大学,2013.

［12］　秦方刚.α – 细辛醇及其衍生物的设计、合成与抗癫痫活性研究［D］.西安:西北大学,2015.

［13］　BAI Y J,HE X R,BAI Y J,et al. *Polygala tenuifolia – Acori* tatarinowii herbal pair as an inspiration for substituted cinnamic α – asaronol esters:Design,synthesis,anticonvulsant activity,and inhibition of lactate dehydrogenase study［J］. European Journal of Medicinal Chemistry,2019,183:111650 – 111677.

［14］　郑晓晖,秦方刚,白亚军,等.α – 细辛醇酯及其制备方法与应用 201410699506.6［P］. 2014 – 11 – 26.

［15］　白亚军.基于“君臣佐使”配伍理论的药物分子设计、合成与活性研究［D］.西安:西北大学,2014.

［16］　ZHAO X F,ZHENG X H,FAN T P,et al. A novel drug discovery strategy inspired by traditional medicine philosophies［J］. Science,2015,347（6219 Suppl）:S38 – S40.

第二节　化学药物的发现

一、先导化合物的发现

发现先导化合物的关键是准确地建立药理活性筛选模型,准确地评价化合物的生物活性。筛选模型一般分为体外和体内两种,根据所选用的材料和药物作用的对象以及操作特点,可以将这些模型大致分为三类:整体动物水平模型、组织器官水平模型以及细胞水平模型(如酶、受体、DNA 等)。用整体动物进行药物筛选的优点是可以从整体水平直观地反映出药物的治疗作用、不良反应以及毒副作用,其结果对预测被筛选样品的临床价值和应用前景具有重要的价值;但它只能对有限的样品进行筛选,筛选过程依赖人工操作以及有限的动物病理模型,因此使用整体动物模型有一定的局限性、低效率和高成本。应用离体组织器官模型筛选药物(离体血管实验、心脏灌流实验、组织培养实验),可以反映生理条件下的药物作用,在一定程度上克服了整体动物模型的不足,也可以制备病理模型,观察药物对病理条件下组织器官的作用,其优点是降低了样品的使用量,样品用量一般仅需整体动物的 1/10 或者更少,扩大了筛选模型,减少了动物用量,是药物筛选技术的一个进步。细胞、分子水平的药物筛选模型的优点在于材料用量少、药物作用机制明确、可实现大规模筛选,一种药物可以在多个模型上筛选。

(一)从天然活性物质中筛选和发现先导化合物

1. 从植物中分离发现先导化合物

新药筛选的化合物库中有约 70% 为有机小分子,约 2% 为植物成分,约 5% 为其他途径获得,植物化学成分是筛选先导化合物的重要来源。阿司匹林源自柳树中提取的水杨酸,再经乙酰化开发成解热镇痛药以及预防脑卒中的首选药物。青蒿素来自植物青蒿,是中国科学家们独立研制成功的抗疟药,被 WHO 评价为"继奎宁之后具有里程碑意义的又一全新抗疟特效药",其衍生物蒿甲醚和青蒿琥酯先后于 1997 年和 2001 年被 WHO 第 9 版和第 11 版国际药典收载。紫杉醇是从裸子植物红豆杉的树皮中分离提纯的天然次生代谢产物,其具有良好的抗肿瘤作用,特别是对癌症发病率较高的卵巢癌、子宫癌和乳腺癌等有特效。多烯紫杉醇是紫杉醇的结构改造产物,相比紫杉醇具有生物利用度好、毒副作用小的特点。丹参素是从丹参中分离出的一种酚酸类化合物,对心脑血管起到保护作用,其衍生物丹参素异丙酯和丹参素冰片酯改善了丹参素不易透过血脑屏障、体内代谢快等缺点[1]。

2. 从微生物及其代谢产物中筛选和发现

青霉素是由英国细菌学家弗莱明从青霉菌中发现的,其对链球菌、白喉杆菌等多种细菌感染有优良的疗效。青霉素能使病菌细胞壁的合成发生障碍,导致病菌溶解死亡。日本科学家大村智教授发现的阿维链霉素对寄生虫感染的大鼠表现出显著的活性,后来默克研究所从菌株的培养基分到一类母体骨架含有 16 元环的大环内酯类化合物阿维菌素,阿维菌素对人体内外寄生虫均具有杀灭作用。以此为先导物进行了双键的还原,研究人员发现了抗虫活性更好、更加安全的伊维菌素。雷帕霉素是 1972 年从链霉素属细菌 *Streptomyces hygroscopicus* 代谢物里分离发现的一种物质,具有很好的抗炎作用。它也可以作为免疫抑制剂,用于肾移植的患者,预防器官排斥。以雷帕霉素为先导物,对其结构外围的环己烷结构进行修饰,人们发现了坦西莫司,并将它用于治疗肾癌;同样,从雷帕霉素的一个活性代谢产物出发,人们发现了佐他莫司,并将它用于洗脱支架中的携带药物治疗血管再狭窄。

3. 从内源性物质的结构研究开发获得

内源性物质是体内代谢产生的活性物质及终产物,如胺类、激素、胆色素、神经递质等。它们参与体内正常的生理和生化过程并相互作用,且表现出某种生理活性。许多疾病和内源性物质的异常改变密切相关,从研究内源性物质入手来寻找治疗疾病的药物,成为新药研究最主要的途径之一,如胰岛素的发现。睾酮是一种类固醇激素,由睾丸间质细胞生成,受下丘脑 – 垂体 – 睾丸间质细胞轴调控,是雄激素的主要成分,睾酮的生成和分泌与年龄有着密切的关系。Charles E. Brown – Sequard 将提取的"睾丸液体"用于自身,发现其体力、智力和性活力有所改善,因此利用睾丸提取物作为治疗衰老,特别是对性功能障碍的治疗引起广泛传播。此后,科学家们成功地合成一种有效的睾丸激素,并将之命名为睾酮。对内源性物质进行结构改造和优化获得的药物有性激素类、皮质激素类、前列腺素类。针对内源性物质过量释放引起的疾病,可设计减少其过量释放或抑制其生理作用的药物,如抗组胺药临床上用于治疗过敏和消化道溃疡。研究与疾病有关的内源性物质在体内的受体(或相关的酶),可以它们为靶点设计药物,如降压药、抗过敏药、抗溃疡药等。

4. 从海洋生物中发现

海洋生物活性物质是新药研究开发的活跃领域。海洋中生活着 50 多万种生物,约占地球生物种群总数的 80% 。目前已从海洋动、植物及微生物中分离得到 15 000 多个化合物,头孢霉素、芋螺毒素、阿糖胞苷和阿糖腺苷等均是通过海洋来源的先导化合物成功开发的药物。海洋生物毒素如河豚毒素、石房蛤毒素、西加毒素、海葵毒素及芋螺毒素等,具有独特的化学结构和药理特性,特异作用于神经和肌肉,可兴奋细胞膜的关键靶位,即神经受体或离子通道,从而影响与受体有关的一系列细胞调控活动,具有广泛的神经系统活性、心血管系统活性和细胞毒活性,对受体作用有高选择性和高亲和性。此外,部分海洋生物肽类毒素还具有分子小、结构稳定、易于化学合成等优点[2]。

(二)从药物的代谢产物中发现先导化合物

研究药物的体内代谢过程能够发现被活化、被失活甚至转化成有毒的化合物,可以选择其活化形式,避免代谢失活或毒化的结构作为药物的先导物,可能得到优秀的潜在药物。如丹参素异丙酯是丹参素在人体内的代谢产物,具有抗心肌纤维化、抗肾纤维化、抗肝纤维化、抗脑缺血、抗氧化、抗外源性自由基所致心律失常、扩张血管等作用[3]。又如百浪多息可以治疗由葡萄球菌引起的败血症,其在体外无活性,进入生物体内才显示抗菌活性。在服用磺胺的病人尿液内存在对乙酰胺基苯磺酰胺,即磺胺的代谢物,活性研究发现磺胺在体内外均具有抗菌活性,由此将磺胺作为抗菌药物应用于临床,并以磺胺为先导物研发出一系列抗菌药物。地西泮经过体内代谢(1位脱甲基和3位羟基化)得到起效较快、$t_{1/2}$减小、体内蓄积量极小等药代动力学独特的奥沙西泮。地洛他定是抗过敏药氯雷他定的代谢产物,地洛他定具有较强的活性,且不良反应少、作用时间长,故成为第三代抗组胺药物,用于治疗或缓解成人及12岁以上儿童季节性过敏性鼻炎的相关症状。强力和长效 H_1 受体拮抗剂诺阿司咪唑是在研究磺胺米柯定的二级代谢产物时发现的,由于其不易通过血脑屏障,因此无中枢镇静作用,也没有抗胆碱作用,它与组胺竞争细胞上的 H_1 受体,起抗过敏作用。

(三)从药物不良反应的观察中发现先导化合物

适当地利用药物的不良反应,亦可从中发现新的先导化合物。枸橼酸西地那非原是辉瑞公司研制生产的一种治疗心绞痛的药物,在临床试验中发现其治疗心绞痛的效果一般,却意外发现其对男性有勃起的不良反应,这一意外发现促使厂家将其以治疗勃起功能障碍的药物申报并大获成功。异丙嗪能竞争性阻断组胺 H_1 受体而产生抗组胺的作用,对抗组胺所致的毛细血管扩张,可降低其通透性,缓解支气管平滑肌收缩所致的喘息。20世纪40年代在对其进行构效关系研究时发现,将异丙嗪侧链的异丙基用直链的丙基替代,抗组胺的作用减弱,而产生抗精神病的作用;2位以氯取代,则抗过敏作用消失,抗精神病作用增强,因而得到第一个吩噻嗪类抗精神病药物氯丙嗪。新型噻嗪类碳酸酐酶抑制剂利尿药也是一个成功的实例。服用磺胺易造成患者出现碱性尿和尿量增多等副作用,是因为磺胺在肾内抑制碳酸酐酶引起 Na^+ 和 HCO_3^- 排泄增加所致,而 N1 取代的磺胺类衍生物可明显地抑制碳酸酐酶,将磺酰胺基导入杂环,获得的乙酰唑胺成为第一个碳酸酐酶抑制剂并开创了噻嗪类利尿药。

(四)从药物合成的中间体发现先导化合物

药物合成的中间产物往往与目标产物在结构上具有一定的相似性,因而中间体有可能产生与目标产物类似的药理活性。如在合成阿糖胞苷的过程中得到中间体环胞苷,环胞苷在体内转变为阿糖胞苷,其作用与阿糖胞苷相似,为细胞周期特异性药物,主要作用于 S 期,且比阿糖胞苷作用时间长、不良反应少,临床主要用于治疗各类急性白血病,对急性粒细胞性白血病效果较佳,对脑膜白血病亦有良好疗效;眼科用于治疗单纯疱疹病毒性角膜炎也有较好效果。又如联苯双酯是五味子丙素合成中得到的中间体,具有抗肝炎活性,降酶效果显著,制备容易,广泛应用于病毒性肝炎、药物损伤性干预及其他慢性迁延性肝炎伴谷丙转氨酶升高的治疗中,可明显减少肝组织损害,改善蛋白代谢,同时也可改善肝炎患者的肝区疼痛、腹胀、疲乏无力等症状,但是不能促进肝脾肿大缩小。异烟肼为合成异烟醛硫代缩氨脲的中间体,对结核杆菌显示出强大的抑制和杀灭作用,抗结核活性高于目标产物,是抗结核药的首选药物之一。

(五)通过其他方法发现先导化合物

通过生物大分子和计算机辅助设计的方法发现先导化合物,通过老药新用、转基因方法、组合化学的方法得到先导化合物,如阿司匹林原来用于治疗发热、头痛、痛风症、关节炎以及风湿热等,后来发现其能够显著抗血小板聚集,故现广泛用于心血管疾病的防治。最新研究显示阿司匹林可能在预防和改善阿尔茨海默病方面有积极作用。金硫葡萄糖最早用于治疗微生物感染,后发现其可改善关节炎患者的症状,因此1985年被开发成为第一个口服的治疗关节炎的药物——金诺芬。硝苯地平原用于抑制血管痉挛,治疗异性心绞痛,适用于高血压,对顽固性充血性心力衰竭有较好的疗效。它可以阻断钙离子的跨膜内流和细胞内钙离子的释放,抑制平滑肌细胞兴奋,可有效缓解痛经、宫缩等症状,对于先兆早产的治疗安全有效,可作为保胎药。

组合化学是以构件单元的组合、连接为特征,平行、系统、反复地合成大量化学实体形成组合化学库的合成技术。它具有高效率、多样性合成的特点,在短时间内可以合成成千上万个化合物,形成较大的化合物库以供活性筛选。化合物库的筛选可以在固定相上直接进行,也可以经解离后在溶剂中进行。固相筛选主要依据分子水平的筛选模式,将所合成的固相化合物库分子直接与活性蛋白或受体反应,再用蛋白染色或标记的方法将活性珠挑选出来;液相筛选是将合成的库分子从固定相上切入溶液中再进行生物筛选,从大量混合体化学库或子库中确定最具活性分子。葛兰素史克公司通过对10 000个羧酸化合物组成的化合物库的筛选,发现了对PPARδ受体有活性的化合物GW8547,结构修饰后,得到了强效、高选择性的PPARδ激动剂GW501516,作为治疗与心血管有关的代谢综合征的候选药物。

利用基因重组技术合成结构复杂的天然化合物及利用微生物产生新结构类型的活性物质组成基因重组库。如微生物次级代谢产物合成途径中有些酶的底物的特异性不强,因此将两种合成途径相似的抗生素生物合成基因进行重组,使之合成与两个亲株的产物不同的"杂交"抗生素。Tanaka等利用基因重组技术研究脑血管痉挛动物模型的基因表达变化时,发现了脑血管痉挛治疗靶血红素氧化酶 – 1;又通过靶基因定位断裂作用改变 *Sacchrrop lyspora Erythreus* 的红霉素生物合成结构基因,使之产生新的衍生物 6 – 去氧红霉素。

二、生物电子等排原理

先导化合物具有一定活性,因活性不高或具有某些毒副作用等不能直接用于临床,故以其作为新药设计的起点,通过设计改造其有用的性质,剔除或削弱不适合的副作用,可能得到的新的化合物。

生物电子等排原理是将化合物结构中的某些原子或基团,用与其外层电子总数相等(同价)或在体积、形状、构象、电子分布、脂水分配系数 pK_a、化学反应性和氢键形成能力等重要参数上存在相似性的原子或基团进行替换,而产生新化合物的一种方法。产生的新化合物具有优于、近于或拮抗原来药物的特点。生物电子等排取代法寻找先导化合物一般经历从低级先导化合物、抽出部分结构、等排取代、高级先导化合物的过程[4]。通常需要分析所改变基团的大小、形状(键角、杂化)、电子分布(极性、诱导效应、电荷、偶极)、亲油性、水溶性、pK_a、化学活性(包括新陈代谢的可能性)、氢键能力等。当然,要求所选择的生物等排体与原有部分的所有参数都相似是很难的,所以只要两者在生物性质中起决定性的参数能够匹配即可。

生物电子等排原理在药物设计中的应用实例是相当丰富的。美乐托宁具有抗肿瘤、抗衰老、免疫调节和清除自由基等生理作用,根据生物电子等排原理,将其结构中的吲哚环替换为萘环得到的类似物 S20098,具有很好的抗焦虑和抗抑郁作用。在组胺 H_2 受体拮抗剂中的结构改造中,应用环内等价电子等排原理,将西咪替丁的咪唑环置换为呋喃环得到的雷尼替丁,无西咪替丁的抗雄激素作用和引起精神紊乱的不良反应;以噻唑环替咪唑环,相继开发了第二代高效、高选择性的 H_2 受体拮抗剂法莫替丁和尼扎替丁[5]。

三、前药原理

应用前药原理进行结构修饰已广泛应用于现有药物的改进和新药研究。前药的目的主要在于提高药物的生物利用度、增加药物的稳定性、减小药物的毒副作用、促使药物长效化等,如为避免氯霉素的苦味、增强抗菌活性、延长作用时间及减少不良反应。

(一)改善药代动力学性质

抗肿瘤药物依托泊苷是通过稳定的"药物 – DNA – 拓扑异构酶络合物"发挥作用的。其水溶性磷酸酯前药 Etopo-phos 在体内经内源性磷酸酶作用转化为原药,生物利用度可由原药的 0.04% 提高到 50%[6]。安瑞那韦(Amnprenavir)为治疗成人和儿童 HIV 感染的 HIV 蛋白酶抑制剂,该药具有强抗病毒活性和良好的耐受性,但因具有高亲脂性(溶解度为 0.04 mg/mL),故以晶状固体给药时限制了其总生物利用度。针对上述缺陷研发了安瑞那韦的磷酸酯前药夫沙那韦(Fosamprenavir),该药具有高水溶性和固态稳定性。将该前药制成钙盐片剂后溶解度显著提高(100 mg/mL),口服后可在胃肠道上皮快速而完全地转变成安瑞那韦,其 2 片剂量与 8 粒安瑞那韦软胶囊等效,提高了生物利用度,降低了用药量,减轻了患者的用药负担[7]。蛋白酶抑制剂如沙奎那韦、印地那韦、那非那韦等在淋巴系统和中枢神经系统不能以有效剂量渗进去,不能发挥有效的作用,而定位在肠和血脑屏障上的 D - 葡萄糖或氨基酸载体介导转移系统可使药物顺利通过这些屏障。通过不同的间隔臂,用酯键把 D - 葡萄糖和蛋白酶抑制剂的羟基结合起来分别制成前药,在体内通过细胞内酶的水解作用在细胞内释放出原药,提高了药物对血脑屏障的渗透率和生物利用度。

(二)改善溶解性

考布他汀是从南非 *Combretum caffrum* 树皮中分离出的活性物质,具有治疗结肠癌、肺癌和白血病的潜力,但其水溶性低。将考布他汀制成水溶性磷酸酯和甘氨酸氨基甲酸酯前药,溶解度分别提高到 2.8 mg/mL 和 5.0 mg/mL[8]。喜树碱是从喜树树干中分离得到的生物碱,毒性大,不溶于水,但其前药伊立替康水溶性好,本身没有抗癌活性,在肝脏经酯键断裂代谢成 7 - 乙基 - 10 - 羟基喜树碱而起作用,抗癌谱广[9]。

(三)消除不适宜的制剂性质

药物不适宜的制剂性质常影响用药感觉。治疗厌氧菌感染的抗生素克林霉素,注射给药时会引起疼痛,口服给药时味道较苦且易引起胃肠道反应。为了改变这一性质,将克林霉素制成克林霉素磷酸酯,可增加其水溶性,通过静脉注射或肌内注射的途径给药,在血液中碱性磷酸酯酶的作用下很快水解为克林霉素,避免了口服用药引起的味道不适和胃肠道反应。甘油酯前药有利于减轻口服抗炎药对胃肠道的刺激。这个方法已用于阿司匹林、吲哚美辛、萘普生等药物,它们的口服活性曲线表明,这些前药有生物活性,对胃的刺激显著减轻。

(四)延长药物作用

氟奋乃静盐酸盐肌内注射给药的药效只能维持 1 d,氟奋乃静的羟基经酰化反应生成酯类前药氟奋乃静癸酸酯肌内注射给药后,缓慢吸收,并分解为氟奋乃静而发挥药效,作用时间延长,药效可保持 2 ~ 4 周,用于维持治疗具有暴力倾向的精神分裂症患者的缓解期。

（五）降低药物的毒副作用

非甾体抗炎药布洛芬主要用于风湿类风湿性关节炎，为了降低布洛芬的毒性和胃肠副作用，在布洛芬糖衍生物的设计中，通过糖环上的羟基、1 位和 2 位氨基与布洛芬分子中的羧基进行酰化反应，将布洛芬分子和糖环部分偶联，得到 1 -[2 -去氧 - 2 - N -乙酰基 - β - D -葡糖氨基](-)布洛芬，其抗炎活性优于布洛芬。降压药 ACE 酶抑制剂琉甲丙脯酸(卡托普利)有明显的味觉障碍和皮疹的副作用，将其琉基乙酰化和羧基与苯丙氨酸缩合生成二肽，设计得前药阿拉普利，其副作用基本消失，而降压作用 10 倍于卡托普利。

（六）提高作用部位的特异性

氟尿嘧啶能使胸腺嘧啶合成酶失活，抑制 DNA 的合成，致肿瘤细胞死亡。由于氟尿嘧啶的胃肠道吸收不规则降解迅速，因此只能静脉给药，针对此研发的前药卡培他滨极易溶于水，吸收入肠后由胸苷磷酸化酶转化为活性药物氟尿嘧啶，可使全身毒性降低。直肠癌患者服用前药后，活性原药在癌组织与血浆中的含量比为 21.4，在正常组织与血浆中的含量比为 8.89。酶类前药是利用组织中特异的或高表达的酶来活化前药以实现靶向的一类前药。托泊苷对单核细胞白血病有效，对小细胞肺癌有显著疗效，为小细胞肺癌的首选药。在肿瘤坏死区存在 β -葡萄糖醛酸酶，能选择性地释放原药，从而发挥治疗效果。其前药的稳定性较好，在葡萄糖醛酸酶的作用下释放原药，其水溶性约是托泊苷的 200 倍，并且毒性大大降低了。

（七）将高分子作为药物载体

高分子聚合物如聚乙二醇作为载体负载抗癌有机小分子药物紫杉醇。紫杉醇能促进细胞微管聚合、干扰细胞有丝分裂，是治疗乳腺癌和卵巢癌的首选药物，但由于其水溶解度很低，因此为克服因溶解度所造成的制剂困难，可用前药的方法提高紫杉醇的水溶性。将其与具有良好水溶性的高分子聚乙二醇制成具有靶向性的三元缀合物紫杉醇 -聚乙二醇 - BBN/促胃液素释放肽，该缀合物的水溶解度为 250 mg/mL，进入肿瘤细胞后，紫杉醇 -聚乙二醇键被水解或酶解，释放出紫杉醇，抗癌作用比原药强 2.5 倍。

四、硬药和软药原理

硬药是指不被代谢的药物，主要通过肾排泄，动物种属和个体之间的消除差异就主要由相应动物或个体的肾功能决定。硬药不但解决了产生中间产物和活性代谢产物而带来的毒性问题，而且因为药物仅通过胆汁或者肾排泄，所以其体内的药动学行为也大大简化。但由于具有刚性结构的活性化合物种类稀少,且体内酶代谢功能很强,因此使得开发成功的硬药十分有限。开发成功的硬药有治疗骨质疏松的药物二磷酸盐,二磷酸盐类药物在动物和人体内不被代谢,其消除的唯一途径是肾排泄,无毒性代谢物产生,使用安全。

软药是指本身具有药理活性,在体内以可预料和可控方式代谢为无毒和无药理活性的代谢产物的药物。因为绝大多数氧化反应由细胞色素 P450 酶系统介导,常常受到年龄、性别、疾病、种族和环境因素的影响,导致同一药物在体内的生物转化和药代动力学变化存在较大的个体差异,所以不易控制和预测。软药的主要设计思想是尽可能避免氧化代谢。

五、先导化合物结构优化的目的和策略

(一)改变代谢途径以提高代谢稳定性

代谢稳定性一般用来描述化合物代谢的速度和程度,是决定药物小分子生物利用度的一个重要因素。药物发现过程中经常遇到先导化合物类药性差、药物代谢动力学特性不佳、有毒副作用等问题,对其进行结构优化,通过改变代谢途径进而改善药物的药代动力学特性,延长其在体内的作用时间,增加体内的暴露量,降低化合物的清除率,提高药物的生物利用度[10]。改变代谢途径的优化策略包括封闭代谢位点、降低化合物的脂溶性、骨架修饰、生物电子等排以及前药修饰等。

1.封闭药物的代谢位点

封闭药物的代谢位点可以延缓药物的消除速率。亲脂性化合物苯环对位的氢原子易被肝脏中的 P450 酶氧化得到 4 - 羟基代谢产物,该产物随即与体内的葡萄糖醛酸结合转化为极性更强、水溶性更好的化合物,通过胆汁和尿排出体外,是大多数化合物的主要代谢途径。通过在苯环的对位引入氟、氯、氰基等基团封闭此代谢位点,阻断羟基代谢产物的生成,改变该类化合物的主要代谢途径,能够有效地提高先导化合物的代谢稳定性,如图 6 - 11 所示。

胆固醇吸收酶抑制剂依泽替米贝(Ezetimibe)的前体药物 SCH48461 含有多个氧化和去甲基化代谢位点,具有代谢消除速率快、生物利用度低等缺点,通过在先导化合物的苯环上引入氟原子,封闭氧化代谢位点,在提高活性的同时增强药物的代谢稳定性;又如将 COX - 2 抑制剂塞来昔布(Celecoxib)的甲基替换为氟原子,封闭代谢位点,延长了药物在体内的作用时间。如图 6 - 12 所示。

2.降低脂溶性

体内的大多数代谢酶都具有与亲脂性基团相结合的活性口袋,通过降低化合物的亲脂性能减弱化合物与代谢酶的结合活性,延缓化合物的体内代谢,改善其代谢稳定性。

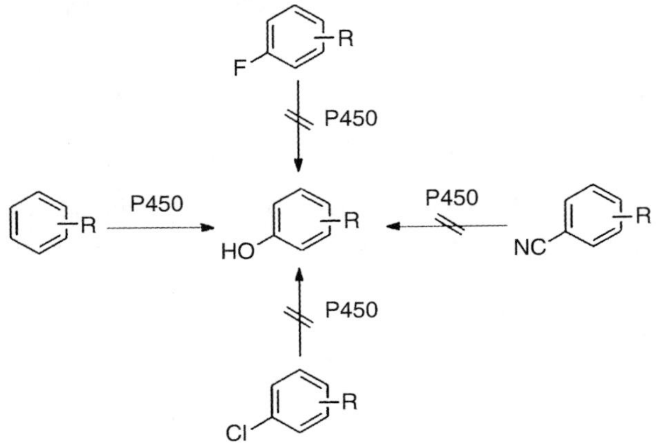

图 6 - 11　封闭代谢位点策略

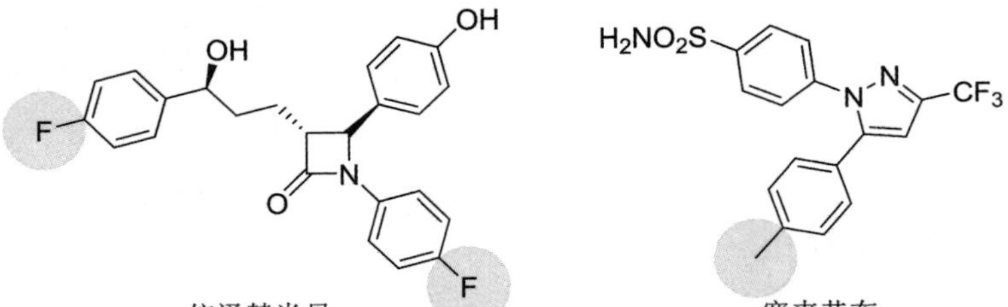

依泽替米贝　　　　　　　　塞来昔布

图 6 - 12　封闭代谢位点的代表药物

3. 改变代谢途径

骨架修饰包括改变环的大小、成环修饰以及骨架迁越,通过骨架修饰可以改变化合物的母核,调节化合物的理化性质,进而提高其代谢稳定性。采用代谢稳定的环系结构替代不稳定的结构片段,进而改变整个化合物的代谢途径,提高其代谢稳定性。拮抗缓激肽 B_1 受体可降低炎症介质引起的疼痛,是治疗慢性炎症和镇痛药物的潜在靶标。Wood 等发现化合物 1 对缓激肽 B_1 受体具有强效抑制活性(K_i = 11.8 nmol/L),但该化合物在体内的代谢清除率较高,达到 35 mL/(min · kg)。采用骨架迁越的结构修饰策略,将二氨基吡啶环替换为氨基酰胺结构得到化合物 2,半衰期显著延长,但对缓激肽 B_1 受体的活性降低;将二甲基取代替换为环己基得到化合物 3,活性略有提高;当采用环丙基取代模拟吡啶碳的 sp^2 杂化态之后得到化合物 4,对缓激肽 B_1 受体的活性大大提高。如图 6-13 所示。

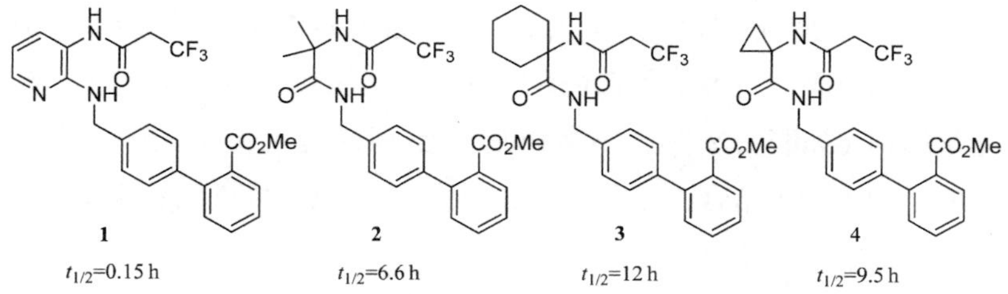

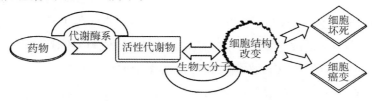

$t_{1/2}=0.15\,h$ 　　　$t_{1/2}=6.6\,h$ 　　　$t_{1/2}=12\,h$ 　　　$t_{1/2}=9.5\,h$

图 6-13　骨架跃迁修饰策略

(二)降低潜在毒性[11]

药物产生毒副作用的原因主要包括两个方面:一是由于药物的脱靶作用,即由于药物分子本身能与体内多个靶标相互作用,因此在同非目的靶标过量结合后产生药理副作用,称为 A 型毒副作用,这类毒副作用可以通过药理学研究进行分析预测,在临床前研究阶段就可以判断候选药物是否适合进一步研究;二是由于药物分子本身结构的特殊性,引发药物特质性毒性反应,其产生机制复杂,难以预测,产生的后果也更加严重,称为 B 型毒副作用,在药物临床研究阶段甚至上市使用以后才能被人们准确认知。因此,减少候选药物的 B 型毒性风险是先导化合物结构优化的重要方面。产生 B 型毒性的药物分子通常含有某些特定结构,能在体内代谢生成活性代谢物质,引发级联反应,产生毒性,这些结构也被称为警惕结构,在药物研究过程中应避免使用或者通过合理的结构改造来降低毒性风险。

1.活性代谢物产生毒性的原因

活性代谢物(Reactive Metabolites,RM)是指药物进入人体后,经过体内代谢酶系代谢,产生反应活性强、易与体内生物大分子结合的活性代谢物。自 1938 年 Fieser 第一次发现活性代谢物具有致癌副作用后,人们对于反应性代谢物进行了大量研究。虽然目前尚没有直接证据表明活性代谢物就是产生药物毒性作用的主要原因,但是已经有大量研究间接证实了活性代谢物(特别是亲电性活性代谢物)能够诱发药物的毒副作用产生,如图 6-14 所示。

图 6-14　活性代谢物进入体内诱导毒性产生的方式

2. 常见的警惕结构

警惕结构是指本身对生物大分子无影响,但通过体内 I 相或 II 相代谢酶系催化可产生活性代谢物(RM),进而引起毒性风险的功能基团或结构片段。对于本身具有强亲电性的化学结构(如醛基、α,β - 不饱和酮或酯、亚硝基化合物、羟肟结构、醌类等),极易与体内的生物大分子结合,在药物发现与设计阶段也应尽量规避这些结构片段。

3. 降低警惕结构潜在毒性的改造策略

在先导化合物的研发过程中,对警惕结构进行结构优化是降低先导化合物潜在毒性的有效方法。一种方法是去除药物中的警惕结构,如果警惕结构不是药物的药效团,那么去除警惕结构既可简化分子,又可降低毒性;如果警惕结构对活性至关重要,或是必需的连接片段,那么可以考虑运用生物电子等排的原理,将易代谢的警惕结构用弱代谢基团进行生物电子等排体替换,以达到降低毒性的目的。另一种方法是对警惕结构进行结构修饰,通过引入钝性基团封闭代谢位点或者引入更易代谢的基团,以改变化合物的原有代谢途径,使其不能产生活性代谢物,阻断其毒性代谢途径。如图 6 - 15 所示。具体而言,警惕结构的优化改造策略主要包括:封闭代谢位点、改变代谢途径、降低反应性、生物电子等排以及前药原理等。

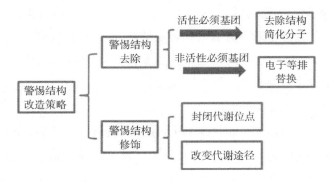

图 6 - 15　警惕结构改造策略简图

含有供电子取代基的苯环,因电子云密度高而易被体内的氧化酶系氧化生成亚胺 - 醌类结构,进一步与 GSH 等活性蛋白过量结合引发毒性。例如,对乙酰氨基酚(Paracetamol)的酚羟基易被氧化代谢成亚胺 - 醌类物质而与 GSH 结合,产生毒性。对于亚胺 - 醌类结构的改造策略包括:增加代谢位点的位阻,针对易被氧化代谢的酚羟基,可以通过在氧原子上引入位阻基团,增加代谢难度,阻碍亚胺 - 醌类活性结构的产生;封闭代谢位点,在先导化合物的结构优化中,通过封闭代谢位点阻止氧化代谢的发生,减少先导化合物的潜在毒性是常见的结构改造策略。

芳香酸类结构片段主要存在于一些含羧基、酯类结构的药物中,多见于非甾体抗炎药。芳香酸在体内通过葡萄糖醛酸转移酶催化的一系列代谢反应,与蛋白质等活性生物大分子结合而引起严重的肝毒性,上市的非甾体抗炎药中已有 5 种药物退出美国市场(溴芬酸、佐美酸、异丁芬酸、吡洛芬和苯噁洛芬)。由于 β - 葡萄糖苷化是芳香酸类化合物在体内代谢的关键环节,其本质是羟基氧原子亲核进攻羧基的碳原子,因此,如果能降低酸度或增大羧基反应的位阻,那么均能影响羧基的反应活性,减少对体内蛋白质的影响。对于芳香酸类结构的改造策略主要包括:

第一,增加位阻,减少"葡萄糖酸苷"生成。异丁芬酸(Ibufenac)和布洛芬(Ibuprofen)均为非甾体抗炎药物,异丁芬酸因肝毒性而已经从美国市场撤市,但布洛芬安全性良好,仍是畅销药物。二者的化学结构极为相似,唯一的区别是布洛芬在羧基的 α 位引入甲基,二者的乙酰糖苷化降解速率的差异,使布洛芬更难形成"葡萄糖酸苷"。第二,减弱酸性,减少"葡萄糖酸苷"生成。从结合蛋白质的过程可以看出,$1 - O - β - $葡萄糖酸苷转变成 $3 - O - β - $葡萄糖酸苷是这一转化的关键步骤,这一步反应速率越快,越利于与蛋白质的结合。若降低这一反应的反应速率,则可减弱芳香酸对蛋白质的破坏作用。

呋喃环、噻吩环、吡咯环等富电性芳香杂环由于电子云密度较高,因此,当 2、3 位(或 4、5 位) 无取代时,易被体内氧化酶氧化,生成亲电性基团产生肝肾毒性。以替尼酸(Tienilic Acid)为例,其代谢途径的主要代谢位点在噻吩环的 C_5 位,在 CYP2C9 的催化作用下,C_5 位既可以被大分子亲核基团进攻,又可进行双键的环氧化,C_5 位与生物大分子结合可产生 CYP 酶抑制和肝损伤等毒副作用。与替尼酸类似,氯吡格雷和噻氯匹定均含有未取代的噻吩环,易被氧化代谢而存在潜在毒性风险。实际临床应用中也证实,这两种药物都具有较强的毒副作用。氯吡格雷和噻氯匹定分别因心脏疾病风险和血液病而受到黑框警告。

因此,对杂环类化合物的结构改造策略主要包括:第一,引入易代谢基团改变代谢途径。非甾体抗炎药物舒多昔康因肝毒性而已经在美国撤市。药代动力学研究表明:由于舒多昔康的噻唑环 4、5 位无取代基,因此 CYP 酶氧化开环后释放出亲电物质乙二醛,影响细胞活性。第二,前药设计封闭代谢位点。前药修饰能够改善药物的代谢性质,增强药物的靶向性,降低药物的毒副作用。分析药物的结构特点和体内代谢方式,巧妙地引入前药设计,能有效降低药物的毒性风险。对氯吡格雷的代谢中间体氯吡格雷硫代内酯采用前药策略进行改造,得到维卡格雷,该药仅需一步 CYP450 酶代谢即可转化成活性中间体,克服氯吡格雷抵抗的同时不会增加出血风险。在临床应用中发现,氯吡格雷的心脏毒性风险与氯吡格雷抵抗相关。而维卡格雷由于引入前药基团,无须 CYP2C19 代谢成硫代内酯形式,因此能够有效减少氯吡格雷抵抗。同时,由于维卡格雷起效剂量更低,因此大大降低了毒性风险。

当碳原子处于端位且被多个卤素原子取代时(F 原子除外),易被体内酶系氧化成醛或酰氯,使得该类结构存在与生物大分子结合的风险。因骨髓毒性而已经不再口服使用的氯霉素是这类结构的典型代表,其末端双氯取代碳原子在 CYP 酶的作用下羟化,脱去一分子氯化氢形成酮酰氯,与生物大分子结合产生毒性。

当碳原子被易代谢的杂原子(如酯,酰胺,位阻小的仲胺、叔胺等)取代时,其 α 位应当避免引入不饱和碳碳键,否则在体内存在产生 α,β - 不饱和结构的风险。抗真菌药物特比萘芬正是因此而产生肝毒性和血液毒性的。特比萘芬进入体内,在 CYP450 酶的作用下其叔胺基团发生氧化断键,形成 α,β - 不饱和醛。该化合物作为 Michael 受体本身,具有很高的亲核活性,再通过 1,4 - 加成或 1,6 - 加成形成共价复合物,过量消耗 GSH 而产生毒性。

由于硝基在体内易发生还原反应产生毒性,因此含有硝基的药物也具有一定的毒性风险。治疗帕金森综合征的药物托卡朋 1998 年在美国上市,临床研究表明托卡朋具有严重的肝毒性,目前已经被 FDA 强制撤市。

随着对新药安全性要求的日益增高,安全性研究在整个药物研发物过程中所占的比重也日益加大。对大量药物的毒副作用的研究发现,由警惕结构代谢出的活性代谢物是诱发药物毒性的关键因素。鉴别出警惕结构并对警惕结构进行合理的结构改造,减少活性代谢物的产生,是许多制药公司进行先导化合物结构优化时采取的重要结构改造策略。熟悉常见的警惕结构,了解对这些警惕结构的基本改造策略,对于药物的安全性评价研究和先导化合物的结构优化具有重要意义。虽然警惕结构的存在增加了药物的毒性风险,同时活性代谢物与药物毒性有着密切的联系,但并不是所有的活性代谢物都会引发药物的毒副作用。目前尚不能精准预测含有警惕结构是否一定会在体内代谢生成活性代谢物诱发毒性,但是随着对活性代谢物引发药物毒性机制的深入研究和阐明,势必给警惕结构的化学结构改造提供明确的方向和适合的方法,使其成为合理药物设计与改造的有力工具。

(三)改善水溶性

在先导化合物结构优化的过程中,化合物的水溶性起着至关重要的作用。良好的水溶性可以提高化合物的类药性质,提高药物在人体内的药代动力学性质(吸收、分布、代谢、排泄)等。因此,在先导化合物结构优化的过程中需要重视化合物水溶性的结构改造。[12]药物水溶性的降低会带来一系列问题,主要包括以下几个方面:①为了达到药效,水溶性差的药物往往需要增大给药剂量,这会造成药物在体内蓄积或产生结晶,增加了毒副作用的风险;②水溶性差的药物不易制成口服或静脉制剂,会造成后期研发投入的增加;③较差的水溶性会降低化合物的暴露量,影响药效的发挥;④低水溶性会影响药物在体内的代谢。所以,在药物研发的各个时期都应该注重对药物水溶性的关注。

1. 成盐修饰

成盐是改善药物的物理化学性质、提高成药性的重要手段之一。大部分药物分子都具有一定的酸碱性,成盐可通过增加药物的离子水合能而促进溶解。在成盐过程中,选择合适的反离子是核心环节。首先需要考虑的因素是合适的 pK_a 值。药物分子的 pK_a 与反离子的 pK_a 差距越大,成盐过程越容易,盐的稳定性也越好。通常这个差值应该大于 2。除了提高溶解性以外,还需考虑盐的稳定性,以及在溶液中的稳定性、热稳定性、吸湿性、安全性、药代动力学性质、结晶性、晶型等综合因素。

2. 引入极性基团

引入极性基团实际上是增加化合物的水合作用,促进溶解的热力学过程。此外,很多极性基团也是可离子化的基团,离子化的过程会提供额外的能量,促进溶解。可供选择的极性基团一般为直链或环状的含有 N、O 原子的基团,如直链的胺类、醇类,环状的哌嗪、吗啉、氧杂或氮杂环烷烃、酸碱等可离子化片段等。值得注意的是,这个策略成功的关键在于引入恰当的极性基团而不影响化合物的其他重要指标,如活性和安全性。

3. 降低脂溶性

减少脂溶性基团是增加水溶性的另一种方法。特别是在化合物结构中含有数量较多或体积较大的芳香体系时,减少芳香环可以降低晶体中的分子堆积作用,提高化合物的水溶性。另外也常见采用饱和环替代芳香环,利用破坏分子平面性的作用降低晶格能。

4. 构象优化增加水溶性

平面型分子特别是含有共轭芳香环的分子,因分子之间紧密堆积和 π－π 作用而较难溶解,通过化学修饰的方法干扰分子的平面性,进而影响晶格能,可增加化合物的溶解性。

(四)改善化合物的血脑屏障通透性

血脑屏障是人体的天然屏障,它在保护中枢神经系统免受外来物质干扰和伤害的同时,也阻碍了许多潜在的中枢神经系统药物进入中枢,增加了中枢神经系统药物研发的难度。优化和改善化合物透过血脑屏障的策略包括:增加脂溶性、减少氢键供体、简化分子、增加刚性、降低极性表面积、剔除羧基、前药策略、修饰为主动转运体底物及规避易被 P – 糖蛋白识别的结构等[13]。

1. 增加脂溶性

脂溶性高的化合物更易透过血脑屏障,且能较快地达到分布平衡。可以通过引入脂溶性基团(如氟、氯)替换大极性基团等策略增加化合物的脂溶性。

2. 减少氢键供体

中枢药物普遍具有更少的氢键供体数目,且许多具有裸露—NH 的化合物具有较为明显的 P – 糖蛋白外排,故减少化合物氢键供体是中枢药物优化的重要改造策略之一。常用减少氢键供体的方法包括:封闭氢键供体、生物电子等排替换氢键供体及形成分子内氢键等。

3. 简化结构

对化合物的结构进行简化,从而减小化合物的体积和降低其相对分子质量,可以有效改善化合物的脑通透性,增加中枢的药物浓度。

4. 增加刚性

中枢神经系统药物普遍含有更低的分子柔性,因此通过成环等手段增加分子刚性也是改善化合物血脑屏障通透性的策略之一。

5. 降低极性表面积

中枢药物分子的极性表面积较其他治疗领域的药物分子更小,因此降低化合物的分子极性表面积,可以有效增加化合物的血脑屏障通透性。

6. 剔除羧基

含有羧基的药物在体内 pH 值条件下易以离子形式存在,难以透过血脑屏障而发挥药效,因此,在中枢药物设计时,应尽量规避羧酸基团。

(五)降低药物的 hERG 心脏毒性

近年来一些上市药物因心脏突发死亡事件而被撤出市场。在药物的临床前研究阶段,24% 的药物因心血管毒副作用而终止开发,45% 的药物因引起心脏毒副作用而撤市。药物引起心脏毒性的主要原因是阻断心脏的快速延迟整流电流(I_{Kr}),造成心脏动作电位时程中的心室除极至心室复极时间(QT 间期)延长,进而诱发尖端扭转性室性心动过速(TdP),严重时可引起突然死亡。I_{Kr} 由人 Ether – a – go – go 相关基因(hERG)基因编码的 Kv11.1 钾离子通道传导,在整个动作电位时程中起到至关重要的作用。hERG 钾通道是由 KCNH2 基因编码的 4 个相同亚单位所构成的四聚体结构。研究表明,一些药物还可以通过抑制内质网上 hERG 钾通道蛋白的转运,减少心肌细胞膜表面 hERG 钾通道的表达,缓慢地降低 I_{Kr},从而影响心脏的复极化,造成 QT 间期延长。如降血脂药普罗布考、抗抑郁药氟西汀、抗真菌药酮康唑通过阻碍 hERG 而降低 I_{kr}。

　　采用计算机辅助药物设计(CADD)预测药物潜在的 hERG 毒性,指导药物设计与改造,方便、快捷且成本较低。预测药物 hERG 毒性模型的构建方法主要分为两类:一类是基于配体的预测模型构建方法,另一类是基于受体的预测模型构建方法。由于 hERG 钾通道的晶体结构尚未被解析,因此研究人员通过钾通道的同源模建和分子对接,研究药物与 hERG 钾通道的相互作用,并总结概括出 hERG 钾通道为疏水型构象多变的离子孔道,hERG 抑制剂与钾通道氨基酸残基可形成 π-π 疏水、π-阳离子等相互作用。采用计算方法预测药物潜在 hERG 心脏毒性的优点在于快速、方便、节约合成及测试成本。但由于构建模型多样、建模数据库不统一(样本数目、实际测试方法涉及配体结合、电生理膜片钳等)、内源 hERG 钾通道构象多变的特点,同源模建和分子对接的精准度仍是目前钾离子通道研究的一大难题。通过先导化合物的结构优化解决药物的 hERG 抑制问题,仍是目前改善心脏毒性最为直接和有效的策略[14]。

　　1. 降低脂溶性

　　Levoin 等通过 QSAR 分析指出分子的脂溶性($ClogP$、$ClogD$ 或极性表面积 PSA)和芳香性与 hERG 抑制活性关系密切。药物分子中的脂溶性芳香环与 hERG 钾通道产生 π-π 疏水作用。降低分子的脂溶性,如在药物分子的芳环上引入吸电子基团或者极性基团、通过电子等排将苯环替换成杂环等,可以有效地阻碍该疏水作用,降低 hERG 抑制活性。

　　2. 降低碱性

　　降低碱性是先导化合物结构优化降低 hERG 抑制活性的一个重要策略。一些药物分子的碱性较强,在生理条件下可质子化,与 hERG 钾通道中的氨基酸残基 Tyr652 形成较强的 π-阳离子相互作用。降低药物的碱性(pK_a),可阻碍该 π-阳离子相互作用,使 hERG 抑制活性降低。降低碱性(pK_a)包括:引入吸电子基团(如引入氟、磺酰基、杂原子、羰基、酰胺等)或将氨基替换为酰胺、磺酰胺等。通过引入极性片段(如羰基和氧杂环等)降低 pK_a 时,也会导致脂溶性($logD$)降低。

　　3. 引入羟基

　　羟基是一个强极性氢键供体基团,引入羟基可以显著地改变分子的理化性质,降低脂溶性和碱性,阻碍药物分子与 hERG 钾通道的疏水作用和 π-阳离子相互作用。

近年来,越来越多的研究实例证明引入羟基对于改善 hERG 抑制活性具有重要作用。化合物 5 是黑色素聚集激素受体(MCHR)拮抗剂(IC_{50} 为 13 nmol/L),但 hERG 抑制活性极强($IC_{50} = 0.002$ μmol/L),采用上述降低脂溶性的策略,将苯环替换成四氢吡喃环,hERG 抑制活性下降至化合物 11 的 1/60($IC_{50} = 0.12$ μmol/L),抑制活性仍较强;在四氢吡喃环上引入羟基,hERG 抑制活性进一步下降至化合物 5 的 1/4 000($IC_{50} = 8.24$ μmol/L),同时 MCHR 拮抗活性保持,可见羟基在改善 hERG 抑制活性中的重要作用。如图 6 – 16 所示。

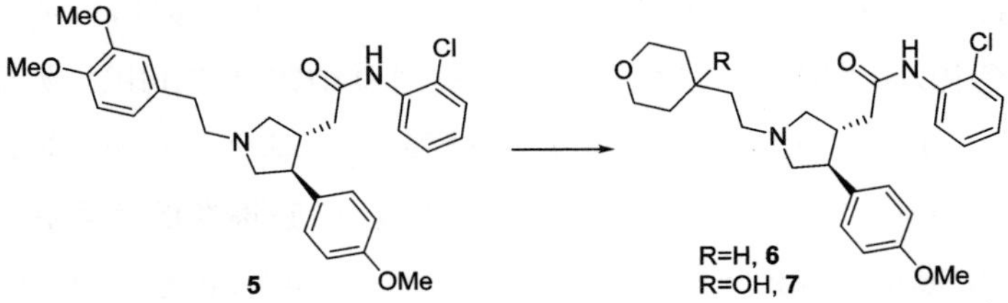

图 6 – 16 黑色素聚集激素受体拮抗剂的改造

4. 引入酸性基团

在药物分子中巧妙地引入酸性片段,可以与碱性氨基形成内盐,能够显著降低分子的脂溶性,降低分子的碱性,降低其与疏水性较强的 hERG 钾通道的相互作用;同时降低化合物的透膜性,使其难以通过 hERG 钾通道的滤膜区。酸性片段的引入是阻断小分子配体与 hERG 通道相互作用直接有效的结构修饰策略,但是有时引入酸性基团,对药物分子的理化性质影响较大,对药物分子的药效学和药代动力学性质产生较大影响。

5. 构象限制

对药物分子的基本骨架进行细微的调整,比如改变手性、引入甲基、并环扩环或者引入双键增加分子刚性、限制药物分子构象或减少柔性构象数目,可有效地阻碍药物分子与 hERG 钾通道(Off-Target)相互作用;同时,由于药效团不变,因此该策略对药效影响不大。近年来,通过构象限制改善 hERG 抑制活性的报道越来越多,为改善药物 hERG 抑制活性提供了新思路。

(六)改善化合物血浆稳定性

先导化合物的代谢稳定性(包括肝代谢稳定性和血浆稳定性等)是影响其成药性的关键因素。在药物研发案例中,很多先导化合物都存在代谢稳定性差的问题,很多具有良好药理活性的化合物因不够稳定而最终导致研发失败终止。因为肝脏中的代谢酶和血液中的酶不同,在体外稳定性评估中,化合物在肝微粒体中稳定并不能代表它在血浆中也同样稳定,所以,提高先导化合物的血浆稳定性对于新药研发同样具有重要意义[15]。通过对先导化合物进行结构优化提高化合物的血浆稳定性、延长药物在体内的作用时间、增加药物在体内的暴露量、降低化合物的清除率、提高药物的生物利用度,进而改善其药动学和药效学性质,对于先导化合物的结构优化十分必要。提高化合物血浆稳定性的策略包括:生物电子等排、增加空间位阻、成环修饰以及骨架跃迁等。

1. 生物电子等排

对于不同的基团主要采用不同的策略,主要策略如下:

第一,酰胺替代易水解基团。根据血浆稳定性实验结果,当化合物结构中存在易水解的基团时,可以考虑用更加稳定的基团替换不稳定结构,以提高化合物的血浆稳定性。生物电子等排是改善化合物稳定性的重要结构修饰策略之一,它能以较小的结构变化达到提高化合物血浆稳定性的效果,同时尽可能保持化合物的药理活性。

第二,含氮杂环替代易水解基团。许多含氮杂环都是酯基和酰胺基的生物电子等排体,采用含氮杂环替换易水解基团,可以提高药物的血浆稳定性。

第三,改变易水解基团的电子效应。乙酰胆碱是体内一种重要的神经递质,在血液内能迅速被胆碱酯酶破坏。为了寻找性质更稳定的拟胆碱药,人们以乙酰胆碱为先导化合物,将羰基邻位的甲基替换为氨基,氨基的供电子效应能够有效降低羰基的亲电性;另外,在酯基邻位引入甲基还可以通过增加空间位阻效应,提高氯贝胆碱的血浆稳定性。

2. 增加空间位阻作用

增加易水解基团附近的空间位阻作用,可降低化合物与水解酶之间的亲和力,从而提高化合物的血浆稳定性。化合物 8 在人血浆中不稳定。研究人员在化合物 8 的环丙烷部分引入两个甲基取代,以增加酰胺键附近的空间位阻,分别得到两个不同构型的化合物 9 和 10,它们在人血浆中的稳定性均有显著提高,并且化合物 10 的酶抑制活性也得到保持,如图 6 - 17 所示。

3. 成环修饰

通过限制化合物结构中某些化学键和基团的自由转动,使其能以特定构象与靶点作用,从而提高化合物的药理活性和稳定性。多肽类药物的血浆稳定性较差,因此,提高肽类药物在血浆中的稳定性是药物研发过程中不可忽视的环节。对肽类化合物进行成环修饰,限制其分子构象,在不影响药理活性的同时,降低其与体内水解酶的亲和性,从而提高肽类药物的稳定性。在利用成环修饰策略的时候,研究者需要

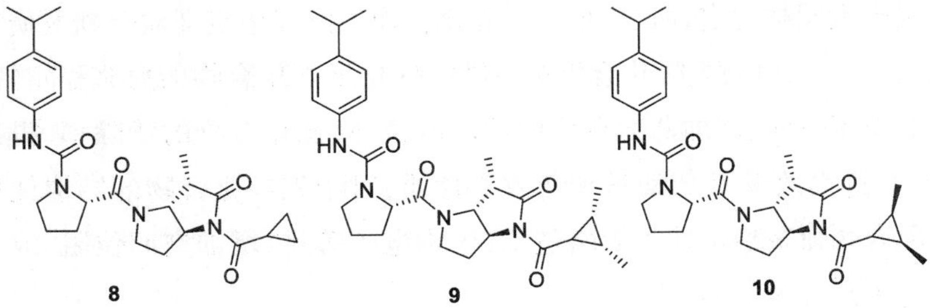

图 6 – 17　HCMV 抑制剂结构优化

考虑到成环的位置、氨基酸残基的选择以及环大小等。

4. 骨架跃迁

化合物 11 是 tankyrase – 1 抑制剂(tankyrase – 1, TNKS1, $IC_{50} = 10$ nmol/L),其在大鼠血浆中的 $t_{1/2}$ 仅为 35 min。为了提高化合物在大鼠血浆中的稳定性,在酰胺键邻位引入甲基增加位阻效应,化合物 12 的 $t_{1/2}$ 为 43 min,与 11 相当,然而其对 TNKS1 的抑制活性有显著下降,$IC_{50} = 210$ nmol/L。在酰胺键的邻位引入甲基得到化合物 13,虽然其在大鼠血浆中的稳定性得到明显改善,但是其抑制活性下降,$IC_{50} = 1.75$ μmol $\cdot$ L^{-1}。随后研究人员采用骨架跃迁的策略得到环己烷环骨架的化合物 14 和 15,其中化合物 14 对 TNKS1 的抑制活性不仅得到保持,其在大鼠血浆中的稳定性也大大提高,$t_{1/2}$ 大于 1 000 min。如图 6 – 18 所示。

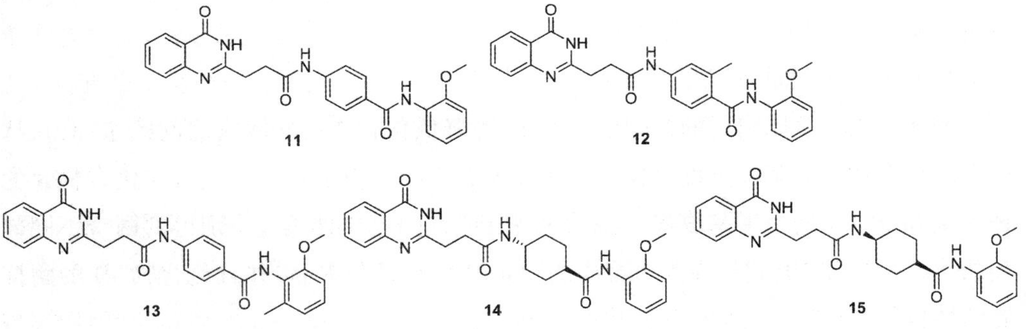

图 6 – 18　tankyrase – 1 抑制剂的结构优化

通过将生物电子等排、增加空间位阻、成环修饰以及骨架跃迁这些结构改造策略综合运用,从而改善化合物的血浆稳定性,提高化合物的成药性质,以期能够为候选药物的开发提供帮助。

六、肽类分子的结构修饰与改造

多肽分子大多为天然的内源性配体,与受体的亲和力强,选择性好,是一类比较容易成为先导化合物及药物的分子。许多药物都是对多肽分子进行结构优化改造而得,如降压药物卡托普利、抗丙肝药物特拉匹韦等。目前多肽分子开发面临的主要问题包括稳定性差、半衰期短、血浆清除率高等低成药性缺陷;通常只能注射使用,患者的依从性较差;生产工艺复杂,生产成本较高。因此,对多肽分子进行合理的修饰和改造,既可以降低肽类分子的生产成本,又可以改善肽类分子的成药性。肽类分子的结构修饰与改造策略根据是否对肽链骨架进行修饰,将修饰策略分为两类:一类是针对肽链骨架的改造,包括非天然氨基酸修饰、伪肽策略、逆肽策略、环化策略、末端结构修饰等;另一类是在多肽骨架不变的基础上,引入其他基团进行结构优化和性能改造,包括高级脂肪酸修饰、聚乙二醇修饰、蛋白融合策略、胆固醇修饰等[16]。

（一）肽链骨架结构修饰与改造的部位

对肽链骨架进行修饰和改造以提高肽类分子的活性,改造的部位主要是在 N-Cap 结构和 C 端结构修饰。N 端裸露和 C 端裸露的多肽容易受到肽链外切酶的识别,从而被切割降解失去活性,C 末端结构修饰策略成功地在各类病毒蛋白酶抑制剂的结构改造中使用。对 N 末端和 C 末端进行结构修饰,一方面可以提高肽类分子的代谢稳定性,另一方面可以保持甚至提高肽类分子的活性。对肽链骨架结构修饰与改造的主要方法包括末端结构修饰、拼接策略、环化策略、非天然氨基酸修饰、伪肽策略等。

（二）肽链骨架结构修饰与改造的策略

1. 拼接策略

在肽类化合物的改造中,往往需要对不同位点同时进行优化和改造,此时拼接策略是一个高效的结构优化方法。首先,分别对 N 端和 C 端结构修饰改造得到活性较优的化合物,然后将优势片段进行拼接,即可快速获得活性更高的化合物。

2. 环化策略

直链肽的分子柔性造成构象发生变化,使其与受体结合的强度及选择性下降。此外,生物体内的氨肽酶及羧肽酶也易于从直链肽的两个端基逐步切割肽链,使之降解。因此,对肽链进行环化改造,使其构象限定,是改善肽类分子生物稳定性、提高生物活性的重要结构改造策略。研究表明,从直链肽改为环肽后,许多化合物的生物活性提高十几倍至几万倍。

3. 非天然氨基酸修饰

天然活性肽由天然氨基酸组成,它容易受到体内蛋白酶降解,导致半衰期降低,在体内发挥药效的时间缩短,不利于成药。β 氨基酸作为非天然氨基酸,在体内不易被蛋白酶识别水解,因此在活性肽的结构改造与修饰中发挥重要作用。

4. 伪肽策略

肽键(—CONH₂—)是肽类分子的特征,在体内容易被蛋白酶识别降解。伪肽则是通过模拟多肽水解的过渡态,利用生物电子等排原理对易水解的酰胺键进行替换,将肽键中的一种或两种以上的原子用其他原子替代。由于伪肽从本质上改变了酰胺键的化学结构,与蛋白或多肽同源结构不同,因此可免于蛋白酶的水解切割从而提高稳定性,保留甚至提高药理活性。

5. 逆肽策略

蛋白质、激素、活性肽以及天然产物多肽是各种蛋白酶降解的底物,因此存在着易受蛋白酶降解以及半衰期较短的特点。肽键方向的改变可以改变蛋白酶对底物的识别作用,从而达到抗降解的作用。这种改变肽类键方向的多肽结构修饰策略称为逆肽化修饰,相关的肽称为逆肽或逆反肽。

6. 高级脂肪酸修饰

高级脂肪酸修饰是指在肽类药物的特定位点通过化学方法以共价键的形式引入高级脂肪酸以改善肽类药物的性质,延长其半衰期。高级脂肪酸修饰可以稳定其结构,提高多肽的稳定性,从而延长多肽药物在体内的半衰期。

7. 蛋白融合策略

蛋白融合策略是指利用基因工程技术,将蛋白或多肽分子与免疫球蛋白 Fc 片段或血清白蛋白 HSA 融合而产生新型分子的修饰策略。融合 Fc 或 HSA 片段之后的多肽分子,分子尺寸显著增大,降低了肾对多肽药物的清除率,从而延长多肽药物的半衰期。

8. 聚乙二醇修饰

聚乙二醇在体内具有可降解、低毒性、无抗原性等特点,聚乙二醇修饰可以改善肽类分子的稳定性、减少蛋白酶的降解、不易被肾小球滤过,从而提高多肽药物的稳定性,延长药物的半衰期。

(三)提高肽类分子的渗透性

除了少数疏水肽,大部分多肽都具有极性侧链,同时多肽分子中的肽键可以与水分子形成氢键,因此大部分多肽都具有很好的水溶性,需进行结构修饰与改造以提高肽类分子的渗透性,以利于多肽分子进入细胞,发挥活性。提高肽类分子渗透性的方法包括引入卤素原子、去除极性侧链、手性策略、N-烷基化、高级脂肪酸修饰和其他方法等。引入卤素可以提高小分子药物的亲脂性。肽类分子中常含有极性的羧基片段,这些富含谷氨酸和天冬氨酸的肽细胞渗透性比较差,一般可以采用去除极性侧链的方法,缩小肽分子的尺寸,降低肽链多肽的性质,使其更具有类似有机小分子的性质,同时也可以改善肽类分子的细胞渗透性,有利于其进入细胞发挥药效。N-烷基化的酰胺键往往可以改变肽类分子内或分子间的氢键相互作用,从而影响肽类分子的空间结构,进而改变其物理化学性质。除了化学方法,某些制剂手段也可以影响肽类化合物的渗透和吸收。N-[8-(2-羟苯基)氨基]辛酸钠是一种基于各种促吸收剂的大分子递送介质,能够递送 $0.5\sim150$ kDa 的大分子,且不会影响大分子的高级结构,不影响药物释放,同时该介质具有很高的安全性,不影响胃肠黏膜结构。

(四)增强肽类分子的溶解性

含有疏水侧链的多肽往往水溶性较差,而含有极性侧链的多肽水溶性相对较好。不同的多肽因其组成不同而具有不同的溶解性。有些临床使用的多肽药物常常含有芳香性氨基酸如苯丙氨酸、酪氨酸等,但是这类含有芳香性氨基酸的多肽常常溶解性很差,需要引入极性侧链。

七、药物转运体及其相关药物设计策略[17]

转运体会对药物在人体中的转移和分布产生极大的影响。一方面,可溶性载体转运体可以将药物转运入组织器官,从而提升药物的生物利用度以及改变药物的组织分布;另一方面,细胞上的 ATP 结合盒转运体会将某些药物排出细胞,从而降低细胞内的药物浓度,产生耐药性。人体中常见的几种重要的药物转运体的底物特征以及针对药物转运体进行药外排比等。

(一)可溶性载体超家族

1. 寡肽转运体(Peptide Transporters,PEPTs)

PEPTs 是一种质子耦合的转运蛋白,其底物具有以下特点:①大多含有肽键或者类似肽键的结构片段(亚甲基酮、硫代羰基等);②含有 α-氨基的化合物能够与 PEPTs 中保守的组氨酸残基形成氢键相互作用,是该类转运体的常见底物;③PEPTs 可以转运二肽以及三肽,多肽的氨基端和羧基端的距离为 $500\sim635$ pm,但 PEPTs 无法转运游离氨基酸以及四肽。多种类型的上市药物均是 PEPTs 的底物,许多药物虽不具有 PEPT 底物的结构特征,但可以通过设计成前药的形式使其被 PEPTs 识别和转运,增强口服生物利用度。

2. 有机阴离子转运体(Organic Anion Transporters,OATs)

OATs 主要负责转运人体中带负电荷的内源性代谢物。目前已经发现了 20 多种 OAT 亚型,OAT1、OAT2 和 OAT3 的底物范围均十分广泛,转运底物主要是相对分子质量小于 500 的亲水性阴离子化合物。当多种药物竞争同一种 OAT 或者 OAT 转运活性被药物抑制时会导致药物－药物相互作用(Drug-Drug Interaction,DDI)的发生,因此,在药物研发过程中需要明确化合物是否是 OATs 的底物,避免 DDI 所介导的不良反应。

3. 有机阴离子多肽转运体(Organic Anion Transporting Polypeptides,OATPs)

OATPs 在结构上与 OATs 相似,但转运底物略有不同,OATPs 的底物主要是分子量较大的疏水阴离子,而 OATs 则转运分子量较小的亲水阴离子。OATPs 有多种亚型,其中 OATP1B1 和 OATP1B3 主要分布于肝细胞基侧膜,是肝脏中含量最丰富的转运体,在许多药物的肝摄取过程中发挥重要作用,因此 OATP1B1/1B3 被竞争性或非竞争性抑制时,可能会导致 DDI 的发生。另外,某些药物的靶标存在于肝内,设计肝脏选择性的药物可以降低不良反应以及提高疗效,所以利用 OATP1B1/1B3 转运药物进入肝细胞也就成了一种新型的药物设计策略。

4. 有机阳离子转运体(Organic Cation Transporters,OCTs)

OCTs 主要分为 OCT1、OCT2 和 OCT3 三个亚型。其中,OCT1 和 OCT2 分别分布于肝细胞和肾近曲小管细胞,可以介导药物进入肝脏和肾脏,促进药物的代谢和排泄;而 OCT3 分布广泛,在骨骼肌、小肠、脑、心脏和胎盘等多种组织中均有分布,主要负责单胺类神经递质、激素以及类固醇在人体内的转运。

(二)ATP 结合盒转运体(ATP-Binding Cassette,ABC)超家族

P 糖蛋白(P-glycoprotein,P-gp)由 MDR1 基因所编码,广泛分布于小肠上皮细胞、血－组织屏障、肝内胆管上皮细胞以及肾脏近曲小管的上皮细胞。P-gp 在限制药物透过血脑屏障、小肠药物吸收以及促进药物的尿排泄和胆汁排泄方面发挥重要作用。多药耐药相关蛋白－1 由 ABCC1 基因所编码,广泛分布于人体的各个组织,可以将有机阴离子以及药物或药物的 Ⅱ 相代谢产物泵出细胞,从而保护组织细胞免受外源性毒素的损伤。乳腺癌耐药蛋白(Breast Cancer Resistance Protein,BCRP)是一种外排转运体,主要分布在胃肠道、肝脏、肾脏以及大脑内皮,它的底物类型范围十分广泛,可转运有机阳离子、中性分子以及疏水性化合物,BCRP 会限制药物口服生物利用度以及阻止药物透过大脑皮层,同时它可以促进药物的胆汁排泄和尿排泄,而 BCRP 被抑制则有可能导致 DDI 的发生。

(郑晓晖,白育军)

参考文献

[1] 贾璞,廖莎,杨璐萌,等."良关系"化合物丹参素冰片酯抗神经炎症作用[J].中国药理学与毒理学杂志,2019,33(9):709.

［2］　缪宇平.海洋生物毒素:一类重要的新药研究先导化合物［J］.海洋渔业,2004,26(2):
140 – 146.

［3］　刘佩,秦方刚,白亚军,等.丹参素异丙酯/冰片酯的合成及手性拆分研究［J］.西北大学学
报:自然科学版,2015,45(3):413 – 417.

［4］　赵国锋,杨华铮.药物设计中的生物等排取代与先导化合物的展开［J］.化学通报,1995
(6):34 – 38.

［5］　崔永梅,南发俊.生物电子等排原理在药物先导化合物优化中的应用［J］.生命科学,
2006,18(2):161 – 167.

［6］　XIAO Z Y,VANCE J R,BASTOW K F,et al. Antitumor agents. Part 235:Novel4′ – ester etopo-
side analogues as potent DNA topoisomerase Ⅱ inhibitors with improved therapeutic potential
［J］. Bioorganic & Medicinal Chemistry,2004,2(12):3363 – 3369.

［7］　BROUWERS J,TACK J,AUGUSTJNS P. In vitro behavior of a phosphate ester prodrug of am-
prenavir in human intestinal fluids and in the Caco – 2 system:ilustration of intraluminal super-
saturation［J］. International Journal of Pharmaceutics,2007,336(2):302 – 309.

［8］　SRIVASTAVA V,NEGI A S,KUMAR J K,et al. Plant – based anticancer molecules:a chemical
and biological profile of some important leads［J］. Bioorganic & Medicinal Chemistry,2005,13
(21):5892 – 5908.

［9］　雷英杰.天然抗癌药物:喜树碱及其衍生物的研究进展［J］.化学研究与应用,2001,13
(4):359 – 362.

［10］　王江,柳红.先导化合物结构优化策略(一):改变代谢途径提高代谢稳定性［J］.药学学
报,2013,48(10):1521 – 1531.

［11］　刘海龙,王江,林岱宗,等.先导化合物结构优化策略(二):结构修饰降低潜在毒性［J］.
药学学报,2014,49(1):1 – 15.

［12］　栗增,王江,周宇,等.先导化合物结构优化策略(三):通过化学修饰改善水溶性［J］.药
学学报,2014,49(9):1238 – 1247.

［13］　洪玉,周宇,王江,等.先导化合物结构优化策略(四):改善化合物的血脑屏障通透性
［J］.药学学报,2014,49(6):789 – 799.

［14］　周圣斌,王江,柳红.先导化合物结构优化策略(五):降低药物 hERG 心脏毒性［J］.药学
学报,2016,51(10):1530 – 1539.

［15］　吴小伟,王江,柳红.先导化合物结构优化策略(六):改善化合物血浆稳定性［J］.药学
学报,2018,53(2):192 – 201.

［16］　彭晶晶,王江,戴文豪,等.先导化合物结构优化策略(七):肽类分子结构修饰与改造
［J］.药学学报,2020,55(3):427 – 445.

[17]　宋晓翰,王江,柳红.先导化合物结构优化策略(八):药物转运体及其相关药物设计策略[J].药学学报,2021,56(2):432-444.

第三节　计算机辅助药物设计应用

一、计算机辅助药物设计概述

传统的药物设计具有较高的风险性和盲目性,研发效率低,周期长,耗费大量的人力、物力、财力,已经无法满足现代社会的需求。计算机辅助药物设计(Computer Aided Drug Design,CADD)是一种基于计算机化学并结合各种基础学科如物理化学、生物化学、数学等,通过计算机的模拟、计算和预测药物与受体生物大分子之间的关系来设计和优化先导化合物的方法。CADD的优点是可以直观地观察配体小分子的三维结构特征,动态模拟药物分子与靶点蛋白的相互作用模式。近年来,随着生物信息学和计算机技术的快速发展,CADD大大提高了研发效率,缩短了研发周期,节约了研发成本,已成为新药研发过程中不可或缺的环节。

CADD方法根据受体结构是否已知大致分为两类,一类是基于受体的药物设计(Structure-Based Drug Design,SBDD),也称为直接药物设计,该方法取决于受体结构及其活性位点的三维知识,用于研究配体与受体之间的相互作用、结合能和空间关系。SBDD包括分子对接、分子动力学、同源建模等方法。SBDD技术应用成功的实例有:HIV-1蛋白酶抑制剂Indinavir,抗流感药物扎那米韦,2001年和2007年FDA批准上市的治疗慢性粒细胞白血病的药物甲磺酸伊马替尼、尼罗替尼,治疗高血压的药物卡托普利,治疗青光眼的药物多佐胺等。另一类是基于配体的药物设计方法(Ligand-Based Drug Design,LBDD),又称为间接药物设计,首先需要明确一组小分子配体的结构与活性值,其次研究结构与生物活性之间的相互作用规律,最后在此基础上进行先导化合物的设计与结构修饰[1]。LBDD包括三维定量构效关系模型(3D-QSAR)和药效团(Pharmacophore)模型。LBDD技术应用成功的实例有:佐米曲普坦,1994年上市的抗高血压药氯沙坦等。这两种方法在实际应用中可以联合使用,作为相互补充。CADD能够模拟药物化学技术,研究结构特性并合理预测候选分子的生物活性,具有高效低耗的优点,已经逐渐成为创新药物研究的核心技术之一,如图6-19所示。

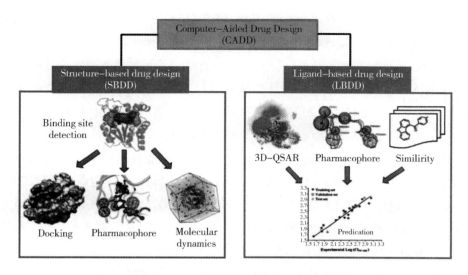

图 6 - 19　计算机辅助药物设计(CADD)方法

二、三维定量构效关系

定量构效关系(QSAR)是一种利用分子的理化性质或结构参数,通过数学和统计学手段对有机小分子与生物大分子之间的相互作用进行定量研究的方法。它使用统计和分析工具来研究配体的结构与其作用之间的关系,对一组小分子配体的理化参数与生物活性值进行多元线性回归计算,活性值至少跨越三个数量级,最终得到相应的方程与参数,为设计新药物分子与预测其生物活性提供了依据。在早期的药物设计中,定量构效关系方法占据主导地位。

三维定量构效关系(3D - QSAR)是一种引入了药物分子和受体分子的三维结构信息,分析结构与生物活性之间的定量关系的方法。该方法间接反映了药物分子与大分子相互作用过程中的非键相互作用特征[2]。目前应用最广泛的三维定量构效关系是比较分子力场分析(Comparative Molecular Field Analysis,CoMFA)和比较分子相似性指数分析(Comparative Molecular Similarity Indices Analysis,CoMSIA)[3-4]。

Richard D. Cramer Ⅲ 于 20 世纪 80 年代后期提出 CoMFA,假定配体与受体是非共价结合的,如氢键和静电相互作用,在化合物周围建立立体场和静电场,用 Lennard-Jones 势能计算立体场、Coulomb 势能计算静电场,通过处理立体和静电的非共价相互作用,可以更好地解释分子的各种性质。当药物分子的某些原子落在网格点附近时,在这些网格点附近的分子场会发生显著变化。为了避免异常的分子场数值,有必要定义一个能量截断值(Cut Off),这些截断值有时会让某些区域的分子场信息不能很好地表达。CoMFA 的一个显著特点是采用了偏最小二乘法(Partial Least Square,

PLS)。偏最小二乘法是一个迭代回归过程,以 CoMFA 各个描述符的值作为自变量、活性值作为因变量,进行回归分析,使用留一法(Leave One Out)进行交叉验证,得到最佳主成分数后进行非交叉验证[5]。它的解决方案是基于大量的原始描述符到少量的新的被称为潜在变量的正交项的线性变换,PLS 能够更真实地分析复杂的构效数据,解释分子结构对生物活性的影响,交叉验证相关系数(q^2)表示模型的稳定程度,非交叉验证系数(r^2)表示模型的拟合程度和预测能力。

　　CoMSIA 与 CoMFA 相比,最大的区别就是分子场的能量函数采用了高斯函数的形式,而不是传统的 Lennard – Jones 和 Coulomb 函数的形式,有效地避免在传统 CoM-FA 方法中由静电场和立体场的函数形式所引起的缺陷。由于分子场能量在网格点处迅速衰减,因此不再需要定义能量截断值。在 CoMSIA 中共定义了 5 种分子场的特征,包括立体场、静电场、疏水场、氢键供体场、氢键受体场。

　　目前 CoMFA 和 CoMSIA 已成为应用最广泛的 3D – QSAR 技术,常用直观的三维系数等势图(Contour Map)来描绘受体的活性位点。各种系数等势图由不同颜色的曲面表示,不同的色块表示与该网格点对应场能的优势构象,对新化合物的设计,结构修饰和改造有很好的指导作用,如图 6 – 20 所示。

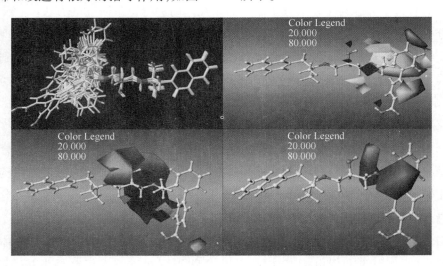

图 6 – 20　三维定量构效关系(3D – QSAR)方法

三、药效团模型

　　Paul Ehrlich 早在 1909 年就提出了药效团(Pharmacophore)这一概念。药效团指具有活性必需特征的原子的分子框架。1977 年,Peter Gund 把药效团的概念进一步定义为"分子中可以识别受体并形成分子生物活性的一组结构特征"。此后,药效团被定义为对活性起重要作用的药效特征的空间排列形式,这些共同的药效特征是药物与受体相互作用的活性部位,主要包括:氢键供体中心、氢键受体中心、疏水中心、亲水中心、正电中心、负电中心和六元环等。一个有效的药效团模型一般包含 3～5 个有效的药效特征元素,这些特征元素通常以球形展示,如图 6-21 所示。

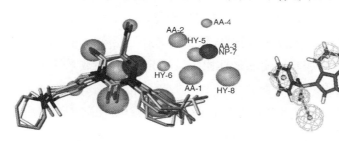

图 6-21　药效团模型方法

药效团模型的构建(药效团的映射)指由一系列样本化合物的结构特征和活性数据推测化合物与受体结合的重要原子、基团和空间分布。活性化合物的选择有两个要求:一是分子活性值高,二是结构差异大。当化学结构和生物活性已知时,药效团模型可以用来辅助分子的结构修饰;可以通过构象搜索和分子叠合来模拟配体分子的活性构象,并以此来推断和解释受体与配体分子之间可能的作用模式;还可以应用于虚拟筛选(Virtual Screening,VS)以及先导化合物的优化。药效团模型在新药研发中得到了广泛的应用,设计和优化新的候选药物可以更快、更经济地完成[6]。

有一些商业软件可用来生成药效团模型,如:GALAHAD(Genetic Algorithm with Linear Assignment for Hypermolecular Alignment of Data Sets)、GASP(Genetic Algoritym Similarity Program)、DISCO(Distance Comparison)、Catalyst、PHASE、MOE (Molecular Operation Environment)、Hip Hop、Hypo Gen、LigandScout 等。这些软件之间的主要区别在于分子叠合的算法和处理构象灵活性的方式。

四、分子对接

分子对接是指通过分析药物分子与受体的结合位点,以几何和能量互补为前提,剖析药物与受体的结合方式。药物分子与受体的结合,空间上需两者充分靠近并选取合适的空间结构取向,从而使两者在活性部位可以很好地相互契合进而发生作用,然后通过对药物分子构象适当地调整,最终获得一个稳定的药物配体－生物大分子受体复合物构象,在此基础上药物分子才能产生相应的药效反应。分子对接研究的意义在于其能够确定药物与受体生物大分子相互结合时的空间取向与相对位置,进而从微观的角度去探索两者在相互结合过程中各自构象的变化情况,为药物作用机制的探究和新化合物的设计奠定基础。

近年来，分子对接已成为计算机辅助药物设计的一项重要技术。分子对接的原理就好比钥匙和锁的关系，该思想是 Emil Fischer 根据"锁匙模型"而提出的，大分子受体为锁，小分子配体为钥匙。在受体与配体相互识别的过程中存在一系列相互作用，例如氢键作用、静电作用、疏水作用和范德华作用等。将已知三维结构的配体小分子放入靶标蛋白的活性位点中，通过优化受体蛋白与配体的构象和位置，寻找配体小分子与靶标蛋白之间相互作用的最佳构象，借助于打分函数来评价二者的作用模式和亲和力大小。

另一种分子对接原理是"诱导契合学说"，该学说认为分子对接就是模拟药物与受体蛋白之间的相互结合，一旦二者相结合，靶酶受体就会被诱导并产生相应的构象变化，进而使得药物分子与受体完美契合并最终形成配体–受体络合物构象。从热力学层面来讲，药物分子与受体蛋白之间的作用过程是综合平衡的，并且在这个过程当中，需要配体分子采取适当构象，从而与受体蛋白在活性位点处形成多种结合作用。与此同时，受体蛋白的构象也会随之发生相应变化来契合配体的构象，进而与配体发生相应的反应。以上即"诱导契合学说"的原理。

分子对接的方法主要分为三类：刚性对接、柔性对接和半柔性对接。刚性对接在计算过程中，参与对接的分子构象不发生变化，但空间位置可以改变，计算量较小，所需时间少，适用于大分子之间的对接，如蛋白质和蛋白质间及蛋白质和核酸等大分子之间的对接。柔性对接允许配体和受体的构象在对接过程中自由变化，因此计算量很大且耗时较长，适用于分子间的精确对接。半柔性对接方法在一定程度上改变了小分子的构象，而大分子的构象将被固定，计算效率高，应用较为广泛，适合大分子和小分子间的对接，比如蛋白大分子与配体小分子间的对接。如图 6 – 22 所示。常用的分子对接软件有 SYBYL – X 中的 Surflex – Dock、Discovery Studio 中的 Cdocker、Autodock、Dock、FlexX、Gold、Glide、MVD 等。

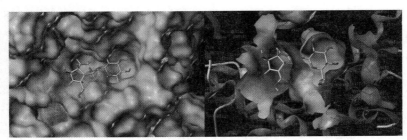

图 6 – 22　分子对接方法

五、案例分析

本节将 CADD 引入新药研发中,选择非胰岛素依赖型 2 型糖尿病(Type Ⅱ Diabetes Mellitus,T2DM)的靶点——GPR40,以及对该靶点具有活性作用的苯丙酸类一系列化合物,依据化合物的结构和活性值建立三维定量构效关系模型和药效团模型,根据结果来指导化合物的改造和设计,最终各设计出 7 种预测活性更高的小分子,再结合分子对接,分析其与受体蛋白的作用机制和结合模式。CADD 方法可以更有针对性,有目的性地指导新药研发,对合成新药物分子提供了思路,为新药研发提供理论依据。

(一)研究背景

G 蛋白偶联受体(G-Protein-Coupled Receptor,GPRs)是真核生物中最大、功能最广泛的一类膜受体,GPR40、GPR119、GPR120 等受体的配体是各种游离脂肪酸(FFA),FFA 通过激动不同的 GPR 在调控胰岛素分泌、脂类代谢、细胞凋亡等方面发挥了重要的作用,这些对 FFA 敏感的 GPR 已成为新药研发的靶点。人 GPR40 基因编码 300 个氨基酸,是一种七次跨膜受体,其肽链由 N 末端、C 末端、7 个跨膜 α 螺旋、3 个胞外环及 3 ~ 4 个胞内环组成,其中,N 端和胞外环在细胞外;7 个跨膜的 α 螺旋反复穿过细胞膜的脂质双分子层;C 端和胞内环在细胞内,与 G 蛋白偶联,能激活细胞内的信号通路。GPR40 主要表达于产生胰岛素的胰腺 β 细胞和肠内分泌细胞的 I、K、L 细胞,也在脑内和胃肠道的分泌细胞中有所表达。癸酸、软质酸、二十二碳六烯酸(DHA)、亚油酸 (LA)、棕榈酸油酸等中、长链脂肪酸是 GPR40 的内源性激动剂,当体内血糖升高时,细胞内葡萄糖代谢增加,导致腺苷三磷酸/腺苷二磷酸(ATP/ADP)水平上升,ATP 敏感的钾离子通道(K_{ATP})关闭,引起细胞膜去极化,L 型 Ca^{2+} 通道打开;FFA 刺激胞膜上七次跨膜受体 GPR40,通过磷脂酰肌醇信号转导途径,刺激内质网释放 Ca^{2+},并进一步打开 L 型 Ca^{2+} 通道,提升细胞外 Ca^{2+} 流入速度,胞内 Ca^{2+} 浓度大大升高,促使肠道分泌胰高血糖素样肽 – 1(GLP – 1)和葡萄糖依赖性促胰岛素多肽 GIP,从而促使葡萄糖依赖的胰岛素 GSIS 分泌。有研究表明,在长期高浓度的游离脂肪酸的作用下,胰岛 β 细胞会损伤甚至凋亡。

作为 T2DM 的靶点,GPR40 已经引起了制药公司和医学界的极大兴趣。许多研究机构和制药公司对 GPR40 激动剂小分子进行了深入广泛的研究。本研究中采用 CADD 中的 3D – QSAR、药效团和分子对接等方法,对一系列 GPR40 激动剂分子进行了研究,尝试设计出新的具有更高活性的小分子激动剂。

（二）研究内容与方法

1. 数据来源

本研究选取了文献报道的 65 个游离脂肪酸受体激动剂分子,随机分为训练集（包含 55 个化合物,85%）和测试集（包含 10 个化合物,15%,用 a 标示）,这些化合物的结构与活性值见表 6-3[7-9]。训练集用来构建 3D-QSAR 模型,测试集用来验证模型的可靠性和预测能力。所有化合物的半数激动浓度用 pEC_{50}（$-logEC_{50}$）表示。

表 6-3 GPR40 受体激动剂分子的结构、生物活性值及预测值

Compd	R_1	R_2	R_3	R_4	hGPR40 EC_{50} (nM)	Actual pEC_{50}	CoMFA Predicted	CoMSIA Predicted
1	H	H	H	H	24.8	7.606	7.574	7.923
2[b]	Me	H	H	H	12.0	7.921	7.948	7.991
3	F	H	H	H	33.2	7.479	7.561	7.430
4	Cl	H	H	H	38.9	7.410	7.600	7.572
5[a]	CF_3	H	H	H	114	6.943	7.006	6.851
6	H	F	H	H	11.1	7.955	7.934	7.883
7[b]	H	Cl	H	H	9.3	8.032	7.717	7.767
8[b]	H	OMe	H	H	24.3	7.614	7.811	7.669
9	H	H	F	H	25.9	7.587	7.550	7.595
10	H	H	H	F	25.2	7.599	7.768	7.804
11[b]	H	H	H	Cl	15.9	7.799	7.671	7.822
12	H	H	H	OMe	22.9	7.640	7.599	7.608

续表

Compd	R	hGPR40 EC$_{50}$(nM)	Actual pEC$_{50}$	CoMFA Predicted	CoMSIA Predicted
13	Me	53.1	7.275	7.143	7.245
14	Et	69.1	7.161	7.214	7.215
15	n－Pr	96.7	7.015	7.084	7.067
16	i－Pr	79.2	7.101	7.037	7.021
17	n－Bu	89.3	7.049	7.044	7.047
18	i－Bu	143	6.845	6.833	7.005
19	Cyclopropyl methyl	90.9	7.041	6.984	6.971
20[b]	Cyclopentyl	102	6.991	6.998	7.000

Compd	R	hGPR40 EC$_{50}$(nM)	Actual pEC$_{50}$	CoMFA Predicted	CoMSIA Predicted
21		506	6.296	6.331	6.180
22[a]		4980	5.303	5.317	5.586
23		862	6.064	6.060	5.906
24		1930	5.714	5.889	5.691

续表

Compd	hGPR40 EC_{50} (nM)	Actual pEC_{50}	CoMFA Predicted	CoMSIA Predicted
25[b]	214	6.670	6.528	6.831

Compd	R	EC_{50} (uM)	Actual pEC_{50}	CoMFA Predicted	CoMSIA Predicted
26[a]		0.38	6.420	6.289	6.083
27		2.87	5.542	5.433	5.466
28[a]		0.61	6.215	6.197	5.785
29		3.77	5.424	5.428	5.510
30		2.85	5.545	5.547	5.459
31[a]		0.69	6.161	6.204	5.792
32		3.98	5.400	5.460	5.506
33		1.80	5.745	5.662	5.571
34		8.08	5.093	5.137	5.262

续表

Compd	R	EC_{50} (uM)	Actual pEC$_{50}$	CoMFA Predicted	CoMSIA Predicted
35		1.10	5.959	6.007	5.970
36		4.02	5.396	5.373	5.434

Compd	R	hEC_{50} (nM)	Actual pEC$_{50}$	CoMFA Predicted	CoMSIA Predicted
37[a]		20	7.699	7.615	7.812
38		1700	5.770	5.728	5.733
39		3800	5.420	5.394	5.364
40[b]		580	6.237	6.207	6.127

Compd	R_1	R_2	R_3	X	hEC_{50} (nM)	Actual pEC$_{50}$	CoMFA Predicted	CoMSIA Predicted
41		F	H	O	210	6.678	6.662	6.595

续表

Compd	R_1	R_2	R_3	X	hEC_{50} (nM)	Actual pEC_{50}	CoMFA Predicted	CoMSIA Predicted
42		Me	H	O	1500	5.824	5.901	5.891
43[a]		NO$_2$	H	O	3100	5.509	5.898	5.643
44[a]		H	F	O	12	7.921	7.738	7.715
45		H	Cl	O	98	7.009	7.290	7.235
46		H	OMe	O	970	6.013	6.010	6.268

Compd	R	hEC_{50} (nM)	Actual pEC_{50}	CoMFA Predicted	CoMSIA Predicted
47		20	7.699	7.615	7.812
48		35	7.456	7.364	7.577
49		370	6.432	6.462	6.471
50[a]		30	7.523	7.432	7.363
51		19	7.721	7.544	7.754

续表

Compd	R	hEC$_{50}$ (nM)	Actual pEC$_{50}$	CoMFA Predicted	CoMSIA Predicted
52	MeO 苯乙基	89	7.051	7.157	7.115
53	MOMO 苯乙基	100	7.000	6.998	6.897
54[b]	PhO 苯乙基	23	7.638	7.535	7.643
55[b]	NC 苯乙基	53	7.276	7.172	7.218
56	O$_2$N 苯乙基	63	7.201	7.335	7.350
57	Cl 苯乙基	12	7.921	7.731	7.709
58	F$_3$C 苯乙基	7.2	8.143	8.181	7.973
59[b]	Cl,Cl 苯乙基	6.2	8.208	8.227	8.160
60[b]	环己基乙基	35	7.456	7.500	7.503
61[b]	Me 吡啶乙基	2100	6.678	6.689	6.649
62[b]	Me,N,Me 吡唑乙基	3200	6.495	6.529	6.454
63[b]	F 萘乙基	13	7.886	7.986	7.853
64	F,F$_3$C 苯乙基	13	7.886	7.923	7.788
65[a]	F,F$_3$CO 苯乙基	7.5	8.125	7.945	8.031

Notes: [a]3D–QSAR 模型测试集化合物，[b]药效团模型数据集。

2. 构象优化及叠合

为了能够更好地建立 QSAR 模型,将配体分子的空间场描述符与生物活性值建立函数关系,需要对配体化合物进行构象优化。通常以化合物的最低能量构象作为有效构象进行分析。通过 SYBYL – X 2.1.1 软件绘制出 65 个化合物的三维结构,通过 Powell 能量梯度法、Tripos 分子力场,添加 Gasteiger-Hückle 电荷,能量收敛标准 Gradient 设为 0.005 kcal/mol,最大迭代次数 Maximum Iterations 设为 1 000,点击 "OK" 开始优化,完成后存为 Mol2 格式,最终得到最低能量构象。构象选取及叠合的好坏直接关系到 3D – QSAR 模型的研究结果,选取最高活性的化合物 59 为模板作为共同骨架进行叠合,共同骨架及其叠合效果如图 6 – 23 所示。

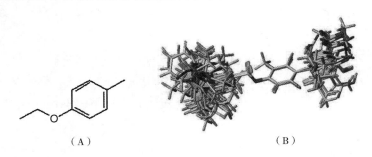

（A）　　　　　　　　　　　　　　　（B）

图 6 – 23　分子叠合共同骨架（A）及其叠合效果（B）

3. CoMFA 和 CoMSIA 模型

采用 Tripos 力场建立 3D – QSAR 模型的分子力场,其余的设置均为 SYBYL – X 2.1.1 默认参数值,计算静电场、立体场、疏水场、氢键供体场和氢键受体场等各个场描述符的值。采用偏最小二乘法（Partial Least Squares Analysis,PLS）进行线性回归分析,以获得激动剂分子的结构参数与活性值之间的定量关系。在 PLS 分析时,首先采用留一法（Leave-One-Out,LOO）对训练集进行交叉验证（Cross-Validations）得到 ONC 和 q^2。然后对训练集进行非交叉验证,得到 r^2、SEE 和 F 统计值。用测试集来验证所构建模型的预测能力。最后,根据 Stedev * Coeff 法导出比较直观的三维等势图来分析各个分子力场对化合物活性的影响。

交叉验证系数 q^2 是用于判断所构建模型稳定程度的统计学指标,$q^2 > 0.3$,表明构建的模型在 5% 的显著水平上具有统计意义,模型可信度为 95%;$q^2 > 0.5$,表明所建模型具有统计意义。作为衡量模型内部质量的相关参数,q^2 的计算公式（式 6 – 1）如下:

$$q^2 = \sum (y_{obs} - y_{pred})^2 / \sum (y_{obs} - y_{mean})^2 \qquad (6-1)$$

其中，y_{obs} 代表实验值，y_{pred} 代表预测值，y_{mean} 代表平均活性值。

评估模型预测能力的相关参数 r_{pred}^2，计算公式（式 6 - 2）如下：

$$r_{\text{pred}}^2 = (SD - PRESS) / SD \qquad\qquad (6-2)$$

其中，SD 指测试集中分子的生物活性与训练集分子的平均生物活性之间的平方偏差之和，$PRESS$ 指测试集化合物的实际活性值与预测活性值之间的平方偏差之和。

4. 药效团模型

药效团假说包括两个主要阶段：第一，配体在内部配位空间内相互排列；第二，利用 SYBYL - X 2.1.1 的 GALAHAD 模块对生成的构象进行笛卡尔空间对齐。用于生成药效团模型的特征包括氢键受体中心（AA）、氢键供体中心（DA）、疏水性中心（HY）、负电荷中心（NC）、正电荷中心（PN）和六元环。为了避免信息的冗余，去除具有相似亲和性的化合物，基于分子结构多样性和具有多个数量级活性值的原则，选择了 14 个化合物（表 6 - 3 中用 b 标示）建立药效团假说，所有分子的构象均由遗传算法生成，对数据集的超分子比对（GALAHAD）进行线性分配，参数设置为：Population Size 为 2，Max Genrations 为 1，Parameters 选项为低分子结构（Hypermolecule Construction），Averaging 为 0.6，Refining 1 为 1.0，Refining 2 为 1.2，Initial Constraint Tolerance 为 1.0，其他均为默认值，最终生成了 20 种药效团模型。根据能量值 Energy、特异性值 Specificity、N_hits、Features、Sterics、H - bond 和 Mol_Qry 值选择最好的模型进行分析。

5. 分子对接

分子对接在 SYBYL - X 2.1.1 软件中的 Surflex - Dock 模块完成，从蛋白数据库 Protein Data Bank（http://www.rcsb.org）中获得 GPR40 蛋白质复合物的晶体结构（PDB 代码：4PHU）。在分子与蛋白对接之前，先从复合物中移除原配体结构，删除对接不需要的结构和水分子，为蛋白加氢原子、加电荷 Gasteiger-Hückle，指定配体的原子类型为 AMBER7 - FF99。分子对接模拟得到的对接结果自动通过软件自带的函数进行打分，表征函数有 Total-Score（总的打分，打分越高越好）、Crash（碰撞打分，越接近 0 越好）、Polar（极性相互作用打分，越大越好）。选择构象较好的为例进行分析，探究激动剂与受体蛋白的作用机制。

(三)结果

1. CoMFA 和 CoMSIA 模型结果

表 6-4　CoMFA 和 CoMSIA 模型的统计学结果

PLS statistics	CoMFA	CoMSIA
q^2	0.87	0.856
ONC	8	7
r^2	0.986	0.983
SEE	0.113	0.121
F value	402.700	394.262
Field Contribution/%		
Steric	47.8	8.8
Electrostatic	52.2	31.3
Hydrophobic	—	20.2
H - bond donor	—	16.6
H - bond acceptor	—	23.3

　　QSAR 模型是由包含 55 个化合物的训练集构建的,pEC_{50} 值的范围是 5.093 至 8.208,统计学参数见表 6-4。CoMFA 模型的交叉验证系数 q^2 为 0.87(>0.5),最佳主成分数 ONC 为 8(>5),非交叉验证系数 r^2 是 0.986(>0.9),标准误差 SEE 为 0.113,统计值 F 是 402.700;立体场的贡献值是 47.8%,静电场的贡献值是 52.2%,达到贡献率的一半以上。CoMSIA 模型的统计学参数为:交叉验证系数 q^2 = 0.856(> 0.5),最佳主成分数 ONC = 7(>5),非交叉验证系数 r^2 = 0.983(>0.9),标准误差 SEE = 0.121,统计值 F = 394.262;立体场、静电场、疏水场、氢键供体场、氢键受体场的贡献值分别是 8.8%、31.3%、20.2%、16.6%、23.3%。一般我们认为交叉验证系数 q^2 大于 0.5、非交叉验证系数 r^2 大于 0.9,所构建的模型即通过了内、外部交叉验证,该模型是可靠的,并且具有稳定的预测能力。

　　为了验证这些模型的预测能力,在 CoMFA 和 CoMSIA 模型的建立中有 10 个化合物被选择为测试集。所有化合物的预测活性值和实验活性值的相关性从图 6-24(A)和(B)中可以看出,在可容忍的误差范围内,预测的 pEC_{50} 值与实验数据值中基本一致。

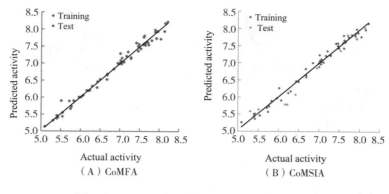

图 6 – 24 pEC_{50} 实验值与预测值的线性回归图

2. CoMFA 等势图分析

我们通过对 QSAR 模型中各个力场三维等势图的观察,分析各个力场在化合物活性方面的影响。立体场显示为绿色和黄色色块,绿色色块表示增加大体积基团会增加化合物的活性,黄色则相反,表示增加大体积基团会降低化合物的活性。静电场显示为蓝色和红色色块,蓝色色块表示带正电的基团有利于化合物活性的增加,红色则相反,表示增加带负电荷的基团有利于化合物活性的增加(软件默认绿色和黄色轮廓的贡献水平值分别为 80% 和 20%,蓝色和红色轮廓的贡献水平值分别为 80% 和 20%)。以活性最高的 59 号分子作为参照化合物。

CoMFA 模型的立体场等势图如图 6 – 25(A)所示,从图中可以看出,苯环 C_4 位取代基—Cl 及右侧—OEt 附近都有绿色色块,说明在这两个区域引入大体积基团后化合物的活性提升。在苯环 C_3 位取代基—Cl 以及 C_5 位取代基—H 附近都有黄色色块,说明在这两个区域引入大体积基团不利于化合物活性提升。化合物 52、53 的苯环 C_3 位取代基处的甲氧基、甲氧基甲基替换为甲基(—CH_3)或卤素原子(—F、—Cl)时,活性提高,这就解释了为何化合物 48、50、51 的活性高于化合物 52、53。化合物 49 的苯环 C_4 位上的氢被甲基取代,当化合物 57、58 的苯环 C_4 位上的氢被—Cl、—CF_3 取代时,活性显著提高,即化合物 57、58 的活性比化合物 49 要高。

CoMFA 模型的静电场等势图如图 6 – 25(B)所示,从图中可以看出,—OEt 和—COOH 上方以及苯环 C_3 位取代基—Cl 附近都被蓝色色块围绕,说明在这两个区域引入正电荷基团后化合物的活性提升。—COOH 附近还有一个红色色块,说明在这个区域引入负电荷基团,化合物的活性提升。但因蓝色色块所占比例较大,所以我们添加正电荷基团。化合物 59 的苯环位点上有较多的正电荷取代基,这就解释了为什么化合物 59 的活性高于化合物 51、57。

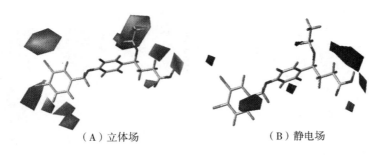

（A）立体场　　　　　　　　（B）静电场

图 6 - 25　CoMFA 模型三维等势图

3. CoMSIA 等势图分析

CoMSIA 模型各个场的三维等势图如图 6 - 26 所示，以活性最高的化合物 59 为例进行分析。由于立体场和静电场等势图与 CoMFA 模型基本类似，因此不再赘述。下面主要讨论 CoMSIA 模型中的疏水场、氢键供体场和氢键受体场。

CoMSIA 模型的疏水场等势图如图 6 - 26（C）所示，从图中可以看出苯环的两个氯原子取代处被一个黄色色块包裹，这说明在此区域添加疏水性基团可以提高化合物的活性。

CoMSIA 模型的氢键供体场等势图如图 6 - 26（D）所示，从图中可以看出，—COOH附近有两个紫色色块，说明在此区域添加氢键供体基团不利于化合物活性的提高。

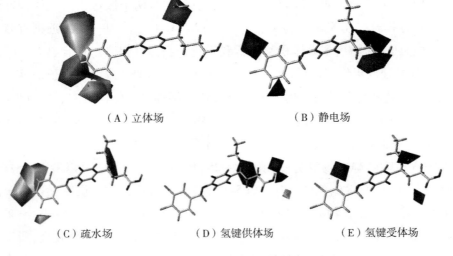

（A）立体场　　　　　　　　　　　（B）静电场

（C）疏水场　　　　　　（D）氢键供体场　　　　　　（E）氢键受体场

图 6 - 26　CoMSIA 模型三维等势图

CoMSIA 模型的氢键受体场等势图如图 6 –26（E）所示，从图中可以看出，—OEt 处有一个大体积的紫红色色块，说明在此区域添加氢键受体基团可以提高化合物的活性；苯环附近有一个红色色块，说明在此区域添加氢键受体基团不利于化合物活性的提高。

4. 药效团模型分析

药效团模型是用 14 种结构不同、活性较高的化合物（编号为 02、07、08、11、20、25、40、54、55、59、60、61、62、63）建立的，通过遗传算法对数据集的超分子比对（GA-LAHAD）进行线性分配，得到了 20 个药效团模型，在最大药效团共识、最大空间共识和最小能量的相互冲突的需求中，每个模型代表了竞争标准之间的不同权衡，其统计值列于表 6 –5。每个模型的 Pareto Rank 为 0，这意味着没有一个模型优于其他模型。Model_08、Model_09、Model_16 的能量值很高，这是由于空间冲突造成的。能量值越低，特异性值（Specificity）、N_hits、Features、Sterics、H – bond 和 Mol_Qry 值越高，药效团模型越好。特异性值 Specificity 是特定模型能否达到预期区分能力的指标，数值超过 4 的模型是可靠的；N_hits 表示产生模型被完全击中的分子数；Features 是模型包含的共同药效特征的数目；Energy 表示配体在叠合构象中产生的能量；Sterics 是配体间的立体相似性；H – bond 是配体间药效团的相似性；Mol_Qry 是每个配体叠合到药效团上时的打分值。Model_01、Model_03、Model_11 的 Specificity、Sterics、H – bond 和 Mol_Qry 值都较高，能量值都较低，但模型 11 的 N_hits 和 Features 值都高于另两个模型，因此，模型 11（Energy = 78. 76，Specificity = 4. 667，N_hits = 10，Sterics = 820. 70，H – bond = 140. 10，Mol_Qry = 76. 14）被认为是最优模型。14 种化合物排列的药效团模型如图 6 –27 所示，显示了令人满意的重叠，绿色、蓝绿色、蓝色球体分别代表氢键受体中心（AAs）、疏水性中心（HYs）和负电荷中心（NCs）。最佳模型由 10 个药效团特征组成：3 个氢键受体中心（AA_1、AA_5 、AA_6）、5 个疏水性中心（HY_2、HY_3、HY_7、HY_9、HY_10）、2 个负电荷中心（NC_4、NC_8）。

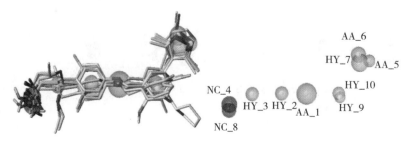

图 6 –27　最佳药效团模型

表 6 - 5 20 个药效团模型参数值

No.	Specificity	N_hits	Features	Pareto Rank	Energy	Sterics	H - Bond	Mol_Qry
Model_01	4.664	7	9	0	41.47	965.60	160.90	24.02
Model_02	4.824	9	8	0	62.54	810.10	154.20	55.81
Model_03	4.189	5	11	0	36.17	852.10	136.90	63.08
Model_04	4.732	4	7	0	68.91	826.20	149.10	54.80
Model_05	4.545	9	11	0	1 314.65	831.20	160.50	64.87
Model_06	6.207	4	7	0	123.02	828.00	165.10	36.82
Model_07	4.728	10	9	0	1 455.76	924.40	162.80	39.52
Model_08	3.766	7	8	0	156 219	883.70	170.00	49.53
Model_09	4.697	12	8	0	23 561 420	943.10	163.10	59.35
Model_10	4.717	7	9	0	135.55	906.70	158.00	28.09
Model_11	4.667	10	10	0	78.76	820.70	140.10	76.14
Model_12	4.450	9	9	0	3 919.38	911.40	155.50	43.21
Model_13	5.897	0	8	0	171.33	869.30	152.70	34.09
Model_14	4.643	8	8	0	3 950.57	936.40	157.80	36.63
Model_15	5.910	8	9	0	179.48	798.50	154.60	48.49
Model_16	4.928	10	8	0	1 572 444	865.10	153.00	71.82
Model_17	4.311	8	10	0	3 366.22	802.90	170.50	39.27
Model_18	4.575	11	8	0	209.42	774.70	152.20	63.85
Model_19	4.400	6	9	0	359.75	784.70	160.80	45.52
Model_20	4.130	9	11	0	8 540.19	870.30	145.40	50.24

The optimal model (Model_11) is indicated in boldface.

5. 设计新的化合物

通过对 3D - QSAR 模型和药效团模型结果的分析,得到它们结构与活性的关系,并以活性最高的化合物 59 为模板设计了 7 个新的化合物。将 7 个新化合物通过之前所建立的 CoMSIA 模型进行活性预测,它们的结构及预测活性见表 6 - 6,可以看出 N1(pEC_{50} = 8.910)的预测活性远高于模板分子 59(pEC_{50} = 8.208),其他化合物的活性也均高于模板分子 59。

表6-6　新设计的激动剂分子结构及预测活性值

Compound	R_1	R_2	R_3	R_4	CoMSIA Predicted
N1	—NO_2	—	—NO_2	—CF_3	8.910
N2	—NO_2	—	—NH_2	—CF_3	8.778
N3	—NO_2	—F	—		8.734
N4	—NO_2	—NO_2	—COOH		8.706
N5	—NO_2	—OMe	—		8.703
N6	—NO_2	—OMe	—COOH		8.676
N7	—NO_2	—	—OMe	—CN	8.469

6. 分子对接结果分析

为了探究激动剂与蛋白之间的结合模式,我们将所有的化合物对接到蛋白的活性空腔内。分子对接的结果显示大多数的分子与靶点蛋白的结合构象与59号化合物与靶点蛋白的结合构象类似。为了进一步探讨不同激动剂的结合模式,将模板分子59号化合物和新设计的化合物N7进行更加详细的分析,对接结果如图6-28所示,从图6-28(A)、(C)中我们可以看到一些与化合物59相互作用的重要残基,如Arg183、Arg258(在SYBYL-X 2.1.1软件中显示为Arg2258)、Tyr240(在SYBYL-X 2.1.1软件中显示为Arg2240)。配体与蛋白之间形成了3个氢键,Arg183/N—H⋯O—、Arg258/N—H⋯O—、Tyr240/O—H⋯O—,距离分别为2.098 Å、1.909 Å、2.747 Å。Total-Score、Crash和Polar的值分别是8.680 0、-2.081 6、2.758 0。从图6-28(B)、(D)中我们可以看到一些与化合物N7相互作用的重要残基,如Arg183、Arg258、Tyr240、Tyr91、Phe142。配体与蛋白之间形成了7个氢键,Arg183/N—H⋯O—、Arg258/N—H⋯O—、Arg258/N—H⋯O—、Tyr240/O—H⋯O—、Tyr240/C—O⋯H—、Tyr91/C—O⋯H—、Phe142/N—H⋯O—,距离分别为1.870 Å、1.869 Å、2.207 Å、1.770 Å、2.594 Å、1.978 Å。Total-Score、Crash和Polar的值分别是

10.209 4、−4.457 0、3.218 4。化合物 N7 上的羟基和羧基与疏水性氨基酸 Arg、Tyr、Phe 相互作用,说明化合物分子与蛋白的结合过程中有疏水作用存在。对接结果表明 Arg183、Arg258 和 Tyr240 在 GPR40 激动剂与靶点蛋白的结合模式中发挥了重要作用。这些氢键作用和疏水作用使配体与大分子受体蛋白的结合更加稳定,同时也是药物分子发挥作用的主要因素。从对接打分以及氢键数目可以看出 N7 与受体蛋白的结合作用要比 M59 与受体蛋白的结合作用更强。

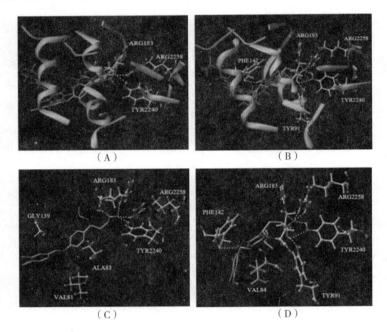

图 6 − 28　59 号化合物和化合物 N7 分析对接图

附注:(A)化合物 M59(黄色)和原配体(品红色)与 GPR40 受体口袋(PDB ID:4PHU)在空腔内的构象;(B)化合物 N7(黄色)和原配体(品红色)与 GPR40 受体口袋在空腔内的构象;(C)化合物 M59(黄色)与氨基酸残基的氢键相互作用;(D)化合物 N7(黄色)与氨基酸残基(白色)的氢键相互作用(黄色虚线)。

（四）案例小结

此案例中,对 63 个 GPR40 激动剂分子——苯丙酸类化合物进行三维定量构效关系模型的构建,包含 CoMFA($q^2 = 0.87$,$ONC = 8$,$r^2 = 0.986$)和 CoMSIA($q^2 = 0.856$,$ONC = 7$,$r^2 = 0.983$)模型,两个模型都通过了内外部验证,具有可靠的预测能力。模型结果表明影响该系列化合物活性的关键场效应是立体场和疏水场,在最高活性化合物的苯环的 R_1、R_4 位点处添加疏水性基团和体积大的基团有助于化合物活性的提高。我们又挑选了 14 种结构不同、活性较高的化合物构建了药效团模型,通过对相关参数分析,模型 11 被挑选为最佳模型。我们发现中间两个苯环处均为疏水性中心,结合以上分析,我们设计了 7 种新的具有更高 GPR40 激动活性的化合物,并且分子活性均大于模板分子 59。接着对活性最高的化合物 59 以及新设计的化合物 N7 进行分子对接研究,结果表明化合物 N7 与靶点蛋白之间的氢键作用更强、结合效果更好,氨基酸 Arg183、Arg258、Tyr240 在对接过程中起关键作用,这个研究可为研制抗 T2DM 的药物提供一些候选分子。

(李杨,杨婧婧)

参考文献

[1] ACHARYA C,COOP A,POLLI J E,et al. Recent advances in ligand-based drug designr:relevance and utility of the conformationally sampled pharmacophore approach[J]. Current Computer – Aided Drug Design,2011,7(1):10 – 22.

[2] VERMA J,KHEDKAR V M,COUTINHO E C. 3D – QSAR in drug design-a review[J]. Current Topics in Medicinal Chemistry,2010,10(1):95 – 115.

[3] CRAMER R D,PATTERSON D E,BUNCE J D. Comparative molecular field analysis (CoMFA). 1. Effect of shape on binding of steroids to carrier proteins[J]. Journal of the American Chemical Society,1988,110(18):5959 – 5967.

[4] KLEBE G,ABRAHAM U,MIETZNER T. Molecular similarity indices in a comparative analysis (CoMSIA) of drug molecules to correlate and predict their biological activity[J]. Journal of Medicinal Chemistry,1994,37(24):4130 – 4146.

[5] CHEN A J,SHI J. The development of research on calculation methods used in the model-creation of computer-aided drug design[J]. Journal of Ocean University of China,2005,35(3):407 – 411.

[6] KIM K H,KIM N D,SEONG B L. Pharmacophore – based virtual screening:a review of recent applications[J]. Expert Opinion on Drug Discovery,2010,5(3):205 – 222.

[7] YANG L Y,ZHANG J,SI L H,et al. Synthesis and biological evaluation of $GPR_{40}/FFAR_1$ agonists containing 3,5 – dimethylisoxazole[J]. European Journal of Medicinal Chemistry,2016,116:46 – 58.

[8] JIANG X W,JIANG B E,LIU H,et al. Design,synthesis,and biological evaluations of phenylpropiolic acid derivatives as novel GPR40 agonists[J]. European Journal of Medicinal Chemistry. 2018,158:123 – 133.

[9] TAKANO R,YOSHIDA M,INOUE M,et al. Optimization of 3-aryl-3-ethoxypropanoic acids and

discovery of the potent GPR40 agonist DS – 1558[J]. Bioorganic & Medicinal Chemistry,2015,
23(17):5546 – 5565.

第四节　化学新药的药效学研究

化学新药的药效学研究内容包括验证药物在不同系统/模型中的有效性,表征药物作用的量效、时效关系,探索药物的给药方案以及阐明药物的作用机制。主要药效学的研究结果为药物进入临床提供有效性支持,对预测首次临床试验的起始剂量及优化临床试验方案至关重要,并为毒理学研究相关的动物选择、剂量设计及检测指标设置提供依据。次要药效学研究有利于了解药物的作用特点,预测非预期的人体不良效应,为临床制订风险管控计划提供参考。临床开发阶段对药理学放大引起不良反应及非预期不良反应的作用机制进一步研究,为了解药物的作用特点和毒性机制、指导临床用药提供参考。药物上市后进一步的药效学研究可为新适应证或联合用药开发、药物工艺变更及药物的迭代开发提供数据支持。药效学研究涉及体外试验和体内试验。体外试验是在分子、细胞、离体组织或器官等水平上的研究,可初步了解药物的作用和机制,一般在新药的早期研发阶段开展。体内试验是在生物整体水平上的研究,是支持临床拟用适应证有效性的重要依据。但是对于某些无疾病相关的体内模型可供选择的适应证,体外研究数据也可作为有效性的依据。

药效学评价中应关注受试物、试验设计、试验方法、对照药的选择,观察指标应与临床相关性好,有效性指标判断明确、准确。

一、受试物

通常受试物应与拟进行临床研究所用的药物一致或者能代表临床研究的样品。但新药的药学研究是不断完善的过程,为了提高产品的质量,开发过程中可能需要对工艺、处方等不断改善。若非临床研究样品与临床样品有大的差异,建议进行必要的桥接研究,以判断药学改变对受试物安全有效性的影响。

二、药效学研究用动物模型

在疾病相关动物模型中开展的药效学试验是支持临床拟用适应证和给药方案的重要依据。动物模型的选择主要考虑与临床的相关性,应能反映临床疾病的病理和生理过程,包括对受试物的敏感程度、发病机制、损伤程度等与临床的相似性。药效学研究一般选用经典、公认的动物模型。由于种属差异、病理生理机制及进程不同,单一动物模型用于预测人体有效性往往具有局限性,用多种模型进行药效学研究可从多个方面提示有效性,提高药物研发的成功率。比如胰高血糖素样肽－1受体激动剂类降糖药艾塞那肽,体内试验采用了非糖尿病动物(小鼠、大鼠、兔)和糖尿病动物(db/db小鼠、ob/ob小鼠、糖尿病ZDF大鼠、肥胖葡萄糖不耐受fa/fa大鼠、糖尿病猕猴)开展有效性评价。由于种属差异,临床中有些疾病或症状不能在动物模型上复制或相关性不高,比如专嗜人细胞的传染病病原,如人类免疫缺陷病毒(HIV)、丙型肝炎病毒(HCV)等疾病、癌症、自身免疫性疾病等,可考虑采用转基因动物或人源化动物模型。某些生物制品,其生物活性通常具有种属和/或组织特异性,药理学研究应选用相关动物种属或建立转基因动物,或采用替代分子或同源蛋白进行相关有效性评价。地舒单抗(Denosumab,商品名:Prolia)系重组人源化靶向核因子－κB受体活化因子配体(RANKL)抗体,用于骨质疏松症的治疗,Denosumab在啮齿类动物中无药理活性,体内试验采用了人RANKL基因敲入小鼠模型、过表达骨保护素(OPG)大鼠转基因模型及OPG与抗体Fc段构建的替代融合蛋白(OPG－Fe)评价药物的活性。

三、药效学研究试验设计

结合新药的作用靶点、适应证特点选择试验方法。试验方法一般为国内外公认的方法,新方法、新模型应进行充分的验证。参照随机、对照、重复、"3R"原则进行科学、合理的试验设计,以排除非处理因素对试验结果的干扰,获得可靠的试验数据,为毒理学研究及临床试验方案设计提供参考。药效学研究的给药途径一般与临床拟给药方式一致,根据药物及疾病的特点设计给药时间,为临床方案的设计提供参考。如某降低尿酸药物临床拟用于治疗高尿酸症,非临床药效学研究中于造模的同时给药,所得结果对支持临床治疗给药的有效性提示有限。剂量设计应能反应药物的量效关系。体外试验应能反应药物的浓度－效应关系,如半数抑制浓度(IC_{50})、半数有效剂量(ED_{50})等和有效剂量范围,如最低抑菌溶度(MIC)等,应研究药物的有效剂量范围和量效/时效关系,最低起效剂量对于计算临床起始剂量及预测药物的安全范围有重要价值。

新药的研究一般应设立对照组,根据试验方案的具体要求设立阴性对照(空白对照)、溶剂对照、模型对照、阳性对照。对照组可验证试验系统的可靠性,排除非药物因素的干扰。观察指标应与临床有较好的相关性,反应药物的作用特点。如作用于免疫系统的抗风湿药物,体内药效学试验需检测与药效相关的因子、免疫指标、关节的变化、病理等指标。

四、试验数据

对试验获得的数据进行总结和分析,对未纳入分析的数据进行说明,对具有统计学差异的数据,结合药物的量效关系、历史背景数据及基础数据等,评价其生物学意义及与临床的相关性。对资料进行规范化整理,以更好地呈现数据,便于审评与研发人员之间的信息交流。

五、不同类别新药的考虑

不同类别新药的药效学研究不同,创新药的非临床药效学研究应尽量选择多个与临床疾病相关的体内外模型,阐明药物的作用特点及对临床拟用适应证的有效性,并进行相应的概念验证。在已知活性成分的基础上,对其结构、剂型、处方工艺、给药途径等进行优化,如改善稳定性、增加药效、降低副作用、延长作用时间、减少用药次数等的改良型新药,是药物研究的一个方向。该类药物有一定的研究基础,作用机制明确。

六、药物作用机制研究

药物的治疗作用源自对作用机制的理解,了解同类药物的药理学特征有助于指导候选药物的开发。由于机体和药物作用的复杂性及新药研究的不确定性,因此药物作用机制的研究贯穿于药物研发的整个研究阶段。随着对药物作用特点的不断了解,进行药物新适应证及复方制剂的开发成为新药研究的一个方向。

第五节　化学药物的临床前安全性评价

《药物非临床研究质量管理规范》是根据《中华人民共和国药品管理法》《中华人民共和国药品管理法实施条例》制定的规范。本规范适用于为申请药品注册而进行的药物非临床安全性评价研究。药物非临床安全性评价研究是药物研发的基础性工作,药物非临床安全性评价研究的相关活动应当遵守本规范。药物非临床安全性评价研究应当确保行为规范,数据真实、准确、完整[1]。

化学药物的安全药理学试验、单次给药毒性试验、重复给药毒性试验、刺激性试验、光毒性试验、溶血性试验、过敏性试验内容参考第四章中药新药的研究内容的相关章节。本节重点论述药物的遗传毒性试验、生殖毒性试验、致癌性试验、免疫原性试验、依赖性试验、毒代动力学试验,以及与评价药物安全性有关的其他试验。

一、遗传毒性试验

以基因突变、较大范围染色体损伤或重组形式出现的 DNA 损伤的固定,通常被认为是可遗传效应的基础,并且是恶性肿瘤多阶段发展过程的重要因素。染色体数目的改变也与肿瘤的发生有关,并可提示生殖细胞出现非整倍体的可能性,在遗传毒性试验中呈阳性的化合物为潜在的人类致癌剂和/或致突变剂。由于在人体中已建立了某些致突变/遗传毒性化合物的暴露与致癌性之间的相关性,而对于遗传性疾病尚难以证明有类似的相关性,因此遗传毒性试验主要用于致癌性的预测。生殖细胞突变与人类疾病也具有明确的相关性,也应同样重视。以下方法均适用于中药、天然药物和化学药物。

(一)标准试验组合

根据遗传毒性试验检测的遗传终点,可将检测方法分为三大类,即基因突变、染色体畸变、DNA 损伤;根据试验系统不同,毒性试验可分为体内试验和体外试验。通常采用体外试验和体内试验组合的方法,以全面评估受试物的遗传毒性风险。标准试验组合应反映不同的遗传终点,包含两个方面的内容:第一,细菌回复突变试验,又称 Ames 试验,该试验已证明能检出相关的遗传学改变及大部分啮齿类动物和人类的遗传毒性致癌剂。第二,哺乳动物细胞体外和/或体内试验。体外染色体畸变试验、体外微核试验、体外小鼠淋巴瘤 L5178Y 细胞 TK 基因突变试验(简称小鼠淋巴瘤细胞试验,MLA)已经过充分验证并广泛应用,且同样适合于检测染色体损伤。体内试验采用单次给药或重复给药的试验设计,考虑吸收、分布、代谢、排泄等因素,可检出体外试验无法检出的某些遗传毒性物质。可采用啮齿类动物造血细胞染色体损伤试验(包括骨髓或外周血红细胞微核试验、骨髓中期相细胞染色体畸变试验)或其他合适的体内试验。

可根据受试物的特点自主在以下两种标准试验组合中选择:

组合一:一项细菌回复突变试验;一项检测染色体损伤的体外细胞遗传学试验(体外中期相染色体畸变试验或体外微核试验),或一项体外小鼠淋巴瘤细胞 TK 基因突变试验;一项体内遗传毒性试验,通常为啮齿类动物造血细胞染色体损伤试验,用于检测微核或中期相细胞染色体畸变。

组合二:一项细菌回复突变试验;采用两种不同组织进行的体内遗传毒性试验,通常为一项啮齿类动物造血细胞微核试验和第二项体内试验。

某些特殊的受试物,如放射影像剂、抗酸铝合剂、吸入用药、皮肤或其他局部用药,毒代或药代动力学研究提示其不被全身吸收,在体内遗传毒性试验中无法到达靶组织,在改变给药途径也不能提供足够的靶组织暴露,且对暴露量最高的组织无合适的遗传毒性试验的情况下,仅根据体外试验进行评价可能是合适的。

(二)体外试验的基本要求

1. 细菌回复突变试验中采用的菌株

细菌回复突变试验至少应采用 5 种菌株,包括用于检测组氨酸靶基因中鸟嘌呤–胞嘧啶(G–C)位点碱基置换或移码突变的 4 种组氨酸营养缺陷型鼠伤寒沙门氏菌(TA98、TA100、TA1535、TA1537/TA97/ TA97a),以及用于检测组氨酸或色氨酸基因中腺嘌呤–胸腺嘧啶(A–T)位点碱基置换与检测交联剂的鼠伤寒沙门氏菌 TA102 或埃希氏大肠杆菌 WP2 uvrA 或埃希氏大肠杆菌 WP2 uvrA(pKM101)。

2. 受试物最高浓度的确定

体外试验中受试物的最高浓度主要取决于受试物对细菌/细胞的毒性和溶解度。对不受溶解度或细胞毒性限制的受试物,细菌回复突变试验应达到的最高浓度为 5 mg/皿(液体受试物为 5 μL/皿),哺乳动物细胞试验为 1mM 或 0.5 mg/mL(选用较低者)。某些遗传毒性致癌剂只有在检测浓度高达可产生一定程度的细胞毒性时才可检出,但毒性过高又会影响对相应的遗传终点进行恰当的评价。因此,细菌回复突变试验的受试物浓度应能显示明显的毒性,如回复突变菌落数目减少、背景菌苔减少或消失。哺乳动物细胞体外遗传学试验最高浓度产生的细胞毒性应约为 50%。小鼠淋巴瘤细胞 TK 基因突变试验的最高浓度产生的细胞毒性应为 80% ~ 90%。

若受试物在不溶解的浓度范围内也能检测出剂量相关性的遗传毒性,则建议采用以下策略检测相对不溶的受试物:细菌回复突变试验应对产生沉淀的浓度进行计数,且最高浓度不超过 5 mg/皿或 5 μL/皿;对于哺乳动物细胞试验,若沉淀不干扰计数,则最高浓度应是培养液中产生最少可见沉淀的最低浓度。

(三)体内试验的基本要求

1. 体内试验方法

采用骨髓细胞分析染色体畸变或检测含微核的嗜多染红细胞的体内试验方法均可用于检测染色体断裂剂。由于细胞分裂后期的一个或多个染色体相对滞后也能形成微核,因此微核检测方法也能用于检测一些非整倍体诱导剂。大鼠和小鼠均适用于骨髓微核试验。微核也可通过小鼠外周血中的未成熟红细胞(如嗜多染红细胞)或大鼠血液中的新生网织红细胞测定。同样,也可使用已证明了对检测断裂剂/非整倍体诱导剂具有足够灵敏度、来源于其他种属动物的骨髓或外周血的未成熟红细胞。除人工镜检方法外,还可采用自动化分析系统,如图像分析系统和流式细胞术。取给药后啮齿类动物的外周血淋巴细胞进行体外培养,也可用于分析染色体畸变。

其他体内遗传毒性试验包括:DNA 链断裂试验如单细胞凝胶电泳试验(彗星试验)和碱洗脱试验、转基因小鼠体内突变试验、DNA 共价结合试验,以评价 DNA 损伤为终点指标作为替代终点。

2. 体内试验的设计

短期给药(如给药 1 ~ 3 次)的体内遗传毒性试验一般可单用雄性动物。若已有的毒性、代谢或暴露资料提示在所用动物种属上存在毒理学意义的性别差异,则应采用两种性别的动物。体内试验的剂量通常选择三个剂量,推荐短期试验的最高剂量是限度剂量 2 000 mg/kg 或最大耐受量,其他剂量一般剂量间距为 2 ~ 3 倍。

多次给药试验的最高剂量分为两种情况设计:

(1)当采用标准试验组合一时,若该试验整合在重复给药毒性试验中,则通常认为剂量是合适的。该原则适用于体外哺乳动物细胞试验结果为阴性或不相关的阳性时。

(2)当进行追加试验或采用标准试验组合二时,应对多种因素进行评价,以确定高剂量是否适合用于遗传毒性评价。

对于具有血液或骨髓毒性的受试物,进行遗传毒性评价的剂量应在具有严重红细胞系毒性(如具有明显的嗜多染红细胞或网织红细胞抑制)的高剂量之下、间距不超过约 2 倍。毒性试验(尤其是大鼠试验)的高剂量需满足以下任何一条标准:

(1)对于给药 14 d 或更长时间的试验,如果能耐受,那么限度剂量为 1 000 mg/kg。

(2)最大可能暴露量通过达到暴露峰值/稳态或受试物的蓄积来证明。若受试物的暴露量随给药时间增加而明显减少(如比起始暴露量减少 >50%),则不宜采用多次给药试验。

(3)高剂量≥急性给药试验所采用高剂量的 50%,即接近最小致死量。

(四)试验结果评价与追加研究策略

一方面,每种遗传毒性试验系统均可能产生假阴性或假阳性结果,试验组合方法的设计是为了减少具有潜在遗传毒性的受试物产生假阴性结果的风险。另一方面,任何一项遗传毒性试验中的阳性结果并不一定能说明受试物对人类真正具有遗传毒性或致癌性的危险。在对遗传毒性试验的结果进行评价时,对阳性或阴性的结果均应予以充分考虑,结合受试物的药学特点、药效学、药代动力学和其他毒理学研究的结果等信息进行综合分析。试验结果的评价最终应落实到临床试验的受试者范围限定、风险效益评估以及必要防治措施的制定和应用上。

1. 体外试验结果的评价

细菌回复突变试验和体外哺乳动物细胞的阳性结果提示 DNA 反应性,为评估对患者用药的潜在风险,需进行充分的追加试验以评价体内致突变和潜在致癌性。出现细菌回复突变试验的阳性结果还应考虑受试物的纯度,如氨基酸(组氨酸或色氨酸)污染可能导致菌落数的升高而出现假阳性结果,因此细菌回复突变试验不适合检测可能会降解的肽类。对于体外哺乳动物细胞试验阳性结果,应考虑其是否归因于体内不存在的条件(如 pH 值、渗透压、沉淀物)。

对于体外试验阴性结果,在一些特殊情况下需考虑进一步试验,如受试物的化学结构或代谢特征提示标准的体外代谢活化技术(如啮齿类动物肝脏 S9)可能不适用。

2. 体内试验结果的评价

(1)体内试验阴性结果。

体内试验结果的意义与受试物在靶组织中是否有足够的暴露直接相关,对于体外遗传毒性试验结果为阳性(或未进行)而体内试验结果为阴性的受试物,应采用以下任何一种方法来反映受试物在体内/靶组织的暴露水平:① 对于细胞遗传学试验,可通过微核试验中各剂量组和各采样时间点所用组织(骨髓或外周血)中未成熟红细胞数与红细胞数的比例的显著变化,或通过染色体畸变试验中有丝分裂指数的显著降低,来间接反映受试物的暴露水平。②对其他体内遗传毒性试验,可通过肝脏或组织的毒性(如通过组织病理学检查或血液生化学指标)来间接反映受试物的暴露水平。

(2)体内试验阳性结果。

体内遗传毒性试验也可能出现假阳性结果,如未给予任何遗传毒性物质,但由于干扰了红细胞生成而导致微核升高;DNA 加合物数据应根据内源性加合物的已知背景水平进行解释与分析;与毒性相关的间接作用可能影响 DNA 链断裂试验(如彗星试验和碱洗脱试验)的结果。因此,评价遗传毒性数据时应考虑所有的毒理学和血液学发现。

当遗传毒性试验结果为阳性时,对进入临床试验是否安全,应考虑所有的安全性资料,包括对所有遗传毒性资料的全面评价,以及拟进行的临床试验的性质。对于遗传毒性试验出现阳性结果、但不直接与 DNA 发生作用的受试物,不全都会带来明显的体内给药的风险,建议提供有关遗传毒性机制的证据以及这种机制与预期体内暴露的相关性,或者通过试验排除为直接与 DNA 作用的机制,如证明受试物不使 DNA 烷化或 DNA 链断裂,并提供未观察到遗传毒性的剂量水平。若确认受试物可直接损伤 DNA,则在极特殊情况下,可能会被允许用于危及生命的疾病(如晚期癌症),但不能在健康受试者中使用。

3. 阳性结果追加研究策略

(1)细菌回复突变试验阴性结果、体外哺乳动物细胞试验阳性结果的追加策略。

①体外试验:为阳性结果缺乏生物学相关性提供机制信息,如小鼠淋巴瘤细胞试验中诱导染色体畸变或突变的受试物不是 DNA 损伤性物质的证据(如除细菌回复突变试验外的其他突变/DNA 损伤试验结果为阴性),或者体内可能不相关或可能具有阈值的间接机制的证据(如抑制 DNA 合成、仅在高浓度时产生活性氧簇等)。体外微核试验阳性结果的追加试验也可采用类似的试验,或者证据还可包含提示染色体丢失/非整倍体的已知机制、着丝点染色试验提示染色体丢失。如果上述机制信息和证据权重分析支持受试物不具有相关的遗传毒性,那么仅需要一个具有合适暴露证据的体内试验,以确定受试物不具有遗传毒性作用。通常采用体内细胞遗传学试验,当对潜在染色体丢失进行追加研究时,要求进行体内微核试验。如果无充分的证据或机制信息以排除相关的潜在遗传毒性,那么通常要求进行两项体内试验,需要采用合适的终点指标和合适的组织(通常是两种不同的组织),且应在体内获得充分的暴露。终点指标充分合理并且证明有暴露的合适的体内试验的阴性结果,足以证明受试物不具有遗传毒性风险。

②依赖于 S9 的体外试验阳性结果的追加:在阳性结果仅见于 S9 代谢活化条件下,首先应确认是否是代谢活化的原因而非其他一些不同条件(如与非代谢活化培养条件下的 >10% 血清浓度相比,S9 混合物中血清浓度低或无血清)。因此,追加策略的目的是确定体外结果与体内条件的相关性,通常采用肝脏体内试验。

(2)对体内微核试验阳性结果的追加策略。

若体内微核升高,则应对所有的毒理学资料进行评价,以确定是否是由于非遗传毒性作用所致或非遗传毒性作用是其中的一个作用因素。如果怀疑存在干扰红细胞生成作用或生理学的非特异性因素(如体温偏低或过高),那么进行一项体内染色体畸变试验更为合适。如果怀疑一个体内微核升高的结果,那么应进行研究以证明该升高是否由于染色体丢失或染色体断裂所致。有证据显示非整倍体诱导作用,如纺锤体抑制剂,具有非线性剂量反应关系。因此,可能可确定该作用是否有阈值暴露

（低于该暴露下预期不会有染色体丢失），以及确定其与临床暴露比较是否存在合适的安全范围。

4. 与致癌性试验有关的追加遗传毒性试验

在遗传毒性标准试验组合中呈阴性结果，但在致癌性试验中显示肿瘤发生率升高，而且无充分证据确定是非遗传毒性作用机制的受试物，应在合适的模型上进行附加的遗传毒性试验。为了帮助了解作用方式，附加试验可包括改变体外试验的代谢活化条件，或包括测定肿瘤诱导靶器官遗传学损伤的体内试验，如 DNA 链断裂试验（如彗星试验或碱洗脱试验）、DNA 加合试验（如通过 32P_后标记）、转基因突变诱导试验，或肿瘤相关基因遗传学改变的分子特征性分析。

二、生殖毒性试验

生殖毒性研究的目的是通过动物实验反映受试物对哺乳动物生殖功能和发育过程的影响，预测其可能产生的对生殖细胞、受孕、妊娠、分娩、哺乳等亲代生殖机能的不良影响，以及对子代胚胎－胎儿发育、出生后发育的不良影响。生殖毒性研究在限定临床研究受试者范围、降低临床研究受试者和药品上市后使用人群的用药风险方面发挥重要作用。生殖毒性试验需根据受试物的药代动力学信息选择动物种属、设计试验与给药方案。

（一）试验系统

生殖毒性试验首选啮齿类动物。在胚胎－胎仔发育的毒性研究中，一般还需要采用第二种哺乳动物，家兔为优先选用的非啮齿类动物。家兔不适合时，可根据具体情况，选择另一种可替代的非啮齿类动物或第二种啮齿类动物。通常选用年轻、性成熟的成年动物（雌性动物未经产）。也可采用其他试验系统，包括哺乳动物或非哺乳动物的细胞、组织、器官，体外或体内培养体。这些系统的试验结果有助于作用机理的分析，但不能替代整体动物。

（二）给药方法

根据已有的药理、急性毒性和长期毒性、药代动力学研究资料或预试验以及受试物的理化性质和给药途径来选择高剂量，高剂量范围内应该出现一些轻微的母体毒性反应，在大多数情况下，1 g/（kg·d^{-1}）为最大给药限量。低剂量应为生殖毒性方面的 NOAEL（No Observed Adverse Effect Level，未观察到有害作用水平）。高剂量与低剂量间根据具体情况可设计 1~2 个剂量，以观察可能的剂量－反应关系。一般情况下给药途径应与临床拟用途径一致。如果拟用途径有多种，研究提示不同给药途径的药代动力学特点（包括分布）类似，那么建议采用暴露量较高的给药途径。采用妊娠动物进行试验时不采用腹腔注射,以避免对子宫或胎仔产生直接作用。给药频率通常为每天给药 1 次,同时参考药代动力学参数、预期临床给药情况增加或减少给药次数。

（三）试验方案设计

大多数药物适合三段试验方案,即生育力和早期胚胎发育阶段、胚胎 - 胎仔发育阶段、围产期发育(包括母体功能)阶段,目的是发现有可能发生损害的生殖发育阶段。但根据具体药物情况,也可选择其他能充分反映受试物生殖毒性的试验方案,如单一试验设计或两段试验设计等。无论采用哪种试验方案,各段试验之间不应留有间隔,当观察到某一作用时,应评价后进行进一步的后续试验,明确毒性的性质、范围和原因等,判断剂量 - 反应关系,以有助于风险评估和区分给药所致影响与偶发情况。联合进行多项生殖毒性试验时,应注意在动物成年期和从受孕到幼仔性成熟的发育的各阶段给药,试验观察应持续一个完整的生命周期,即从某一代受孕到其下一代受孕间的时间周期。完整的生命周期过程分成以下六个阶段:

A.从交配前到受孕阶段——成年雄性和雌性的生殖功能、配子的发育和成熟、交配行为、受精。

B.从受孕到着床阶段——成年雌性的生殖功能、着床前的发育、着床。

C.从着床到硬腭闭合阶段——成年雌性的生殖功能、胚胎的发育、主要器官的形成。

D.从硬腭闭合到妊娠终止阶段——成年雌性的生殖功能、胎仔的发育和生长、器官的发育和生长。

E.从出生到离乳——成年雌性生殖功能、幼仔对宫外生活的适应性、离乳前的发育和生长。

F.从离乳到性成熟——离乳后的发育和生长、独立生活的适应能力、达到性成熟的情况。

1.生育力与早期胚胎发育毒性试验(Ⅰ段)

Ⅰ段是指上述生命周期的 A 阶段至 B 阶段,该阶段评价受试物对动物生殖的毒性或干扰作用,包括配子成熟度、交配行为、生育力、胚胎着床前阶段和着床等。对雌性动物的动情周期、受精卵输卵管的转运、着床及胚胎着床前发育的影响进行检查;对于雄性动物,应观察生殖器官组织学检查方法可能检测不出的功能性影响,如性欲、附睾精子成熟度等。

实验动物常用大鼠,不少于 20 只/(性别·组)。一般情况下,交配前给药期可定为雄性动物 4~10 周,雌性动物 2 周;雄性动物给药期应持续整个交配期直至被处死,雌性动物至少应持续至胚胎着床(妊娠第 6~7 d)。建议雌雄动物按 1:1 交配。一般雌性动物在妊娠第 13~15 d 处死,雄性动物在交配成功后处死。剖检所有亲代动物,保存所有动物的睾丸、附睾或卵巢、子宫和异常的器官,必要时进行组织学检查,根据具体情况进行评价,计数附睾中的精子数并进行精子活力检查,计数黄体数、活胎、死胎、吸收胎并计算着床数。

2. 胚胎胎仔发育毒性试验(Ⅱ段)

Ⅱ段是指上述生命周期的 C 阶段至 D 阶段,该阶段评价药物对妊娠动物、胚胎及胎仔发育的影响,包括妊娠动物较非妊娠雌性动物增强的毒性、胚胎胎仔死亡、生长改变和结构变化等。试验通常采用啮齿类动物和非啮齿类动物,一般用大鼠和家兔,通常大鼠不少于 20 只/组,家兔不少于 12 只/组。

给药期是从胚胎着床到硬腭闭合,即到 C 阶段末。通常大鼠为妊娠第 6~15 d 给药,家兔为妊娠第 6~18 d 给药。在分娩前处死并检查雌性动物,大鼠约为妊娠第 20/21 d,家兔约为妊娠第 28/29 d。检查所有胎仔的存活和畸形情况。若有检查软组织和骨骼的要求,则每窝可分配 50% 的大鼠胎仔进行骨骼检查,至少应对 50% 的大鼠胎仔进行内脏检查。对于家兔,可采用新鲜显微解剖技术检测软组织改变,100% 的家兔胎仔需进行软组织和骨骼检查。若高剂量组与对照组无显著性差异,则一般不需要对中、低剂量组动物进行检查。终末检查项目同 Ⅰ 段试验,并且测定胎仔的体重、胎仔的顶臀长、胎仔的异常(包括外观、内脏、骨骼)、胎盘。

3. 围产期毒性试验(Ⅲ段)

Ⅲ段是指上述生命周期中的 C 阶段至 F 阶段,该阶段检测从胚胎着床到幼仔离乳,给药对妊娠/哺乳的雌性动物以及胚胎和子代发育的不良影响。由于药物对此段所造成的影响可能延迟,因此试验应持续观察至子代性成熟阶段。评价内容包括妊娠动物较非妊娠雌性动物增强的毒性、出生前和出生后子代的死亡情况、生长发育的改变以及子代的功能缺陷,包括 F1 代的行为、性成熟和生殖功能。

实验动物至少采用一种动物,一般用大鼠,不少于 20 只/组。雌性动物给药期应从胚胎硬腭闭合至哺乳结束,即上述生命周期中的 C 阶段至 E 阶段,通常大鼠为妊娠第 15 d 至离乳(出生后第 21 d)。终末检查剖检所有成年动物,可行时也用于子代,保存肉眼观察出现异常的器官,必要时进行组织学检查,检查着床、畸形、出生时存活的子代和死亡的子代、子代出生时的体重、离乳前后的存活率和生长/体重,另外每窝选择离乳雌、雄子代各 1 只,饲养至成年,然后进行交配检测其生殖能力等。

（四）结果分析与评价

1. 生殖毒性结果分析

生殖毒性为可能影响 F0 代生殖能力的结构和功能性改变,包括对生育力、分娩和哺乳的毒性影响等。生育力与给药相关的雄性生殖毒性可表现为生殖器官的退变或坏死、精子计数减少、精子活力或形态学改变、交配行为异常、不能交配、内分泌功能改变或总体生育力降低。与给药相关的雌性生殖毒性可表现为生殖器官损伤、配子成熟和释放相关的内分泌调节改变、交配行为异常、不能交配或总体生育力降低。分娩对动物产程和分娩的影响可表现为分娩的起始时间和持续时间的改变。分娩持续时间通常报告为平均每胎耗时或总分娩时间。哺乳期给药后,可能对幼仔产生暴露,也可能改变母鼠的哺乳过程(乳汁的质量和数量)或改变母鼠的哺乳行为。

2. 发育毒性结果分析

发育毒性为对 F1 代的毒性影响,包括死亡、畸形、生长异常和功能性毒性等。死亡可能发生于自妊娠早期到离乳后的任何时间,"胚胎 – 胎仔死亡"仅是发育毒性所致死亡的一种,阳性结果可能表现为着床前或着床后丢失、早期或晚期吸收、流产、死产、新生仔死亡或离乳后死亡。畸形即结构异常,表现为子代骨骼或软组织畸形或变异。生长异常通常表现为生长迟滞,有时生长过快或早熟也被认为是生长异常。评估生长速率的最常用指标为体重,同时也可测定顶臀长、肛门与生殖器间的距离等。功能性毒性包括任何正常生理或生化功能的持续改变,但通常仅测定神经行为和生殖功能。常规测定指标包括自主活动、学习记忆、反射、性成熟时间、交配行为和生育力。

选用合适的统计方法分析数据,显著性检验可帮助分析,结果解释本身必须以生物学的合理性为依据,仅仅因为没有"统计学意义"而认为与对照组结果的差别并非生物学因素所致的推论可能是错误的;某种程度上,认为有"统计学意义"的差别一定与生物性因素有关也可能是错误的,特别是对那些呈偏态分布的低发生率的异常表现(如胚胎死亡、畸胎),相关各变量的可信区间可提示可能的作用大小。应用统计程序时,应考虑组间比较所采用的指标单位,通常用窝而不是胎仔个体为单位,若亲代两种性别动物均给药,则用交配对(也即两代试验研究中亲代的配对)为单位。亲代和子代所表现出来的生殖毒性可能是母体毒性所继发的,应结合相关毒性研究结果,如长期毒性研究等进行判断。

3. 综合评价

生殖毒性研究是药物安全性评价与药物整体开发进程的一个有机组成部分,试验结果应该力求与其他药理毒理试验结果互为印证、说明和补充。如果受试物出现阳性的生殖毒性或发育毒性,就应评估人体中出现生殖毒性和发育毒性风险的可能性。在对生殖毒性的试验结果进行评价时,应综合分析受试物的药学特点、药效学、药代动力学和其他毒理学研究的结果,特别是长期毒性试验和遗传毒性的试验结果,同时考虑临床试验受试者的特征以及已取得的临床试验结果。中药、天然药物还应结合处方组成的特点、方中药味的毒性情况、临床应用的背景情况等进行综合分析。试验结果的评价最终应落实到临床研究的受试者范围限定、风险效益评估以及必要防治措施的制定和应用上。

根据受试物、拟用适应证特点,特别是临床研究受试人群的特点,可分阶段提供生殖毒性研究资料支持不同阶段的临床研究。通常情况下,应在临床研究开始前提供完整的Ⅰ段和Ⅱ段试验资料,Ⅲ段试验资料可在上市申请时提供。在特殊情况下,可能会需要提前提供相关生殖毒性的研究资料,例如用于育龄人群并可能对生殖系统产生影响的新药(如避孕药、性激素、治疗性功能障碍、促精子生成药以及致突变试验阳性或有细胞毒作用等的新药),而在另外一些情况下可能会适当延迟提交相关生殖毒性研究资料的时间,例如用于晚期恶性肿瘤或艾滋病的药物等。

三、毒代动力学试验

毒代动力学是非临床毒性试验的重要研究内容之一,需执行《药物非临床研究质量管理规范》(GLP),通常伴随毒性试验进行,常被称为伴随毒代动力学试验,可在所有动物或有代表性的亚组或卫星组动物中进行。毒代动力学不是简单描述受试物的基本动力学参数特征,它的研究重点解释毒性试验结果和预测人体安全性,包括:

(1)阐述毒性试验中受试物和/或其代谢物的全身暴露及其与毒性反应的剂量和时间关系,评价受试物和/或其代谢物在不同动物种属、性别、年龄、机体状态(如妊娠状态)的毒性反应,评价非临床毒性研究的动物种属选择和用药方案的合理性。

(2)依据暴露量来评价受试物蓄积引起的靶部位毒性(如肝脏或肾脏毒性),提高动物毒性试验结果对临床安全性评价的预测价值。

(3)综合药效及其暴露量和毒性及其暴露信息来指导人体试验的设计,如起始剂量、安全范围评价等,获知受试物在毒性试验中不同剂量水平下的全身暴露程度和持续时间,预测受试物在人体暴露时的潜在风险,指导临床安全监测。

以下研究方法适用于中药、天然药物、化学药物和生物制品的毒代动力学研究。

(一)基本内容

1.暴露量评估

毒性试验中通常采用两种性别的动物,暴露测定也应包括两种性别的动物。选择单性别动物时应说明理由。暴露评估应考虑以下因素：血浆蛋白质结合、组织摄取、受体性质和代谢特征的种属差异、代谢物的药理活性、免疫原性和毒理学作用。在血浆药物浓度相对较低时，特殊的组织或器官也可能会有较高水平的受试物和/或其代谢物。对于血浆蛋白结合率高的化合物，用游离（未结合）浓度来表示暴露更为合适。暴露评估中需关注血浆或体液中代谢物浓度的情况有：①受试物为"前体化合物"且其转化生成的代谢物为主要活性成分；②受试物可被代谢为一种或多种具有药理或毒理活性的代谢物，且代谢物可导致明显的组织/器官反应；③受试物在体内被广泛代谢，毒性试验仅可通过测定血浆或组织中的代谢物浓度来进行暴露评估。

2. 给药方案

毒代动力学试验的给药方案设计应完全参照毒性试验的研究方案，为达到毒性反应的最大暴露，应评估高剂量水平下受试物和/或其代谢物的暴露程度。若采用与临床拟用药方式不同的给药方式，如不同的给药途径、不同制剂，则应依据暴露量评估全身暴露是否充分。

3. 样品采集

样品采集的时间点应尽量达到暴露评价所需的频度，但不可过于频繁，避免干扰毒性试验的正常进行并引起动物过度的生理应激反应。每项研究中的时间点数量应满足暴露评价的要求，时间点的确定应以早期毒性试验、预试验或剂量探索毒性试验以及在相同动物模型或可以合理外推的其他动物模型上获得的动力学数据为基础。通常大动物的毒代动力学数据从主研究实验动物收集，啮齿类动物的毒代动力学数据可从卫星组实验动物收集。采集血样的前提是受试物在血浆中的暴露量与作用靶点或毒性靶点的浓度存在动态平衡关系，并且受试物容易进入全身系统；若血液中受试物的暴露量无法反映靶组织或器官的毒性反应，则可能需要考虑采用尿液、其他体液、靶组织或器官来测定受试物的浓度。

4. 数据统计与评价

由于动力学参数多存在个体差异，且毒代动力学资料多来源于小样本的动物，通常难以进行高精度的统计学处理，因此分析时应注意求算平均值或中位数并评估变异情况。在某些情况下，个体动物的数据比经整理、统计分析过的成组数据更为重要。如果进行了数据转换（如对数转换），那么应提供理由。在评估连续给药是否引起体内蓄积时，需结合受试物的半衰期长短、受试物暴露对关键代谢酶或转运体的影响等方面进行分析，并注意种属差异。在毒代动力学的结果分析中，应比较分析受试物和/或其代谢物的药效、毒性、药代和临床拟定用药的暴露量，采用暴露量来评估受试物的安全范围。

（二）毒代动力学在不同毒性试验中的应用

毒代动力学研究在不同毒性试验中的内容,如暴露监测和特征描述的频度,可根据研究需要有所增减。不同毒性试验的毒代动力学研究考虑如下。

1.单次给药和重复给药毒性试验

单次给药毒性试验的毒代动力学研究结果有助于评价和预测剂型选择和给药后的暴露速率和持续时间,也有助于后续研究中选择合适的剂量水平。毒代动力学研究一般应纳入重复给药毒性试验设计中,包括首次给药到给药结束全过程的定期暴露监测和特征研究。当早期毒性试验出现难以解释的毒性问题时,可能需要延长或缩短对该受试物的毒性监测和特征研究的时间,或修订研究内容。

2.遗传毒性试验

当体内遗传毒性试验结果为阴性时,需结合暴露量数据来评估遗传毒性风险,尤其是当体外试验显示为明确的阳性结果或未进行体外哺乳动物细胞试验时。体内暴露的评估应采用与遗传毒性试验相同的动物种属、品系和给药途径,在最高剂量或其他相关剂量中进行。体内暴露可通过试验中所显示的体内细胞毒性(如微核试验中所检测组织的未成熟红细胞占红细胞总数的比例发生显著变化)或暴露情况(测定血液或血浆中的受试物和/或其代谢物的暴露,或直接测定靶组织中的受试物和/或其代谢物的暴露)来证明。若体外遗传毒性试验结果为阴性,则可采用上述方法或者为其他目的进行的啮齿类动物药代/毒代试验结果,结合体内暴露进行评估。

3.生殖毒性试验

结合生殖毒性试验进行的毒代动力学试验考察药物系统暴露的代谢动力学研究。毒代动力学可以描述实验动物的系统暴露与暴露剂量、暴露时间和毒理学结果之间的关系,目的在于分析生殖毒性试验的结果,并有利于不同的毒理学试验结果间进行科学合理的比较,为临床用药的风险评估提供参考。毒代动力学数据可以来自生殖毒性试验的全部或部分不同给药剂量组动物,应包括胎仔/幼仔数据,估算高剂量药物在动物体内的动力学过程是否属于非线性动力学过程,评价药物和/或代谢产物能否通过胎盘屏障、能否通过乳汁分泌。建议创新药物进行结合生殖毒性试验的毒代动力学研究。

4.致癌性试验

为获得有助于致癌研究的毒代动力学资料,剂量探索研究中需适当开展毒代动力学的监测或特征描述,尤其应注意在早期毒性试验中未采用的动物种属、品系以及首次采用的给药途径和方法等情况。应特别注意掺食给药情况下获得的毒代动力学数据。应根据受试动物和人可能达到的全身暴露量来确定致癌性试验中合适的最高剂量。致癌性试验所选择剂量产生的全身暴露量应超过人用最大治疗剂量时暴露量的若干倍。建议通过监测来确保主研究中的暴露与独立的或特定的剂量探索研究所获得的动力学特征描述相一致。这种动力学监测可在试验中的某些时间点即可，超过 6 个月的监测通常无必要。

四、药物依赖性试验

药物依赖性又称药物成瘾或药物成瘾性，是指药物长期与机体相互作用，使机体在生理机能、生化过程和/或形态学发生特异性、代偿性和适应性改变的特性，停止用药可导致机体的不适和/或心理上的渴求。药物依赖性试验的应用范围主要有以下方面：①与已知具有潜在依赖性化合物结构相似的新的化合物；②与已知具有潜在依赖性化合物结构相似的新的化合物；③复方中含有已知较强依赖性成分的药物；④直接或间接作用于中枢阿片受体、大麻受体、多巴胺受体、去甲肾上腺素受体、5－羟色胺受体、N－胆碱受体、γ－氨基丁酸受体、苯二氮䓬受体等受体的药物；⑤已知代谢物中有依赖性成分；⑥拟用于戒毒的药物；⑦原认为不具有依赖性，而在临床研究或临床应用中发现有依赖性倾向的药物。

（郑晓晖，白育军）

第六节　化学药物的临床研究

一、《药物临床试验质量管理规范》

上市前的临床试验是对药物的有效性、安全性进行科学的评价，是新药开发的重要环节，为国家药品监督管理部门批准其生产上市提供依据。为保证药物临床试验过程规范，数据和结果科学、真实、可靠，保护受试者的权益和安全，为深化药品审评审批制度改革，鼓励创新，进一步推动我国药物临床试验规范研究和提升质量，根据《中华人民共和国药品管理法》《中华人民共和国疫苗管理法》《中华人民共和国药品管理法实施条例》，国家药品监督管理局会同国家卫生健康委员会组织修订了《药物临床试验质量管理规范》（2020 年第 57 号），于 2020 年 4 月 23 日印发，自 2020 年 7

月 1 日起施行,该规范适用于为申请药品注册而进行的药物临床试验。药物临床试验质量管理规范(Good Clinical Practice,简称 GCP)是药物临床试验全过程的质量标准,包括方案设计、组织实施、监察、稽查、记录、分析、总结和报告。GCP 是指导和规范药物临床试验过程的法规性文件,可以有效地保证临床试验结果的科学可靠,保护受试者的权益和安全。药物临床研究包括临床试验和生物等效性试验。[2-4]

二、新药的临床试验

新药的临床试验是指以人体(患者或健康受试者)为对象的试验,意在发现或验证某种试验药物的临床医学、药理学以及其他药效学作用、不良反应,或者试验药物的吸收、分布、代谢和排泄,以确定药物的疗效与安全性的系统性试验。临床试验分为Ⅰ、Ⅱ、Ⅲ、Ⅳ期。根据药物特点和研究目的,临床试验的研究内容包括临床药理学研究、探索性临床试验、确证性临床试验和上市后研究。

(一)Ⅰ期临床试验

Ⅰ期临床试验是初步的临床药理学及人体安全性评价试验,观察人体对于新药的耐受程度和药物代谢动力学,即在严格控制的条件下,给少量试验药物于少数经过谨慎选择和筛选出的健康志愿者(对肿瘤药物而言,通常为肿瘤病人),监测药物的血液浓度、排泄性质和任何有益反应或不良作用,以评价药物在人体内的性质。为制定给药方案提供依据。Ⅰ期临床试验通常要求健康志愿者住院,以进行 24 h 的密切监护。随着对新药安全性了解的增加,给药的剂量可逐渐提高,并可以多剂量给药。通过Ⅰ期临床试验,还可以得到一些药物最高和最低剂量的信息,以便确定将来在病人身上使用的合适剂量。

首次人体试验存在很大的不确定性,风险很高,而其受试者多为健康人群,为保证Ⅰ期试验结果真实可靠,保护受试者的权益与安全,提高药物Ⅰ期临床试验的研究质量与管理水平,根据《中华人民共和国药品管理法》《药品注册管理办法》和《药物临床试验质量管理规范》等有关规定,2011 年 12 月国家食品药品监督管理局组织制定了《药物Ⅰ期临床试验管理指导原则(试行)》(以下简称《指导原则》)。《指导原则》是在我国 GCP 的基础上,立足国内现状,参照国际有关规范制定的,共 14 章 54条。第一章"总则",说明了《指导原则》的制定目的、依据以及适用范围。第二章至第六章是对Ⅰ期试验研究室管理的整体要求。第二章"职责要求",明确了Ⅰ期试验所涉及的申办者、研究室/研究者及伦理委员会的职责要求,并对生物样本分析工作提出指导性要求;第三章"实施条件",提出了对Ⅰ期试验研究室人员组成、管理制度、场所与设施设备等的要求;第四章"管理制度和标准操作规程",提出了管理制度与标准操作规程的内容范围、管理要求;第五章"质量保证",突出了质量保证工作的独立性与完整性;第六章"风险管理",强调了风险管理的重要性,并对风险评估的主要内容、各相关方在风险控制中的主要职责等加以要求。第七章至第十三章针对Ⅰ期试验全过程的各环节提出了管理指导的原则性要求,分别为合同和协议、试验方案、受试者管理、试验用药品管理、生物样本管理和分析、数据管理与统计分析、总结报告。第十四章为附则。

Ⅰ期试验研究室应设有足够的试验病房,也可以设有临床试验生物样本分析实验室。实验室应符合《实验室管理指南》的要求。病房和实验室均应具备相应的组织管理体系、质量管理体系及能满足Ⅰ期试验需要的场所和设施设备等。Ⅰ期试验研究室应配备研究室负责人、主要研究者、研究医生、药师、研究护士及其他工作人员。所有人员应具备与承担工作相适应的专业特长、资质和能力。Ⅰ期试验开始前应制订试验方案,该方案应在符合科学性和保障受试者权益的基础上,参照相关技术指导原则制定,由申办者与研究者达成共识并签署确认,报伦理委员会审查批准后实施。

Ⅰ期试验的受试者多为健康成人,一般试验组最低例数为 20～30 例,如需选择特殊人群,如儿童、老年人、孕期妇女、患者或其他弱势群体等进行研究,应有合理的理由,并采取相应的保障措施。试验开始前,应使受试者充分知情并签署知情同意书。临床试验的申办者负责提供试验用药品,并对其质量负责。试验用药品的使用由研究者负责,研究者应按试验方案和随机表使用试验用药品,确保受试者按时按量用药,并做好记录。试验用药品不得他用、销售或变相销售。

(二)Ⅱ期临床试验

通过Ⅰ期临床研究,在健康人身上得到了为达到合理的血药浓度所需的药品的剂量信息,即药代动力学数据。Ⅱ期临床试验是对治疗作用的初步评价阶段,对新药有效性及安全性做出初步评价,推荐临床给药剂量,在病人志愿者中进行,并重新评价药物的药代动力学和排泄情况。药物在患病状态的人体内的作用方式常常是不同的,对那些影响肠、胃、肝和肾的药物尤其如此。以一个新的治疗关节炎的止痛药的开发为例。Ⅱ期临床研究将确定该药缓解关节炎病人的疼痛效果如何,还要确定在不同剂量时不良反应发生率的高低,以确定疼痛得到充分缓解但不良反应最小的剂量。Ⅱ期临床试验一般通过随机盲法对照试验,根据具体目的也可以采取其他设计形式。一般Ⅱ期临床试验的试验组最低例数为 100 例。

为明确新药非临床提供的多效和量效关系最优效和安全、高效剂量,有时会将Ⅱ期临床试验拆分为Ⅱ$_a$、Ⅱ$_b$,甚至Ⅱ$_c$试验研究;但出现这种情况一定是在新药非临床有效性研究资料未明确最有效即优效时才会发生。

新药临床试验通常按照分期顺序进行,也可根据试药特点和研究目的开展一个或者多个分期研究,或者交叉重叠进行。

（三）Ⅲ期临床试验

在Ⅰ、Ⅱ期临床研究的基础上,将试验药物用于更大范围的病人志愿者身上,遵循随机对照原则,进行扩大的多中心临床试验,进一步评价药物的有效性和安全性,称之为Ⅲ期临床试验。Ⅲ期临床试验是治疗作用的确证阶段,其目的是进一步验证药物对目标适应证患者的治疗作用和安全性,评价利益与风险关系,也是为药品注册申请获得批准提供依据的关键阶段。该期试验一般为具有足够样本量的随机化盲法对照试验。临床试验将对试验药物和安慰剂（不含活性物质）或已上市药品的有关参数进行比较。试验结果应当具有可重复性。除了对成年病人研究外,还要特别研究药物对老年病人,有时还要包括儿童的安全性。老年病人和危重病人所要求给予的药物剂量要低一些,因为老年人对不良反应的耐受性更差,所以应当进行特别的研究来确定剂量。而儿童人群具有突变敏感性、迟发毒性和不同的药物代谢动力学性质等特点,因此在决定药物应用于儿童人群时,需要特别权衡疗效和药物不良反应。国外儿童参加的临床试验一般放在成人试验的Ⅱ期临床后才开始。如果一种疾病主要发生在儿童,并且很严重又没有其他治疗方法,那么美国食品与药品管理局允许Ⅰ期临床试验直接从儿童开始,即在不存在成人数据参照的情况下,允许从儿童开始药理评价。我国对此尚无明确规定。一般Ⅲ期临床试验的试验组最低例数为300例。[2-3]

（四）Ⅳ期临床试验

Ⅳ期临床试验在新药上市后监测,是在广泛使用条件下考察疗效和不良反应,评价药物在普通或特殊人群中使用的利益与风险关系,以及改进药物剂量等。一般Ⅳ期临床试验的试验组最低例数为2 000例。

三、生物等效性试验

生物等效性试验是指用生物利用度研究的方法,以药代动力学参数为指标,比较同一种药物的相同或者不同剂型的制剂,在相同的试验条件下,其活性成分的吸收程度和速度有无统计学差异的人体试验。生物等效性试验是为证明受试药物的吸收速度和吸收程度与参比制剂的差异在可接受范围内而进行的临床试验研究工作。生物等效性试验的病例数为18～24例。在仿制药的一致性评价中,要求在相似的试验条件下单次或多次服用相同剂量的试验药物后,受试制剂中药物的吸收速度和吸收程度与参比制剂的差异在可接受范围内。研制化学仿制药时,可采用生物等效性研究评价制剂的安全性和有效性,从而免去大规模临床试验和研究。

与生物等效性相关的法规或指南体系包括:《化学药物制剂人体生物利用度和生物等效性研究技术指导原则》(2005),《生物利用度和生物等效性试验用药品的处理和保存要求技术指导原则》(2012,征求意见稿),《以药动学参数为终点评价指标的化学药物仿制药人体生物等效性研究技术指导原则》(2016),《普通口服固体制剂参比制剂选择和确定指导原则》(2016),《普通口服固体制剂溶出曲线测定与比较指导原则》(2016),《人体生物等效性试验豁免指导原则》(2016)。

生物等效判断标准一般为受试制剂与参比制剂的检验指标(C_{max}和AUC)的几何均数比值(Geo-Metricmean Ratio,GMR)的 90% 置信区间落在 80% ~ 125% 内。对于治疗指数小的药品,可缩窄判断标准,取 90.00% ~ 111.11%。对于高变异药品的AUC和(或)C_{max},可放宽判断标准,但要有充足理由,并在试验方案中事先规定。

生物等效性的统计方法主要有以下几种:

平均生物等效性(Average Bioequivalence,ABE)方法,等效标准为受试制剂与参比制剂的主要药动学参数(AUC和C_{max})的几何均值比的 90% 置信区间落在 80% ~ 125% 范围内。均值相近,变异不一定相近,可进行非重复设计。

群体生物等效性(Prescribability),均值相近,且变异相近。

q 个体生物等效性(Switchability),每一个个体的均值接近,考虑个体与药品间的交互作用,可进行重复设计。

试验可设计为标准 2×2 交叉试验、平行试验、序贯设计试验、重复设计试验(又分半重复和全重复试验)等,还应考虑试验中心个数、给药次数等问题。在明确了试验设计类型和生物等效判断标准的前提下,样本量取决于显著性水平、把握度、变异度和差别。

四、新药上市前临床试验安全性数据的分析与评价

上市前药物不良反应监测的特点有以下 5 种:①在新药临床试验期间,因用药单一并用于特定目标人群和针对唯一的适应证,对于出现的不良事件较好归因。②由于试验药物的用药剂量、疗效等均未完全确定,因此临床研究试验中任何剂量下出现的与药物有关的、有害的且非期望的反应,都应当视为药物不良反应,这与世界卫生组织对于上市后药物不良反应的定义有一定的差异。③临床试验中的不良反应/不良事件(ADR/AE)报告,均来自有目的、明确的前瞻性临床研究,这使得 ADR/AE 关联性评价较上市后易于判断。④临床试验中更强调对个例严重且非预期不良反应的

快速报告和评价。⑤临床试验的样本量相对较小,患者受试范围较窄,观察时期有限,因此一些发生率较低或迟发的不良反应难以观察到。

临床试验原则上要求只要使用过至少 1 次受试药物的受试者,就均应列入安全性分析集。对安全性数据的分析总结,应在 3 个层面加以考虑,首先,必须确定受试者用药/暴露(Exposure)的程度,即通过试验药物的剂量、用药时间,用药的受试者人数,来决定研究可在多大程度上评价安全性。其次,确认常见的不良反应、异常改变的实验室检查指标,通过合理的方法进行分类,以合适的统计方法再比较各组间的差异。最后,通过对因不良事件(不管是否与药物有关)而退出研究或已死亡的受试者进行详细的分析,来确定严重不良事件和其他重度不良事件,以及需采取临床处理的事件,如停药、减少剂量和其他治疗手段等。

在临床试验的早期,安全性评价主要是探索性的,且只能发现常见的不良反应;在临床试验的后期,一般可通过较大的样本量进一步了解药物的安全性。后期的随机对照试验,是一个重要的、以无偏倚的方式,探索任何新的、潜在的药物不良反应的方法。为了说明新药在安全性和耐受性方面与其他药物或该药物的其他剂量比较的优效性或等效性,可设计某些试验。这种评价需要相应的确证性试验的支持,这与相应的有效性评价要求是相同的。构成安全性评价的资料则主要来源于不良事件的临床症状体征、实验室检查等。要求从受试者中收集的安全性和耐受性信息,应尽可能全面,包括受试者出现的所有不良事件的类型、发生时间、严重程度、处理措施、持续的时间、转归以及药物剂量与试验用药物的关系。

五、临床试验机构

药物临床试验应当在具备相应条件并按规定备案的药物临床试验机构开展。其中,疫苗的临床试验应当由符合国家药品监督管理局和国家卫生健康委员会规定条件的三级医疗机构或者省级以上疾病预防控制机构实施或者组织实施。

使用境外研究资料和数据支持药品注册的,其来源、研究机构或者实验室条件、质量体系要求及其他管理条件等应当符合国际人用药品注册技术要求协调会通行原则,并符合我国药品注册管理的相关要求。

(郑晓晖,白育军,赵晔,白亚军)

参考文献

[1]   国家食品药品监督管理总局. 药物非临床研究质量管理规范[S/OL]. https://www.nmpa.
       gov.cn/directory/web/nmpa/xxgk/fgwj/bmgzh/20170802160401550.html 2017 − 08.

［2］　国家药品监督管理局,国家卫生健康委.药物临床试验质量管理规范［S/OL］.https://www.nmpa.gov.cn/zhuanti/ypzhcglbf/ypzhcglbfzhcwj/20200426162401243.html 2020－04.

［3］　国家食品药品监督管理总局.创新药(化学药)Ⅲ期临床试验药学研究信息指南［EB/OL］.https://www.nmpa.gov.cn/zhuanti/ypqxgg/ggzhcfg/20180316163701688.html 2018－03.

［4］国家食品药品监督管理总局.药物Ⅰ期临床试验管理指导原则(试行)［EB/OL］.https://www.nmpa.gov.cn/directory/web/nmpa/xxgk/fgwj/gzwj/gzwjyp/20111202113101617.html 2011－12.

第七章　药品注册管理

第一节　药品注册概述

一、药品注册管理的历史发展

根据法律法规发表的年代和重要程度,大体上可以将我国的药品注册政策体系分成四个阶段,即初始阶段、形成阶段、发展阶段和完善阶段。1963 年至 1978 年是药品注册政策体系的初始阶段,颁布了《关于药政管理的若干规定》《药品新产品管理暂行规定》等。1979 年至 1998 年是我国药品注册政策体系的形成阶段,此阶段颁布的法规有《药政管理条例》《新药管理办法》《中华人民共和国药品管理法》《中华人民共和国药品管理法实施办法》;1985 年卫生部根据《中华人民共和国药品管理法》制定颁布了《新药审批办法》和《新生物制品审批办法》,将新药分成中药、西药和生物制品三类,要求各类新药在申请临床试验和申报生产时需提供安全性、有效性、质量、稳定性、临床试验等技术资料,明确了各类新药的申报程序;之后相继颁布了《关于新药保护及技术转让的规定》《关于新药审批管理的若干补充规定》《关于新药报批若干问题的通知》等。1999 年至 2004 年是我国药品注册政策体系的发展阶段,1999 年国家药品监督管理局成立,意味着国家对药品注册审批工作进行统一的监督管理;2001 年修订并颁布了新《中华人民共和国药品管理法》,其中涉及药品注册审批方面的有建立集中审批制度,药品的上市许可、包装、标签、说明书、质量标准、生产工艺需国家药监局审批;2002 年 12 月我国首个将各类药品注册统一管理的《药品注册管理办法(试行)》(局令第 35 号)颁布,第一次明确提出了药品注册的概念,国家药品监督管理局负责全国的药品注册管理。2005 年至今是我国药品注册政策体系的完善阶段。2005 年 5 月,为适应新施行的《中华人民共和国行政许可法》,进一步鼓励药物研发创新,国家食品药品监督管理局颁布了《药品注册管理办法》(局令第 17 号)。2015 年以来先后印发《国务院关于改革药品医疗器械审评审批制度的意见》(国发〔2015〕44 号,以下简称 44 号文件)、《关于深化审评审批制度改革鼓励药品医疗器械创新的意见》(厅字〔2017〕42 号,以下简称 42 号文件)等重要文件,部署推进药品上市许可持有人制度试点、药物临床试验默示许可、关联审评审批、优先审评审批等一系列改革举措。2019 年 6 月和 8 月,全国人大常委会先后审议通过了《中华人民共和国疫苗管理法》和新修订的《中华人民共和国药品管理法》,于 12 月 1 日起施行。两部法律全面实施药品上市许可持有人制度,建立药物临床试验默示许可、附条件批准、优先审评审批、上市后变更分类管理等一系列管理制度,并要求完善药品审评审批工作制度,优化审评审批流程,提高审评审批效率。国家市场监督管理总局于 2020 年 3 月 30 日发布了新修订的《药品注册管理办法》(国家市场监督管理总局令第 27 号),自 2020 年 7 月 1 日起施行。新《药品注册管理办法》共为 10 章 126 条,篇幅缩减,但制定原则、设计理念、管理内容有很多创新,贯彻落实"四个最严"的要求,强化全过程监管,严格防范和控制药品安全风险[1-5]。

（一）鼓励创新与仿制并重

《药品注册办法》的总则中明确以临床价值为导向,鼓励研究和创制新药,创立了创新型"分类管理"的药品注册管理模式,并明确规定仿制药应当与参比制剂的质量和疗效一致,并提出国家药品监督管理局建立收载新批准上市以及通过仿制药质量和疗效一致性评价的化学药品目录集。同时基于风险开展对于仿制药的药品注册生产现场核查、上市前药品生产质量管理规范检查,促进仿制药生产质量和竞争力的提升。对于经申请人评估认为无须或者不能开展药物临床试验,符合豁免药物临床试验条件的仿制药、按照药品管理的体外诊断试剂,申请人可以直接提出药品上市许可申请;而针对部分符合条件的非处方药可以直接提出上市许可申请。

（二）落实药品全生命周期的过程监控

《药品注册管理办法》强化了覆盖药品研制、注册和上市后监管的全生命周期管理要求,增加对 GLP 机构、GCP 机构的监督检查要求,明确申办者应当定期在国家药品监督管理局药品审评中心(以下简称"药品审评中心")网站提交研发期间的安全性更新报告,每年提交一次。对于药物临床试验期间出现的可疑且非预期严重不良反应和其他潜在的严重安全性风险信息,申办者应及时向药品审评中心报告。根据安全性风险的严重程度,药品审评中心可以要求申办者采取调整药物临床试验方案、知情同意书、研究者手册等加强风险控制的措施,必要时可以暂停或者终止药物临床试验。明确上市前审评与上市后评价研究的衔接,明确附条件批准药品上市后必须完成相应工作的时限要求,对未按时限要求完成的,明确相应处理措施,直至撤销药品注册证书。重视药品注册与药品生产的有效衔接,确保药品生产质量管理规范的有效落实与持续合规。采用信息化的手段强化药品注册管理,建立药品品种档案,为实现药品全生命周期的日常监管和各监管环节信息的无缝衔接奠定基础。充分发挥社会举报、信息公开等手段,接受社会监督,实现社会共治。

(三)有针对性地设立不同加快上市审批的注册程序

对基于不同原因而需要加快上市进程的药物设置了四个差异化的加快上市通道,分别为突破性治疗药物程序、附条件批准程序、优先审评审批程序和特别审批程序,明确了每类加快上市注册程序的适用范围、申报和审批程序以及支持政策等内容。同时将《中华人民共和国药品管理法》《中华人民共和国疫苗管理法》及国务院文件中列明的临床急需的短缺药、儿童用药、罕见病用药、重大传染病用药、疾病防控急需疫苗和创新疫苗等均明确纳入加快上市注册的范围。

(四)强化相关主体的责任,提高审评审批的效率

《药品注册办法》将临床试验机构的审批式管理改为备案管理,并明确了临床试验申请的默示许可制,对药物临床试验的申请应当自受理之日起六十日内决定并通过药品审评中心网站通知申请人审批结果;逾期未通知的,视为同意,申请人可以按照提交的方案开展药物临床试验。对生物等效性试验也实行备案制,即双"备案"规定。药品审评中心建立化学原料药、辅料及直接接触药品的包装材料和容器信息登记平台,供相关申请人或者持有人选择,并在相关药品制剂注册申请审评时关联审评,在提升监管效率的同时,也对药品制剂注册申请人对"供应商"的审计能力提出高要求。

(五)建立基于风险的药品注册核查

药品审评中心根据申报注册的品种、工艺、设施、既往接受核查情况等因素,基于风险决定是否启动药品注册生产现场核查。对于创新药、改良型新药以及生物制品等,应当进行药品注册生产现场核查和上市前药品生产质量管理规范检查;对于仿制药等,根据是否已获得相应生产范围的药品生产许可证且已有同剂型品种上市等情况,基于风险进行药品注册生产现场核查、上市前药品生产质量管理规范检查。

(六)注重药物研制和注册管理的科学规律

一是将沟通交流制度纳入药品注册管理的基本制度,良好的沟通交流是提高审

评审批质量和效率的基础。一方面,申请人在药物临床试验申请前、药物临床试验过程中以及药品上市许可申请前等关键阶段,可以就重大问题与药品审评中心等专业技术机构进行沟通交流;另一方面,药品注册过程中,药品审评中心等专业技术机构可以根据工作需要组织与申请人进行沟通交流。对药品注册申请审评审批中存在的争议,申请人可以在 15 日内向药品审评中心提出异议。药品审评中心进行综合评估并反馈申请人。申请人对综合评估结果仍有异议的,药品审评中心应当按照规定,在50 日内组织专家咨询委员会论证,并形成最终的审评结论。若申请人对行政许可决定有异议的,可以依法提起行政复议或者行政诉讼。二是建立了符合药物临床试验特点的管理制度。比如对药物临床试验实施默示许可,生物等效性试验实施备案;从保护受试者安全的角度,明确了药物临床试验期间变更的管理和申报路径等。三是建立了更加符合药物研制和监管实践的上市许可和上市后变更管理制度。药品上市许可有完整路径、直接申报上市路径和非处方药路径,优化了申报和审批程序。药品上市后的变更按照审批、备案和报告事项进行分类管理。

二、药品注册的基本概念

药品注册:是指药品注册申请人(以下简称申请人)依照法定程序和相关要求提出药物临床试验、药品上市许可、再注册等申请以及补充申请,药品监督管理部门基于法律法规和现有科学认知进行安全性、有效性和质量可控性等审查,决定是否同意其申请的活动。

药品上市许可持有人:申请人取得药品注册证书后,为药品上市许可持有人(以下简称持有人)。

药品注册标准:是经国家药品监督管理局核准的药品质量标准。药品注册标准应当符合《中华人民共和国药典》通用技术要求,不得低于《中华人民共和国药典》的规定。

药物临床试验:是指以药品上市注册为目的,为确定药物安全性与有效性,在人体开展的药物研究。药物临床试验分为 I 期临床试验、II 期临床试验、III 期临床试验、IV 期临床试验以及生物等效性试验。根据药物特点和研究目的,研究内容包括临床药理学研究、探索性临床试验、确证性临床试验和上市后研究。

关联审评:药品审评中心在审评药品制剂注册申请时,对药品制剂选用的化学原料药、辅料及直接接触药品的包装材料和容器进行关联审评。

药品注册核查:指为核实申报资料的真实性、一致性以及药品上市商业化的生产条件,检查药品研制的合规性、数据可靠性等,对研制现场和生产现场开展的核查活动,以及必要时对药品注册申请所涉及的化学原料药、辅料及直接接触药品的包装材料和容器的生产企业、供应商或者其他受托机构开展的延伸检查活动。

药品上市后变更:药品批准上市后,持有人应当持续开展药品安全性和有效性研究,根据有关数据及时备案或者提出修订说明书的补充申请,不断更新完善说明书和标签。按照其对药品安全性、有效性和质量可控性的风险和产生影响的程度,药品上市后变更分为审批类变更、备案类变更和报告类变更。

药品再注册:持有人应当在药品注册证书有效期届满前六个月申请再注册。境内生产药品再注册申请由持有人向其所在地的省、自治区、直辖市的药品监督管理部门提出,境外生产药品再注册申请由持有人向药品审评中心提出。

工作时限:是药品注册的受理、审评、核查、检验、审批等工作的最长时间。

第二节　药品注册的申请与审批

一、药物临床试验的申报与审批

申请人完成支持药物临床试验的药学、药理毒理学等研究后,提出药物临床试验申请的,应当按照申报资料要求提交相关研究资料。药物临床试验方案需经伦理委员会审查同意,并在药品审评中心网站提交相应的药物临床试验方案、知情同意书样稿和支持性资料等。申报资料经形式审查符合要求的,予以受理。药品审评中心应当组织药学、医学和其他技术人员对已受理的药物临床试验申请进行审评。对药物临床试验申请,应当自受理之日起 60 日内决定是否同意开展,并通过药品审评中心网站通知申请人审批结果;逾期未通知的,视为同意,申请人可以按照提交的方案开展药物临床试验。

申请人拟开展生物等效性试验的,应当按照要求在药品审评中心网站完成生物等效性试验备案后,按照备案的方案开展相关研究工作。

获准开展药物临床试验或已获准上市的药物拟增加适应证(或者功能主治)以及增加与其他药物联合用药的,申请人应当提出新的药物临床试验申请,经批准后方可开展新的药物临床试验。

(一)双备案制

药物开展临床试验应当在具备相应条件并按规定备案的药物临床试验机构开

展。其中,疫苗临床试验应当由符合国家药品监督管理局和国家卫生健康委员会规定条件的三级医疗机构或者省级以上疾病预防控制机构实施或者组织实施。申请人拟开展生物等效性试验的,应当按照要求在药品审评中心网站完成生物等效性试验备案后,按照备案的方案开展相关研究工作。

(二)安全更新报告

2010年8月,国际人用药品注册技术协调会(ICH)的三方协调指导原则《研发期间安全性更新报告》(E2F)进入第四阶段,被推荐给欧盟、日本和美国的监管机构采纳。此后,各国相继颁布相应法规或指导原则,要求申办者在临床研究过程中对受试者的用药风险进行持续性评估,并定期分析药物的安全性信息,向监管机构提交研发期间的安全性更新报告(Development Safety Update Report, DSUR)。我国自2017年加入ICH以来,积极适用系列指导原则,并于2019年11月就《研发期间安全性更新报告要求及管理规定》公开征求意见,旨在规范DSUR的编写与递交管理。

此次《药品注册管理办法》修订,通过确立DSUR制度,建立临床研究过程中的安全性风险信息全面报告制度,确保研究质量,控制研究风险。《办法》第二十八条规定,临床试验申办者应当在临床试验获准后每满一年后的两个月内提交DSUR,从而确保药品审评中心定期获取与药物相关的全面的安全性信息;药品审评中心根据审查情况,有要求申办者调整报告周期的裁量权。对药物临床试验期间出现的可疑且非预期严重不良反应和其他潜在的严重安全性风险信息,《办法》要求申办者按照相关要求及时向药品审评中心报告,将其与DSUR区分,从而确保监管部门可以通过安全性风险的严重程度及时加强风险控制措施,如要求调整临床试验方案、知情同意书、研究者手册等,必要时可以要求申报者暂停或终止药物临床试验,从而确保受试者安全。申办者应当定期在药品审评中心网站每年提交一次安全性更新报告,于药物临床试验获准后每满一年后的两个月内提交。药品审评中心可以根据审查情况,要求申办者调整报告周期。

(三)调整、暂停或终止临床试验

有下列情形之一的,药品审评中心可以要求申办者调整药物临床试验方案、暂停或者终止药物临床试验:伦理委员会未履行职责的;不能有效保证受试者安全的;申办者未按照要求提交研发期间的安全性更新报告的;申办者未及时处置并报告可疑且非预期严重不良反应的;有证据证明研究药物无效的;临床试验用药品出现质量问题的;药物临床试验过程中弄虚作假的;其他违反药物临床试验质量管理规范的情形。药物临床试验中出现大范围、非预期的严重不良反应,或者有证据证明临床试验用药品存在严重质量问题时,申办者和药物临床试验机构应当立即停止药物的临床试验。药品监督管理部门依职责可以责令调整临床试验方案、暂停或者终止药物临床试验。

药物临床试验应当在批准后的 3 年内实施。药物临床试验申请自获准之日起,3年内未有受试者签署知情同意书的,该药物临床试验许可自行失效。仍需实施药物临床试验的,应当重新申请。

(四)豁免药物临床试验

仿制药、按照药品管理的体外诊断试剂以及其他符合条件的情形,经申请人评估,认为无须或者不能开展药物临床试验,符合豁免药物临床试验条件的,可以申请豁免药物临床试验。仿制药应当与参比制剂的质量和疗效一致。

二、药品上市注册

申请人在完成支持药品上市注册的药学、药理毒理学和药物临床试验等研究,确定质量标准,完成商业规模的生产工艺验证,并做好接受药品注册核查检验的准备后,提出药品上市许可申请,按照申报资料的要求提交相关研究资料。药品审评中心应当组织药学、医学和其他技术人员,按要求对已受理的药品上市许可申请进行审评,符合规定则发给药品注册证书。综合审评结论不通过的,做出不予批准决定。药品注册证书载明药品的批准文号、持有人、生产企业等信息。非处方药的药品注册证书还应当注明非处方药的类别。

境内生产药品的批准文号格式为:国药准字 H(Z、S)+ 四位年号 + 四位顺序号。中国香港、澳门和台湾地区生产药品的批准文号格式为:国药准字 H(Z、S)C + 四位年号 + 四位顺序号。境外生产药品的批准文号格式为:国药准字 H(Z、S)J + 四位年号 + 四位顺序号。其中,H 代表化学药,Z 代表中药,S 代表生物制品。药品批准文号不因上市后注册事项的变更而改变。

(一)非处方药上市许可申请

符合以下情形之一的,可以直接提出非处方药上市许可申请:

(1)境内已有相同活性成分、适应证(或者功能主治)、剂型、规格的非处方药上市的药品;

(2)经国家药品监督管理局确定的非处方药改变剂型或者规格,但不改变适应证(或者功能主治)、给药剂量以及给药途径的药品;

(3)使用国家药品监督管理局确定的非处方药的活性成分组成的新的复方制剂;

(4)其他直接申报非处方药上市许可的情形。

　　（二）关联审评审批

　　药品审评中心在审评药品制剂的注册申请时,对药品制剂选用的化学原料药、辅料及直接接触药品的包装材料和容器进行关联审评。药品制剂申请人选用未登记的化学原料药、辅料及直接接触药品的包装材料和容器的,相关研究资料应当随药品制剂注册申请一并申报,审评通过的或者单独审评审批通过的,药品审评中心在化学原料药、辅料及直接接触药品的包装材料和容器登记平台更新登记状态标识,向社会公示相关信息。化学原料药同时发给化学原料药批准通知书及核准后的生产工艺、质量标准和标签;不予批准的,发给化学原料药不予批准通知书。

　　未通过关联审评审批的,化学原料药、辅料及直接接触药品的包装材料和容器产品的登记状态维持不变,相关药品制剂的申请不予批准。

　　（三）药械组合产品

　　拟申报注册的药械组合产品,已有同类产品经属性界定为药品的,按照药品进行申报;尚未经属性界定的,申请人应当在申报注册前向国家药品监督管理局申请产品属性界定。属性界定为以药品为主的,按照本办法规定的程序进行注册,其中属于医疗器械部分的研究资料由国家药品监督管理局医疗器械技术审评中心做出审评结论后,转交药品审评中心进行综合审评。

　　三、加快审评程序

　　国家出台各项新药审评的管理办法和法规,进一步加快创新药物审评。第一,鼓励以临床价值为导向的药物创新,既关注物质基础的新颖性和原创性,更应重视临床价值的评判。对重大疾病、罕见病、老年人和儿童疾病具有更好治疗作用、具有自主知识产权和列入国家科技计划重大专项的创新药物注册申请等,给予加快审评。第二,调整创新药物临床试验申请的审评策略,对创新药物的首次临床试验申请,应首先对申请内容、所申请适应证的现有治疗手段进行概括性评价,重点关注药物的临床价值和临床试验方案,以确定后续安全性评价和药学评价的技术要求;其次,安全性评价应围绕临床试验方案和药物的整体研发计划开展,强化风险管理;最后,调整药学审评方式,基于创新药物研发各个阶段的特点,遵循国际通用技术要求,建立创新药物临床前药学评价模板和研发期间的年度报告制度,实现药学更新或变更的资料滚动提交。由此推动创新药物在保证受试者权益和安全的前提下取得临床验证结果,优化创新药物审评流程。第三,遵循创新药物研发规律,允许申请人根据其研发进展阶段性增补申报资料。探索进一步发挥社会技术和智力资源的作用,参与创新药物非临床安全性评价工作。配置优质审评资源,加快创新药物非临床研究安全风险评价。对实行加快审评的创新药物注册申请,采取早期介入、分阶段指导等措施,加强指导和沟通交流;试行审评工作联系人制度,全程跟踪,重点指导,及时跟踪审评进展,加强督导检查,鼓励和支持高水平、有临床价值的创新药物研发。

（一）突破性治疗药物程序

用于防治严重危及生命或者严重影响生存质量的疾病,且尚无有效防治手段或者与现有治疗手段相比有足够证据表明具有明显临床优势的创新药或者改良型新药等,申请人可以申请适用突破性治疗药物程序。对纳入突破性治疗药物程序的药物临床试验,申请人可以在药物临床试验的关键阶段向药品审评中心提出沟通交流申请,药品审评中心安排审评人员进行沟通交流;申请人可以将阶段性研究资料提交药品审评中心,药品审评中心基于已有研究资料,对下一步研究方案提出意见或者建议,并反馈给申请人。

（二）优先审评审批程序

药品上市许可申请时,具有明显临床价值的药品,包括:临床急需的短缺药品、防治重大传染病和罕见病等疾病的创新药和改良型新药,符合儿童生理特征的儿童用药品新品种、剂型和规格,疾病预防、控制急需的疫苗和创新疫苗,纳入突破性治疗药物程序的药品,符合附条件批准的药品,可以申请适用优先审评审批程序。对纳入优先审评审批程序的药品的上市许可申请,药品上市许可申请的审评时限为 130 日;临床急需的境外已上市境内未上市的罕见病药品,审评时限为 70 日;需要核查、检验和核准药品通用名称的,予以优先安排;经沟通交流确认后,可以补充提交技术资料。优先审评审批的范围包括:

1. 具有明显临床价值,符合下列情形之一的药品注册申请

（1）未在中国境内外上市销售的创新药注册申请。

（2）转移到中国境内生产的创新药注册申请。

（3）使用先进制剂技术、创新治疗手段、具有明显治疗优势的药品注册申请。

（4）专利到期前 3 年的药品临床试验申请和专利到期前 1 年的药品生产申请。

（5）申请人在美国、欧盟同步申请,并获准开展药物临床试验的新药临床试验申请;在中国境内用同一生产线生产,并在美国、欧盟药品审批机构同步申请上市且通过了其现场检查的药品注册申请。

（6）在重大疾病防治中具有清晰的临床定位的中药（含民族药）注册申请。

（7）列入国家科技重大专项、国家重点研发计划,以及由国家临床医学研究中心开展临床试验并经中心管理部门认可的新药注册申请。

2. 防治下列疾病且具有明显临床优势的药品注册申请

包括：艾滋病、肺结核、病毒性肝炎、罕见病、恶性肿瘤、儿童用药品、老年人特有和多发的疾病。

药品审评中心对列入优先审评审批的药品注册申请，按照注册申请转入药品审评中心的时间顺序优先配置资源进行审评。

（1）新药临床试验申请。在Ⅰ期、Ⅱ期临床试验完成后，药品审评中心自收到申请人提交的资料后30日内安排与申请人的沟通交流。未发现安全性问题的，可在与药品审评中心交试验结果及下一期临床试验方案沟通后转入下一期临床试验。对于试验结果显示没有优于已上市药物趋势的品种，不再予以优先。对于罕见病或其他特殊病种，可以在申报临床试验时提出减少临床试验病例数或者免做临床试验的申请。药品审评中心根据技术审评需要及中国患者实际情况做出是否同意其申请的审评意见。

（2）新药生产注册申请。药品审评中心收到申请后30日内安排会议与申请人沟通交流，药品审评中心自药品注册申请被列入优先审评审批之日起10日内启动技术审评。对申报资料如有异议或需补充内容时，应一次性告知申请人需要补充的事项。药品审评中心在收到补充资料后5日内重新启动技术审评。药品审评中心在技术审评完成后即通知国家食品药品监督管理局食品药品审核查验中心（以下简称"核查中心"）和申请人进行生产现场检查，于20日内进行，检查结论需于检查完成后10日内做出并送达药品审评中心。现场抽样检验的样品，应于5日内送达药品检验机构。药品检验机构应优先安排样品检验，在最长不超过90日内出具检验结论。

（3）仿制药注册申请。药品审评中心自仿制药注册申请被列入优先审评审批之日起10日内启动技术审评。需要申请人补充资料的，应一次性告知补充事项。药品审评中心在收到补充资料后5日内重新启动技术审评。

（4）对于治疗严重危及生命的疾病且尚无有效治疗手段、对解决临床需求具有重大意义的新药，申请人可随时提出与药品审评中心当面沟通的申请，审评人员应在10日内安排会议交换意见。药品审评中心根据早期临床试验数据，可合理预测或判断其临床获益且较现有治疗手段具有明显优势，允许在完成Ⅲ期确证性临床试验前有条件批准上市。

（三）附条件批准程序

药物临床试验期间，符合以下情形的药品，可以申请附条件批准：

（1）治疗严重危及生命且尚无有效治疗手段的疾病的药品，药物临床试验已有数

据证实疗效并能预测其临床价值的;

（2）公共卫生方面急需的药品,药物临床试验已有数据显示疗效并能预测其临床价值的;

（3）应对重大突发公共卫生事件急需的疫苗或者国家卫生健康委员会认定急需的其他疫苗,经评估获益大于风险的。

（四）特别审批程序

在发生突发公共卫生事件的威胁时以及突发公共卫生事件后,国家药品监督管理局可以依法决定对突发公共卫生事件应急所需防治药品实行特别审批,按照统一指挥、早期介入、快速高效、科学审批的原则,组织加快并同步开展药品注册受理、审评、核查、检验工作。

四、药品注册核查、注册检验和注册标准

（一）药品注册核查

药品注册核查是指为核实申报资料的真实性、一致性以及药品上市商业化生产的条件,检查药品研制的合规性、数据可靠性等,对研制现场和生产现场开展的核查活动,以及必要时对药品注册申请所涉及的化学原料药、辅料及直接接触药品的包装材料和容器的生产企业、供应商或者其他受托机构开展的延伸检查活动。对于创新药、改良型新药以及生物制品等,应当进行药品注册生产现场核查和上市前药品生产质量管理规范检查。对于仿制药等,根据是否已获得相应生产范围的药品生产许可证且已有同剂型品种上市等情况,基于风险进行药品注册生产现场核查、上市前药品生产质量管理规范检查。

（二）药品注册检验

药品注册检查包括标准复核和样品检验。标准复核是指对申请人申报药品标准中设定项目的科学性、检验方法的可行性、质控指标的合理性等进行的实验室评估。样品检验是指按照申请人申报或者药品审评中心核定的药品质量标准对样品进行的实验室检验。申请人完成支持药品上市的药学相关研究,确定质量标准,并完成商业规模的生产工艺验证后,可以在药品注册申请受理前向中检院或者省、自治区、直辖市的药品监督管理部门提出药品注册检验;申请人未在药品注册申请受理前提出药品注册检验的,在药品注册申请受理后 40 日内由药品审评中心启动药品注册检验。原则上申请人在药品注册申请受理前只能提出一次药品注册检验,不得同时向多个药品检验机构提出药品注册检验。

境内生产药品的注册申请,申请人在药品注册申请受理前提出药品注册检验的,向相关省、自治区、直辖市的药品监督管理部门申请抽样，省、自治区、直辖市的药品监督管理部门组织进行抽样并封签，由申请人将抽样单、样品、检验所需资料及标准物质等送至相应的药品检验机构。境外生产药品的注册申请的注册检验，申请人应当按规定要求抽取样品，并将样品、检验所需资料及标准物质等送至中国食品药品检定研究院（以下简称"中检院"）。

（三）指定检验

中检院或者经国家药品监督管理局指定的药品检验机构承担以下药品的注册检验：创新药、改良型新药（中药除外）、生物制品、放射性药品和按照药品管理的体外诊断试剂和国家药品监督管理局规定的其他药品，这类检验被称作指定检验。

五、药品注册申请的受理、撤回申请和提出异议

（一）受理

药品监督管理部门收到药品注册申请后进行形式审查，并根据下列情况分别做出是否受理的决定：

（1）申请事项依法不需要取得行政许可的，应当及时做出不予受理的决定，并说明理由。

（2）申请事项依法不属于本部门职权范围的，应当及时做出不予受理的决定，并告知申请人向有关行政机关申请。

（3）申报资料存在可以当场更正的错误的，应当允许申请人当场更正；更正后申请材料齐全、符合法定形式的，应当予以受理。

（4）申报资料不齐全或者不符合法定形式的，应当当场或者在5日内一次告知申请人需要补正的全部内容。按照规定需要在告知时一并退回申请材料的，应当予以退回。申请人应当在30日内完成补正资料。申请人无正当理由逾期不予补正的，视为放弃申请，无须做出不予受理的决定。逾期未告知申请人补正的，自收到申请材料之日起即为受理。

（5）申请事项属于本部门职权范围，申报资料齐全、符合法定形式，或者申请人按照要求提交全部补正资料的，应当受理药品的注册申请。

（二）撤回申请

药品注册申请受理后，申请人可以提出撤回申请。同意撤回申请的，药品审评中心或者省、自治区、直辖市的药品监督管理部门终止其注册程序，并告知药品注册核查、检验等技术机构。审评、核查和检验过程中发现涉嫌存在隐瞒真实情况或者提供虚假信息等违法行为的，依法处理，申请人不得撤回药品注册申请。

（三）提出异议

药品注册期间，对于审评结论为不通过的，申请人可以在 15 日内向药品审评中心提出异议。药品审评中心结合申请人的异议意见进行综合评估并反馈申请人。申请人对综合评估结果仍有异议的，药品审评中心应当按照规定，在 50 日内组织专家咨询委员会论证，并综合专家论证结果形成最终的审评结论。

六、再注册

持有人应当在药品注册证书有效期届满前 6 个月申请再注册。境内生产药品的再注册申请由持有人向其所在地的省、自治区、直辖市的药品监督管理部门提出，境外生产药品的再注册申请由持有人向药品审评中心提出。省、自治区、直辖市的药品监督管理部门或者药品审评中心对持有人开展药品上市后的评价和不良反应监测情况，按照药品批准证明文件和药品监督管理部门的要求开展相关工作情况，以及药品批准证明文件载明信息变化情况等进行审查，符合规定的，予以再注册，发给药品再注册批准通知书。不符合规定的，不予再注册，并报请国家药品监督管理局注销药品注册证书。不予再注册的情形：

（1）有效期届满未提出再注册申请的；

（2）药品注册证书有效期内持有人不能履行持续考察药品质量、疗效和不良反应责任的；

（3）未在规定时限内完成药品批准证明文件和药品监督管理部门要求的研究工作且无合理理由的；

（4）经上市后评价，属于疗效不确切、不良反应大或者因其他原因危害人体健康的；

（5）法律、行政法规规定的其他不予再注册情形。

第三节　药品注册管理机构及职责

一、国家药品监督管理局

国家药品监督管理局（National Medical Products Administration，简称 NMPA）主管全国药品注册管理工作，负责建立药品注册管理工作体系和制度，制定药品注册管理规范,依法组织药品注册审评审批以及相关的监督管理工作。

国家药品监督管理局的主要职责:

(1)负责药品(含中药、民族药,下同)、医疗器械和化妆品安全监督管理。拟订监督管理政策规划,组织起草法律法规草案,拟订部门规章,并监督实施。研究拟订鼓励药品、医疗器械和化妆品新技术新产品的管理与服务政策。

(2)负责药品、医疗器械和化妆品标准管理。组织制定、公布国家药典等药品、医疗器械标准,组织拟订化妆品标准,组织制定分类管理制度,并监督实施。参与制定国家基本药物目录,配合实施国家基本药物制度。

(3)负责药品、医疗器械和化妆品注册管理。制定注册管理制度,严格上市审评审批,完善审评审批服务便利化措施,并组织实施。

(4)负责药品、医疗器械和化妆品质量管理。制定研制质量管理规范并监督实施。制定生产质量管理规范并依职责监督实施。制定经营、使用质量管理规范并指导实施。

(5)负责药品、医疗器械和化妆品上市后风险管理。组织开展药品不良反应、医疗器械不良事件和化妆品不良反应的监测、评价和处置工作。依法承担药品、医疗器械和化妆品安全应急管理工作。

(6)负责执业药师资格准入管理。制定执业药师资格准入制度,指导监督执业药师注册工作。

(7)负责组织指导药品、医疗器械和化妆品监督检查。制定检查制度,依法查处药品、医疗器械和化妆品注册环节的违法行为,依职责组织指导查处生产环节的违法行为。

(8)负责药品、医疗器械和化妆品监督管理领域对外交流与合作,参与相关国际监管规则和标准的制定。

(9)负责指导省、自治区、直辖市药品监督管理部门工作。

(10)完成党中央、国务院交办的其他任务。

国家药品监督管理局的内设机构有综合和规划财务司、政策法规司、药品注册管理司(中药民族药监督管理司)、药品监督管理司、医疗器械注册管理司、医疗器械监督管理司、化妆品监督管理司、科技和国际合作司(港澳台办公室)、人事司、机关党委、离退休干部局。其中,药品注册管理司(中药民族药监督管理司)负责药品注册相关的行政工作,其主要职责是:组织拟订并监督实施国家药典等药品标准、技术指导原则,拟订并实施药品注册管理制度,监督实施药物非临床研究和临床试验质量管理规范、中药饮片炮制规范,实施中药品种保护制度,承担组织实施分类管理制度、检查研制现场、查处相关违法行为工作,参与制定国家基本药物目录,配合实施国家基本药物制度。药品监督管理司主要职责是组织拟订并依职责监督实施药品生产质量管理规范,组织拟订并指导实施经营、使用质量管理规范,承担组织指导生产现场检查、组织查处重大违法行为,组织质量抽查检验,定期发布质量公告,组织开展药品不良反应监测并依法处置,承担放射性药品、麻醉药品、毒性药品及精神药品、药品类易制毒化学品监督管理工作,指导督促生物制品批签发管理工作。

二、省、自治区、直辖市药品监督管理部门

省、自治区、直辖市药品监督管理局的主要职责(以陕西省药品监督管理局为例):

(1)贯彻国家药品(含中药、民族药,下同)、医疗器械和化妆品安全监督管理的法律法规和政策规定。组织拟订全省药品、医疗器械和化妆品监督管理的法规草案、政策及规划,并监督实施。研究拟订鼓励药品、医疗器械和化妆品新技术新产品的管理与服务政策。

(2)贯彻执行国家药品、医疗器械和化妆品标准、分级分类管理制度。参与制定全省基本药物目录,配合实施基本药物制度。

(3)负责药品、医疗器械和化妆品注册、备案相关工作。依职责制定注册管理制度,严格上市审评审批,完善审评审批服务便利化措施,并组织实施。

(4)负责药品、医疗器械和化妆品质量监督管理。组织监督实施研制、生产质量管理规范,依职责监督实施经营质量管理规范,指导市县实施经营、使用质量管理规范。

(5)负责药品、医疗器械和化妆品上市后风险管理。组织开展药品不良反应、医疗器械不良事件和化妆品不良反应的监测、评价和处置工作。依法承担药品、医疗器械和化妆品安全应急管理工作。

(6)负责执业药师资格准入管理。贯彻执行国家执业药师资格准入制度,负责执业药师注册工作。

(7)负责组织药品、医疗器械和化妆品监督检查。制定检查制度并组织实施,依法查处药品、医疗器械和化妆品生产、批发环节的违法行为,依职责组织指导查处流通、使用环节的违法行为。

(8)负责指导市县药品监督管理工作。

(9)完成省委、省政府和省市场监督管理局交办的其他任务。

三、国家药品监督管理局的直属技术机构

（一）中国食品药品检定研究院

中国食品药品检定研究院,也是国家药品监督管理局医疗器械标准管理中心、中国药品检验总所,是国家药品监督管理局的直属事业单位,是国家检验药品、生物制品质量的法定机构和最高技术仲裁机构,依法承担实施药品、生物制品、医疗器械、食品、保健食品、化妆品、实验动物、包装材料等多领域产品的审批注册检验、进口检验、监督检验、安全评价及生物制品批签发,负责国家药品、医疗器械标准物质和生产检定用菌毒种的研究、分发和管理,开展相关技术研究工作。其主要职责是:

（1）承担食品、药品、医疗器械、化妆品及有关药用辅料、包装材料与容器（以下统称为食品药品）的检验检测工作。组织开展药品、医疗器械、化妆品的抽验和质量分析工作。负责相关复验、技术仲裁。组织开展进口药品注册检验以及上市后有关数据的收集分析等工作。

（2）承担药品、医疗器械、化妆品质量标准、技术规范、技术要求、检验检测方法的制修订以及技术复核工作。组织开展检验检测新技术新方法新标准研究。承担相关产品严重不良反应、严重不良事件原因的实验研究工作。

（3）负责医疗器械标准管理相关工作。

（4）承担生物制品批签发相关工作。

（5）承担化妆品安全技术评价工作。

（6）组织开展有关国家标准物质的规划、计划、研究、制备、标定、分发和管理工作。

（7）负责生产用菌毒种、细胞株的检定工作。承担医用标准菌毒种、细胞株的收集、鉴定、保存、分发和管理工作。

（8）承担实验动物饲育、保种、供应和实验动物及相关产品的质量检测工作。

（9）承担食品药品检验检测机构实验室间比对以及能力验证、考核与评价等技术工作。

（10）负责研究生教育培养工作。组织开展对食品药品相关单位质量检验检测工作的培训和技术指导。

（11）开展食品药品检验检测国际（地区）交流与合作。

（二）国家药典委员会

国家药典委员会（Chinese Pharmacopoeia Commission）的常设办事机构实行秘书长负责制,下设办公室、人事处、业务综合处、药品信息处、中药标准处、化学药品标准

处、生物制品标准处、质量管理处等处室,其主要职责是:

(1)组织编制、修订和编译《中华人民共和国药典》(以下简称《中国药典》)及配套标准。

(2)组织制定修订国家药品标准。参与拟订有关药品标准管理制度和工作机制。

(3)组织《中国药典》收载品种的医学和药学遴选工作。负责药品通用名称命名。

(4)组织评估《中国药典》和国家药品标准执行情况。

(5)开展药品标准发展战略、管理政策和技术法规研究。承担药品标准信息化建设工作。

(6)开展药品标准国际(地区)协调和技术交流,参与国际(地区)间药品标准适用性认证合作工作。

(7)组织开展《中国药典》和国家药品标准宣传培训与技术咨询,负责《中国药品标准》等刊物编辑出版工作。

(8)负责药典委员会各专业委员会的组织协调及服务保障工作。

(三)国家药品监督管理局药品审评中心

国家药品监督管理局药品审评中心负责药物临床试验申请、药品上市许可申请、补充申请和境外生产药品再注册申请等的审评,其主要职责是:

(1)负责药物临床试验、药品上市许可申请的受理和技术审评。

(2)负责仿制药质量和疗效一致性评价的技术审评。

(3)承担再生医学与组织工程等新兴医疗产品涉及药品的技术审评。

(4)参与拟订药品注册管理相关法律法规和规范性文件,组织拟订药品审评规范和技术指导原则并组织实施。

(5)协调药品审评相关检查、检验等工作。

(6)开展药品审评相关理论、技术、发展趋势及法律问题研究。

(7)组织开展相关业务咨询服务及学术交流,开展药品审评相关的国际(地区)交流与合作。

(8)承担国家局国际人用药品注册技术协调会议(ICH)相关技术工作。

(四)国家药品监督管理局药品评价中心

国家药品监督管理局药品评价中心(Center for Drug Reevaluation,NMPA)同时也是国家药品不良反应监测中心(National Center for ADR Monitoring),其主要职责是:

(1)组织制定修订药品不良反应、医疗器械不良事件、化妆品不良反应监测与上市后安全性评价以及药物滥用监测的技术标准和规范。

（2）组织开展药品不良反应、医疗器械不良事件、化妆品不良反应、药物滥用监测工作。

（3）开展药品、医疗器械、化妆品的上市后安全性评价工作。

（4）指导地方相关监测与上市后安全性评价工作。组织开展相关监测与上市后安全性评价的方法研究、技术咨询和国际（地区）交流合作。

（5）参与拟订、调整国家基本药物目录。

（6）参与拟订、调整非处方药目录。

（五）国家药品监督管理局行政事项受理服务和投诉举报中心

2018 年 12 月，经中编办批准，国家药品监督管理局行政事项受理服务和投诉举报中心为国家药品监督管理局所属公益一类事业单位，其主要职责是：

（1）负责药品、医疗器械、化妆品行政事项的受理服务和审批结果相关文书的制作、送达工作。

（2）受理和转办药品、医疗器械、化妆品涉嫌违法违规行为的投诉举报。

（3）负责药品、医疗器械、化妆品行政事项受理和投诉举报相关信息的汇总、分析、报送工作。

（4）负责药品、医疗器械、化妆品重大投诉举报办理工作的组织协调、跟踪督办，监督办理结果反馈。

（5）参与拟订药品、医疗器械、化妆品行政事项和投诉举报相关法规、规范性文件和规章制度。

（6）负责投诉举报新型、共性问题的筛查和分析，提出相关安全监管建议。承担国家局执法办案、整治行动的投诉举报案源信息报送工作。

（7）承担国家局行政事项受理服务大厅的运行管理工作。参与国家局行政事项受理、审批网络系统的运行管理。承担国家局行政事项收费工作。

（8）参与药品、医疗器械审评审批制度改革以及国家局"互联网＋政务服务"平台建设、受理服务工作。

（9）指导协调省级药品监管行政事项受理服务及投诉举报工作。

（10）开展与药品、医疗器械、化妆品行政事项受理及投诉举报工作有关的国际（地区）交流与合作。

（六）国家药品监督管理局执业药师资格认证中心

国家药品监督管理局执业药师资格认证中心为国家药品监督管理局所属公益二

类事业单位,其主要职责是:

(1)开展执业药师资格准入制度及执业药师队伍发展战略研究,参与拟订完善执业药师资格准入标准并组织实施。

(2)承担执业药师资格考试相关工作。组织开展执业药师资格考试命审题工作,编写考试大纲和考试指南。负责执业药师资格考试命审题专家库、考试题库的建设和管理。

(3)组织制订执业药师认证注册工作标准和规范并监督实施。承担执业药师认证注册管理工作。

(4)组织制订执业药师认证注册与继续教育衔接标准。拟订执业药师执业标准和业务规范,协助开展执业药师配备使用政策研究和相关执业监督工作。

(5)承担全国执业药师管理信息系统的建设、管理和维护工作,收集报告相关信息。

(6)指导地方执业药师资格认证相关工作。

(7)开展执业药师资格认证国际(地区)交流与合作。

(8)协助实施执业药师能力与学历提升工程。

四、省、自治区、直辖市药品检验机构

以陕西省食品药品检验研究院为例,其主要职责是:承担食品(保健食品)、药品、生物制品、包装材料、保健用品、化妆品及净化环境的洁净度检测工作;按照国家要求对相关食品、药品等进行监督抽验,为食品药品监管提供技术支撑;承担食品、药品安全风险评估和评价研究;承担相关检测领域质量标准起草、修订、复核工作,开展质量控制的研发、咨询、技术服务;开展药品不良反应、医疗器械不良事件、药物滥用、化妆品不良反应监测和药品、医疗器械安全性评价工作;开展食品药品监管政策宣传、舆情监测和系统信息化建设工作;承担全系统干部和食品药品从业人员培训工作。

第四节　中药注册分类及申报资料要求

国家药监局于 2020 年 9 月 27 日发布《中药注册分类及申报资料要求》的通告(2020 年第 68 号),关于中药注册分类,已自 2020 年 7 月 1 日起实施。2019 年 10 月印发的《中共中央国务院关于促进中医药传承创新发展的意见》中对中医药发展做出战略性部署。中药注册分类的修订是在深刻总结中药品审评评审批实践经验,充分吸纳药品审评审批制度改革成果的基础上,结合中药特点和研发实际情况而进行的。主要遵循以下理念:

一是尊重中药研发规律,突出中药特色。充分考虑中药注册药品的产品特性、创新程度和审评管理需要,不再仅以物质基础作为划分注册类别的依据,而是遵循中医药发展规律,突出中药特色,对中药注册分类进行优化。

二是坚持以临床价值为导向,鼓励中药创新研制。中药创新药注重满足尚未满足的临床需求,中药改良型新药需体现临床应用的优势和特点。不再仅强调原注册分类管理中"有效成分"和"有效部位"的含量要求。

三是加强古典医籍精华的梳理和挖掘,促进中药传承发展。新增"古代经典名方中药复方制剂"注册分类,发挥中医药原创优势,促进古代经典名方向中药新药的转化。丰富古代经典名方中药复方制剂的范围,明确按古代经典名方目录管理的中药复方制剂和其他来源于古代经典名方的中药复方制剂的注册申报路径。

四是完善全生命周期管理,鼓励中药二次开发。拓宽改良型新药范畴,鼓励药品上市许可持有人对已上市中药开展研究,推动已上市中药的改良与质量提升,促进中药产业高质量发展。

一、中药注册分类

中药是指在我国中医药理论指导下使用的药用物质及其制剂。中药注册按照中药创新药、中药改良型新药、古代经典名方中药复方制剂、同名同方药等进行分类,前三类均属于中药新药。中药注册分类不代表药物研制水平及药物疗效的高低,仅表明不同注册分类的注册申报资料要求不同。

(一)中药创新药

中药创新药指处方未在国家药品标准、药品注册标准及国家中医药主管部门发布的《古代经典名方目录》中收载,具有临床价值,且未在境外上市的中药新处方制剂。一般包含以下情形:

(1)中药复方制剂,系指由多味饮片、提取物等在中医药理论指导下组方而成的制剂。

(2)从单一植物、动物、矿物等物质中提取得到的提取物及其制剂。

(3)新药材及其制剂,即未被国家药品标准、药品注册标准以及省、自治区、直辖市药材标准收载的药材及其制剂,以及具有上述标准药材的原动、植物新的药用部位及其制剂。

(二)中药改良型新药

中药改良型新药指改变已上市中药的给药途径、剂型,且具有临床应用的优势和特点,或增加功能主治等的制剂。一般包含以下情形:

(1)改变已上市中药给药途径的制剂,即不同给药途径或不同吸收部位之间相互改变的制剂。

(2)改变已上市中药剂型的制剂,即在给药途径不变的情况下改变剂型的制剂。

(3)中药增加功能主治。

(4)已上市中药生产工艺或辅料等改变引起药用物质基础或药物吸收、利用明显改变的。

(三)古代经典名方中药复方制剂

古代经典名方是指符合《中华人民共和国中医药法》规定的,至今仍广泛应用、疗效确切、具有明显特色与优势的古代中医典籍所记载的方剂。古代经典名方中药复方制剂是指来源于古代经典名方的中药复方制剂。包含以下情形:

(1)按古代经典名方目录管理的中药复方制剂。应进行药学及非临床安全性研究。

(2)其他来源于古代经典名方的中药复方制剂。包括未按古代经典名方目录管理的古代经典名方中药复方制剂和基于古代经典名方加减化裁的中药复方制剂。除进行药学及非临床安全性研究外,还应对中药人用经验进行系统总结,并对药物临床价值进行评估。

两类情形均应采用传统工艺制备,采用传统给药途径,功能主治以中医术语表述。对适用范围不做限定。古代经典名方中药复方制剂的审评程序与其他注册分类的中药有所不同,主要采用以具有丰富临床经验的中医专家意见为主的审评模式,是建立基于中医药自身发展规律的中药注册审评审批模式的探索实践。古代经典名方中药复方制剂的药品批准文号格式:国药准字 C + 四位年号 + 四位顺序号。

(四)同名同方药

同名同方药指通用名称、处方、剂型、功能主治、用法及日用饮片量与已上市中药相同,且在安全性、有效性、质量可控性方面不低于该已上市中药的制剂。中药同名同方药能否符合上市要求,关键是看其与所申请药物同名同方的已上市中药(以下简称"同名同方已上市中药")的比较研究结果如何,而不是比较两者质量标准之间的一致性。同名同方已上市中药应当具有充分的安全性、有效性证据。

天然药物是指在现代医药理论指导下使用的天然药用物质及其制剂。天然药物参照中药注册分类。

其他情形,主要指境外已上市境内未上市的中药、天然药物制剂。

二、中药注册申请临床前研究资料

(一)药学主要研究结果总结

1.临床试验期间补充完善的药学研究

适用于上市许可申请。

2.处方药味及药材资源评估

说明处方药味质量标准出处。简述处方药味新建立的质量控制方法及限度。未被国家药品标准、药品注册标准以及省、自治区、直辖市药材标准收载的处方药味,应说明是否按照相关技术要求进行了研究或申报,简述结果。简述药材资源的评估情况。

3.饮片炮制方法

申请上市许可时,应明确药物研发各阶段饮片炮制方法的一致性。若有改变,应说明相关情况。

4.生产工艺

简述处方、制法、剂型选择及规格确定的依据、制备工艺路线、工艺参数及确定依据,说明辅料执行标准情况。说明是否建立了中间体的相关质量控制方法及检测结果。申请临床试验时,应简述中试研究结果和质量检测结果,评价工艺的合理性,分析工艺的可行性。申请上市许可时,应简述放大生产样品及商业化生产的批次、规模、质量检测结果等,说明工艺是否稳定、可行,说明辅料与药品关联审评审批情况。

5.质量标准

简述质量标准的主要内容及其制定依据、对照品来源、样品的自检结果。申请上市许可时,简述质量标准的变化情况。

6.稳定性研究

简述稳定性的考察条件及结果,评价样品的稳定性,拟定有效期及贮藏条件。明确直接接触药品的包装材料和容器及其执行标准情况。申请上市许可时,还应说明包装材料与药品关联审评审批情况。

(二)药理毒理研究资料总结

对药理学、药代动力学、毒理学研究的综合性和关键性评价,分析说明是否支持所申请进行的临床试验。

1.药理毒理试验策略概述

结合申请类别、处方来源或人用经验资料、所申请的功能主治等,介绍药理毒理试验的研究思路及策略。

2.药理学研究总结

包括概要、主要药效学、次要药效学、安全药理学、药效学药物相互作用、讨论和结论,并附列表总结。

3.药代动力学研究总结

包括概要、分析方法、吸收、分布、代谢、排泄、药代动力学药物相互作用、其他药代动力学试验、讨论和结论,并附列表总结。

4.毒理学研究总结

包括概要、单次给药毒性试验、重复给药毒性试验、遗传毒性试验、致癌性试验、生殖毒性试验、制剂安全性试验(刺激性、溶血性、过敏性试验等)、其他毒性试验、讨论和结论,并附列表总结,并说明试验的 GLP 依从性及毒理学试验受试物情况。

5.综合分析与评价

分析主要药效学试验的量效关系(如起效剂量、有效剂量范围等)及时效关系(如起效时间、药效持续时间或最佳作用时间等),并对药理作用特点及其与拟定功能主治的相关性和支持程度进行综合评价。综合各项药代动力学试验,分析其吸收、分布、代谢、排泄、药物相互作用特征。包括受试物和/或其活性代谢物的药代动力学特征,如吸收程度和速率、动力学参数、分布的主要组织、与血浆蛋白的结合程度、代谢产物和可能的代谢途径、排泄途径和程度等。需关注药代研究结果是否支持毒理学试验动物种属的选择。分析药理学、药代动力学与毒理学结果之间的相关性,种属和性别之间的差异性等,结合药学、临床资料进行综合分析与评价。

若为支持相应临床试验阶段或开发进程进行了药理毒理研究,则需及时更新药理毒理研究资料,提供相关研究试验报告。临床试验期间若进行了变更(如工艺变更),则需根据变更情况确定所需要进行的药理毒理研究,并提供相关试验报告。对于申请上市许可的药物,需说明临床试验期间进行的药理毒理研究,并综合分析现有药理毒理研究资料是否支持本品的上市申请。

三、药理毒理研究资料

申请人应基于不同申报阶段的要求提供相应的药理毒理研究资料。非临床安全性评价研究应当在经过 GLP 认证的机构开展。

(一)药理学研究资料

药理学研究是通过动物实验或体外试验、离体试验来获得非临床有效性信息,包括药效学作用及其特点、药物作用机制等。药理学申报资料应列出主要药效学、次要药效学、安全药理学和药效学药物相互作用,包括试验设计思路、试验实施过程、试验结果及评价。

(1)中药创新药,应提供主要药效学试验资料,为进入临床试验提供试验证据。药物进入临床试验的有效性证据包括中医药理论、临床人用经验和药效学研究。药效学试验设计时应考虑中医药特点,根据受试物拟定的功能主治选择合适的试验项目。

(2)提取物及其制剂,提取物纯化的程度应经筛选研究确定,筛选试验应与拟定的功能主治具有相关性。若有同类成分的提取物及其制剂上市,则应当与其进行药效学及其他方面的比较,以证明其优势和特点。

(3)具有人用经验的中药复方制剂,可根据人用经验对药物有效性的支持程度适当减免药效学试验;若人用经验对有效性具有一定支撑作用,处方组成、工艺路线、临床定位、用法用量等与既往临床应用基本一致的,则可不提供药效学试验资料。新组方制剂,需采用试验说明组方的合理性,并通过药效学试验来提供非临床有效性信息。

(4)中药改良型新药,应根据其改良目的、变更的具体内容来确定药效学资料的要求,以说明改良的优势。中药增加功能主治,应提供支持新功能主治的药效学试验资料,可根据人用经验对药物有效性的支持程度适当减免药效学试验。

(二)药代动力学研究资料

非临床药代动力学研究通过体外和动物体内的研究方法,揭示药物在体内的动态变化规律,获得药物的基本药代动力学参数,阐明药物的吸收、分布、代谢和排泄的过程和特征。若为改剂型品种,则还应与原剂型进行药代动力学比较研究。应充分考虑选择适宜的方法开展体内过程或活性代谢产物的研究。

(三)毒理学研究资料

毒理学研究包括:单次给药毒性试验,重复给药毒性试验,遗传毒性试验,生殖毒性试验,致癌性试验,依赖性试验,刺激性、过敏性、溶血性等与局部、全身给药相关的制剂安全性试验,其他毒性试验等。

(1)中药创新药,应尽可能获取更多的安全性信息,以便于对其安全性风险进行评价。新药材及其制剂,应进行全面的毒理学研究。

(2)提取物及其制剂,若提取物立题来自试验研究,缺乏对其安全性的认知,则应进行全面的毒理学试验。若提取物立题来自传统应用,生产工艺与传统应用基本一致,则一般应进行安全药理学试验、单次给药毒性试验、重复给药毒性试验,以及必要时其他可能需要进行的试验。

(3)对于采用传统工艺,具有人用经验的中药复方制剂,一般应提供单次给药毒性试验、重复给药毒性试验资料。对于采用非传统工艺的中药复方制剂,但具有可参考的临床应用资料的,一般应提供安全药理学、单次给药毒性试验、重复给药毒性试验资料。

(4)中药改良型新药,应进行毒理学对比研究,设置原剂型/原给药途径/原工艺进行对比,以说明改良的优势。

(5)中药增加功能主治,需延长用药周期或者增加剂量者,应说明原毒理学试验资料是否可以支持延长周期或增加剂量,否则应提供支持用药周期延长或剂量增加的毒理学研究资料。

一般情况下,安全药理学试验、单次给药毒性试验、支持相应临床试验周期的重复给药毒性试验、遗传毒性试验资料,以及过敏性、刺激性、溶血性试验资料或文献资料应在申请临床试验时提供。后续需根据临床试验进程提供支持不同临床试验给药期限或支持上市的重复给药毒性试验。生殖毒性试验根据风险程度在不同的临床试验开发阶段提供。致癌性试验资料一般可在申请上市时提供。

毒理学研究资料应列出试验设计思路、试验实施过程、试验结果及评价。

四、临床研究资料

(一)中药创新药

1. 处方组成符合中医药理论、具有人用经验的创新药

(1)符合中医药理论的创新药,需提供处方组成,功能、主治病证,中医药理论对主治病症的基本认识,拟定处方的中医药理论,处方合理性评价、安全性分析和已有国家标准或药品注册标准的同类品种的比较。

(2)具有人用经验的创新药,需提供证明性文件、既往临床应用情况概述、文献综述、既往临床应用总结报告、拟定主治概要、现有治疗手段、未解决的临床需求、人用经验对拟定功能主治的支持情况评价。

(3)需开展临床试验的,应提交以下资料:临床试验计划与方案及其附件、临床试验计划和方案、知情同意书样稿、研究者手册、统计分析计划、临床试验报告及其附件(完成临床试验后提交)、临床试验报告、病例报告表样稿、患者日志等。还有与临床试验主要有效性、安全性数据相关的关键标准操作规程、临床试验方案变更情况说明、伦理委员会批准件、统计分析计划、临床试验数据库电子文件。申请人在完成临

床试验提出药品上市许可申请时,应以光盘形式提交临床试验数据库。数据库格式以及相关文件等具体要求及临床试验数据递交相关技术指导原则。

（4）基于风险获益评估,结合中医药理论、人用经验和临床试验,评估本品的临床价值及申报资料对于拟定功能主治的支持情况。

2.其他来源的创新药

应根据研发情况和处方所依据的理论,说明拟定功能主治及临床定位的确定依据,包括但不限于文献分析、药理研究等。提供拟定适应病症的基本情况、国内外现有治疗手段研究和相关药物上市情况,现有治疗存在的主要问题和未被满足的临床需求,以及说明本品预期的安全性、有效性特点和拟解决的问题。

（二）中药改良型新药

应说明改变的目的和依据,并评估本品的临床价值及申报资料对于拟定改变的支持情况。

（三）古代经典名方中药复方制剂

按古代经典名方目录管理的中药复方制剂,应提供药品说明书起草说明及依据。其他来源于古代经典名方的中药复方制剂,需提供处方来源及历史沿革、处方组成、功能主治、用法用量、中医药理论论述。加减化裁的中药复方制剂,还应提供加减化裁的理由及依据、处方合理性评价、处方安全性分析。并提供人用经验的证明性文件、既往临床实践情况概述和总结、文献综述、人用经验对拟定功能主治的支持情况评价。

（四）临床试验期间的变更（如适用）

获准开展临床试验的药物拟增加适用人群范围（如增加儿童人群）、变更用法用量（如增加剂量或延长疗程）等,应根据变更事项提供相应的立题目的和依据、临床试验计划与方案及其附件;药物临床试验期间,发生药物临床试验方案变更、非临床或者药学的变化或者有新发现,需按照补充申请申报的,临床方面应提供方案变更的详细对比与说明,以及变更的理由和依据。同时,还需要对已有人用经验和临床试验数据进行分析整理,为变更提供依据,重点关注变更对受试者有效性及安全性风险的影响。

（五）临床研究资料总结报告

临床研究资料总结报告包括中医药理论或研究背景、人用经验、临床试验资料综述、临床价值评估和参考文献,如为古代经典名方中药复方制剂,还应简要说明处方来源、功能主治、用法用量等关键信息及其依据等,并分析说明人用经验对于拟定功能主治或后续所需开展临床试验的支持情况。

第五节   化学药品注册分类和申报资料要求

为配合《药品注册管理办法》实施,国家药品监督管理局组织制定了《化学药品注册分类及申报资料要求》。化学药品注册分类,自 2020 年 7 月 1 日起实施。化学药品注册申报资料要求,自 2020 年 10 月 1 日起实施。

一、化学药品注册分类

化学药品注册分类分为创新药、改良型新药、仿制药、境外已上市境内未上市化学药品的注册分类,分为以下 5 个类别:

1 类:境内外均未上市的创新药。指含有新的结构明确的、具有药理作用的化合物,且具有临床价值的药品。不包括改良型新药中 2.1 类的药品。含有新的结构明确的、具有药理作用的化合物的新复方制剂,应按照化学药品 1 类申报。

2 类:境内外均未上市的改良型新药。指在已知活性成分的基础上,对其结构、剂型、处方工艺、给药途径、适应证等进行优化,且具有明显临床优势的药品。已知活性成分指境内或境外已上市药品的活性成分。该类药品同时符合多个情形要求的,须在申报时一并予以说明。

2.1 类是指含有用拆分或者合成等方法制得的已知活性成分的光学异构体,或者对已知活性成分成酯,或者对已知活性成分成盐(包括含有氢键或配位键的盐),或者改变已知盐类活性成分的酸根、碱基或金属元素,或者形成其他非共价键衍生物(如络合物、螯合物或包合物),且具有明显临床优势的药品。

2.2 类是指含有已知活性成分的新剂型(包括新的给药系统)、新处方工艺、新给药途径,且具有明显临床优势的药品。

2.3 类是指含有已知活性成分的新复方制剂,且具有明显临床优势。

2.4 类是指含有已知活性成分的新适应证的药品。

3 类:境内申请人仿制境外上市但境内未上市原研药品的药品。该类药品应与参比制剂的质量和疗效一致。有充分研究数据证明合理性的情况下,规格和用法用量可以与参比制剂不一致。

4 类:境内申请人仿制已在境内上市原研药品的药品。该类药品应与参比制剂的质量和疗效一致。

5 类:境外上市的药品申请在境内上市。

5.1 类是指境外上市的原研药品和改良型药品申请在境内上市。改良型药品应具有明显的临床优势。

5.2 类是指境外上市的仿制药申请在境内上市,应证明与参比制剂的质量和疗效一致,技术要求与化学药品 3 类、4 类相同。境内外同步研发的境外生产仿制药应按此类申报,若申报临床试验,则不要求提供允许药品上市销售的证明文件。

原研药品是指境内外首个获准上市,且具有完整和充分的安全性、有效性数据作为上市依据的药品。参比制剂是指经国家药品监管部门评估确认的仿制药研制使用的对照药品。参比制剂的遴选与公布按照国家药品监管部门相关规定执行。

已上市药品增加境外已批准境内未批准的适应证按照药物临床试验和上市许可申请通道进行申报。药品上市申请审评审批期间,药品注册分类和技术要求不因相同活性成分的制剂在境内外获准上市而发生变化。药品注册分类在提出上市申请时确定。

二、注册申报项目资料

(一)概要

概要材料包括 8 项,分别是药品名称,证明性文件,立题目的与依据,自评估报告,上市许可人信息,原研药品信息,药品说明书、起草说明及相关参考文献,包装及标签设计样稿。

(二)主要研究信息汇总表

研究信息汇总表包括第 9 至第 11 项共 3 项材料,分别为药学、非临床和临床研究信息汇总表。

(三)药学研究资料

药学研究资料包含了第 12 项(3.2.S)药品和第 13 项(3.2.P)制剂两大项材料(括号内为 CTD 格式的编号)。第 12.1 至 12.7 项资料分别为(对应 3.2.S.1 – 3.2.S.7)药品的基本信息、生产信息、特性鉴定、原料药的质量控制、对照品、包装材料和容器、稳定性。第 13.1 – 13.7 项资料分别为(对应 3.2.P.1 – 3.2.P.7)制剂剂型及产品组成、产品开发、生产、原辅料的控制、制剂的质量控制、对照品、稳定性。

(四)非临床研究资料

(14)非临床研究资料综述。

(15)主要药效学试验资料及文献资料。

（16）安全药理学的试验资料及文献资料。

（17）单次给药毒性试验资料及文献资料。

（18）重复给药毒性试验资料及文献资料。

（19）遗传毒性试验资料及文献资料。

（20）生殖毒性试验资料及文献资料。

（21）致癌试验资料及文献资料。

（22）依赖性试验资料及文献资料。

（23）过敏性（局部、全身和光敏毒性）、溶血性和局部（血管、皮肤、黏膜、肌肉等）刺激性等特殊安全性试验资料及文献资料。

（24）其他安全性试验资料及文献资料。

（25）非临床药代动力学试验资料及文献资料。

（26）复方制剂中多种成分药效、毒性、药代动力学相互影响的试验资料及文献资料。

（五）临床试验资料

（27）临床试验综述资料。

（28）临床试验计划及研究方案。

（29）数据管理计划、统计分析计划。

（30）临床研究者手册。

（31）知情同意书样稿、伦理委员会批准件；科学委员会审查报告。

（32）临床试验报告。

（33）临床试验数据库电子文件（原始数据库、衍生的分析数据库及其变量说明文件）。

（34）数据管理报告、统计分析报告。

第六节　生物药物的注册分类、申报资料要求

为配合《药品注册管理办法》实施，国家药品监督管理局组织制定了《生物制品注册分类及申报资料要求》。生物制品注册分类，自 2020 年 7 月 1 日起实施。生物

制品申报资料要求,自 2020 年 10 月 1 日起实施。生物制品是指以微生物、细胞、动物或人源组织和体液等为起始原材料,用生物学技术制成,用于预防、治疗和诊断人类疾病的制剂。为规范生物制品注册申报和管理,将生物制品分为预防用生物制品、治疗用生物制品和按生物制品管理的体外诊断试剂。药品注册分类在提出上市申请时确定,审评过程中不因其他药品在境内外上市而变更。

一、预防用生物制品注册分类及资料要求

预防用生物制品是指为预防、控制疾病的发生、流行,用于人体免疫接种的疫苗类生物制品,包括免疫规划疫苗和非免疫规划疫苗。

（一）注册分类

1.1 类创新型疫苗

创新型疫苗是指境内外均未上市的疫苗。1.1 类是指无有效预防手段疾病的疫苗。1.2 类是指在已上市疫苗基础上开发的新抗原形式,如新基因重组疫苗、新核酸疫苗、在已上市多糖疫苗基础上制备的新的结合疫苗等。1.3 类是指含新佐剂或新佐剂系统的疫苗。1.4 类是指含新抗原或新抗原形式的多联/多价疫苗。

2.2 类改良型疫苗

改良型疫苗是指对境内或境外已上市疫苗产品进行改良,使新产品的安全性、有效性、质量可控性有改进,且具有明显优势的疫苗。2.1 类是指在境内或境外已上市产品基础上改变抗原谱或型别,且具有明显临床优势的疫苗。2.2 类是指具有重大技术改进的疫苗,包括对疫苗菌毒种/细胞基质/生产工艺/剂型等的改进。（如更换为其他表达体系或细胞基质的疫苗;更换菌毒株或对已上市菌毒株进行改造;对已上市细胞基质或目的基因进行改造;非纯化疫苗改进为纯化疫苗;全细胞疫苗改进为组分疫苗等）。2.3 类是指已有同类产品上市的疫苗组成的新的多联/多价疫苗。2.4 类是指改变给药途径,且具有明显临床优势的疫苗。2.5 类是指改变免疫剂量或免疫程序,且新免疫剂量或免疫程序具有明显临床优势的疫苗。2.6 类是指改变适用人群的疫苗。

3.3 类疫苗

3 类疫苗是指境内或境外已上市的疫苗。3.1 类是指境外生产的境外已上市、境内未上市的疫苗申报上市。3.2 类是指境外已上市、境内未上市的疫苗申报在境内生产上市。3.3 类是指境内已上市疫苗。

（二）预防用生物制品注册申报资料要求

1.药学资料要求

在 ICH M4 基本框架的基础上,应根据不同种类疫苗的特点提交生产用菌（毒）

种、工艺开发、工艺描述、质量特性研究等药学资料。对于涉及病毒毒种的疫苗申报资料,应在提交生产用毒种资料和提供生产用菌(毒)种种子批与生产用细胞基质种子批的中检院或相关药品监管机构认可的第三方检定机构复核检定报告。应按照相关技术指南进行外源因子的安全性系统分析。整体上,传统疫苗参照疫苗的相关要求,重组疫苗可参照重组治疗用生物制品相关要求。对于多价疫苗,根据各型组分生产工艺和质量控制的差异情况考虑申报资料的组织方式,如果差异较大,那么可分别单独提交。

2.非临床研究资料要求

使用佐剂类型、添加佐剂必要性及佐剂/抗原配比合理性、佐剂机制等研究内容在主要药效学部分提交。抗原配比合理性、多价疫苗抗体交叉保护活性研究内容在主要药效学部分提交。

3.临床试验资料要求

申请人在完成临床试验提出药品上市注册申请时,应在 CTD 基础上以光盘形式提交临床试验数据库。境外申请人申请在境内开展未成年人用疫苗临床试验的,应至少取得境外含目标人群的 I 期临床试验数据。为应对重大突发公共卫生事件急需的疫苗或者国务院卫生健康主管部门认定急需的疫苗除外。

二、治疗用生物制品注册分类

治疗用生物制品是指用于人类疾病治疗的生物制品,如采用不同表达系统的工程细胞(如细菌、酵母、昆虫、植物和哺乳动物细胞)所制备的蛋白质、多肽及其衍生物;细胞治疗和基因治疗产品;变态反应原制品;微生态制品;人、动物组织或者体液提取的,或者通过发酵制备的具有生物活性的制品等。生物制品类体内诊断试剂按照治疗用生物制品管理。

(一)1 类创新型生物制品

创新型生物制品是指境内外均未上市的治疗用生物制品。

(二)2 类改良型生物制品

改良型生物制品是指对境内或境外已上市制品进行改良,使新产品的安全性、有效性、质量可控性有改进,且具有明显优势的治疗用生物制品。2.1 类是指在已上市制品基础上,对其剂型、给药途径等进行优化,且具有明显临床优势的生物制品。2.2 类是指增加境内外均未获批的新适应证和/或改变用药人群的生物制品。2.3 类是指已有同类制品上市的生物制品组成新的复方制品。2.4 类是指在已上市制品基础上,具有重大技术改进的生物制品,如重组技术替代生物组织提取技术,较已上市制品改变氨基酸位点或表达系统、宿主细胞后具有明显临床优势等。

（三）3 类治疗用生物制品

3 类治疗用生物制品是指境内或境外已上市的生物制品。3.1 类是指境外生产的境外已上市、境内未上市的生物制品申报上市。3.2 类是指境外已上市、境内未上市的生物制品申报在境内生产上市。3.3 类是指生物类似药。3.4 类是指其他生物制品。

三、按生物制品管理的体外诊断试剂注册分类及申报资料要求

按照生物制品管理的体外诊断试剂包括用于血源筛查的体外诊断试剂、采用放射性核素标记的体外诊断试剂等。注册时分为 2 类，1 类为创新型体外诊断试剂，2 类为境内外已上市的体外诊断试剂。体外诊断试剂可以直接提出上市申请，提交三部分资料。

（一）概要

概要部分包括产品名称、证明性文件、专利情况及其权属状态说明、立题目的与依据、自评估报告、产品说明书及起草说明、包装、标签设计样稿、药品通用名称核定申请材料（如适用）。

由于体外诊断试剂中的主要原材料可能是由各种动物、病原体、人源的组织、体液或放射性同位素等材料经处理或添加某些物质制备而成，因此，为保证产品在运输、使用过程中使用者和环境的安全，研究者应对上述原材料所采用的保护性措施进行说明。

其他材料包括同类产品在国内外批准上市的情况、相关产品所采用的技术方法及临床应用情况、申请注册产品与国内外同类产品的异同等。对于创新型诊断试剂产品，需提供被测物与预期适用的临床适应证之间关系的文献资料。申请人应建立科学委员会，对品种研发过程及结果等进行全面审核，保障数据的科学性、完整性和真实性。申请人应一并提交对研究资料的自查报告。

（二）主要研究信息汇总表

这部分资料包括产品基本信息、分析性能信息汇总、临床试验信息汇总。

产品基本信息：申请人、上市许可持有人、生产地址、包装地址等，试验方法、检测所用仪器等。

分析性能信息汇总：主要分析性能指标包括最低检出限、分析特异性、检测范围、测定准确性（定量测定产品）、批内精密性、批间精密性、保存条件及有效期等。

临床试验信息汇总：包括临床试验机构、临床研究方案、总样本数、各临床单位临床研究样本数、样本信息、临床研究结果、采用的其他试验方法或其他诊断试剂产品的基本信息等。

（三）研究资料

这部分资料包括主要原材料的研究资料、主要工艺过程及试验方法的研究资料、参考值（范围）确定资料、分析性能评估资料、稳定性研究资料、制造和检定记录与生产工艺（即制造及检定规程）、临床试验资料。

1. 主要原材料的研究资料

放射性核素标记产品：固相载体、抗原、抗体、放射性核素、质控品、标准品（校准品）及企业参考品等。应提供来源、制备及其质量控制方面的研究资料。对于质控品、标准品（校准品）、企业参考品，还应提供定值或溯源的研究资料等。

基于免疫学方法产品：固相载体、显色系统、抗原、抗体、质控品及企业参考品等，应提供来源、制备及其质量控制方面的研究资料。对于质控品、标准品（校准品）、企业参考品，还应提供定值或溯源的研究资料等。

病原微生物核酸检测试剂盒：引物、探针、酶、dNTP、核酸提取分离/纯化系统、显色系统、质控品、内标及企业参考品等。应提供来源、制备及质量控制等的研究资料。对于质控品、内标、企业参考品，还应提供定值或溯源的试验资料等。

2. 主要工艺过程及试验方法的研究资料

放射性核素标记产品：固相载体的包被、放射性核素的标记、样本采集及处理、反应体系的建立、质控方法的研究等。

基于免疫学方法产品：固相载体的包被、显色系统、样本采集及处理、反应体系的建立、质控方法的研究等。

病原微生物核酸检测试剂盒：样本处理、样本用量、试剂用量、核酸分离/纯化工艺、反应体系的建立、质控方法的研究，对于不同适用机型试验方法的研究。

参考值（范围）确定资料：对阴性样本、最低检出限样本等进行测定，对测定结果进行统计分析后确定参考值（范围），说明把握度及可信区间。

3. 分析性能评估资料

包括最低检出限、分析特异性（包括抗凝剂的选择、内源性干扰物质的干扰、相关疾病样本的干扰）、检测范围、测定准确性、批内精密性、批间精密性、与已批准注册产品的对比研究等项目。对于病原微生物核酸检测产品，还应考虑对国内主要亚型或基因型样本的测定。对于最低检出限，应说明把握度及可信区间。

对于病原微生物核酸检测产品，如采用混合样本进行检测，应对单份测定样本和混合测定样本分别进行分析性能的评估,说明质量标准及其确定依据。

4. 临床研究总样本数

放射性核素标记产品:至少为 500 例。基于免疫学方法产品:至少为 1 万例。病原微生物核酸检测产品:至少为 10 万例。境外申请人应提供在境外完成的临床试验资料、境外临床使用情况的总结报告和在中国境内完成的临床试验资料。

第七节　上市药品再评价与监测制度

《中华人民共和国药品管理法》总则中明确规定:"国家建立药物警戒制度,对药品不良反应及其他与用药有关的有害反应进行监测、识别、评估和控制。"从药品不良反应报告制度到药物警戒制度,这是我国药品管理制度的重大进步,标志着我国药品监管科学化、法治化、国际化、现代化迈出重要步伐,具有重要的里程碑意义。

一、上市药品再评价的含义及必要性

药品的风险效益比评估是在特定的条件下进行的,这些特定条件由药品研发的客观规律、药品可获得性的伦理原则、科技发展水平的限制所决定,这种局限性是客观存在的。药品上市前的临床试验主要考察疗效,观察指标只限于试验所规定内容,一般不评价未列入试验的内容,临床试验受到许多人为因素的限制,包括病例少、研究时间短、试验对象年龄范围窄、用药条件控制较严、目的单纯,难以发现发生频率低于 1% 和长时间应用药才会出现的或迟发的不良反应。因此,药品在不良反应发现与管理上存在时滞现象。世界各国都存在着大量的不合理用药现象,我国不合理用药的发生率约为住院病例的 20%,有相当一部分临床不合理用药也来自上市前用药方案确定的局限性。药品上市前研究的局限性和上市后临床应用的不合理性,说明已批准生产上市药品只是具备了在社会范围内对其进行更深入研究的条件,并不意味着对其评价的结束,要在生产使用中不断进行再评价。

上市药品再评价是指从药理学、药剂学、临床医学、药物流行病学、药物经济学及药物政策等主要方面,对批准上市的药品在社会人群中的疗效(有效性)、不良反应(安全性)、用药方案、质量可控性、经济性、有效的合理用药原则进行科学评估。再评价的内容包括:安全性评价、质量评价、临床有效性评价和经济性评价。安全性评价主要是评价少见的、新的不良反应,特殊的风险因素;质量评价是确定是否满足不断提高的质量标准和药品品质需求;临床有效性评价主要针对疗效、依从性、新的收益或适应证等的再评价;经济性评价是对市场前景预测、价格的制定、医保报销决策的评价。

二、药品上市后再评价制度

(一)新药Ⅳ期临床试验

考察在广泛使用条件下药物的疗效和 ADR,评价药物在普通或特殊人群中使用的利益和风险。

(二)中药注射剂安全性评价

中药注射剂是现代中医药创新取得的成果,已经成为临床疾病治疗的独特手段。近年来随着我国药品研制和生产技术水平的提高,已上市中药注射剂存在的一些问题日益受到重视。中药注射剂存在的安全风险主要体现在基础研究不充分、药用物质基础不明确、生产工艺比较简单、质量标准可控性较差,以及药品说明书对合理用药指导不足、使用环节存在不合理用药等。为进一步提高中药注射剂的安全性和质量可控性,2009 年 1 月国家食品药品监督管理局决定在全国范围内开展中药注射剂安全性再评价工作。按照"全面评价、分步实施、客观公正、确保安全"的原则,全面开展中药注射剂安全性再评价工作,通过开展中药注射剂的生产工艺和处方核查、全面排查分析评价、有关评价性抽验、不良反应监测、药品再评价和再注册等工作,进一步规范中药注射剂的研制、生产、经营、使用秩序,消除中药注射剂的安全隐患,确保公众用药安全。采取的工作措施如下。

1. 对中药注射剂生产工艺处方进行核查和监督检查

各省(区、市)局对每个中药注射剂的生产工艺和处方核查,完成中药注射剂的品种监管档案,内容应包括:品种注册及变更的证明文件,申报注册和变更并获得批准的生产工艺和处方,现行完整生产工艺和处方,关键生产设备、药材基原与采收加工要求,原料药、提取物、药材、辅料、直接接触药品的包材供应商情况,实际执行的产品质量标准、药品说明书和标签,不良反应监测结果,委托(生产、加工、检验)情况;历次生产监督检查情况、质量抽验情况;核查工作情况、风险评估,核查结论、存在问题及处理结果。对已核查品种的风险评估及结论、处理意见等,应有相关工作部门人员及局领导的签字。因停产未进行核查的品种,也应建立基本信息档案。

2. 加强中药注射剂再注册管理

各省(区、市)局将生产工艺和处方核查工作以及风险排查的情况作为再注册的依据,对企业申报的各项资料进行严格审查,重点是对处方、生产工艺、药品标准和说明书中存在问题的审查和评估,必要时可对生产现场进行检查。

3. 开展再评价工作

中药注射剂品种再评价工作以《中药、天然药物注射剂基本技术要求》为主要依据,结合生产工艺和处方核查、药品抽验和不良反应(事件)监测情况,围绕中药注射剂的安全性问题,从处方的合理性、工艺的科学性、质量的可控性、标签说明书的规范性等方面,对中药注射剂的风险效益进行综合分析,按照风险程度分类,分步推进中药注射剂再评价工作。国家局根据中药注射剂综合分析、再评价的结论及相关意见,研究制定改进工作措施并组织各省局监督落实,敦促企业采取补充研究、修改说明书、完善标准和统一工艺路线等措施;凡处方不合理、工艺不科学、不良反应发生严重的品种,国家局将依法采取坚决撤销措施。

4. 加强流通环节的监督检查和药品抽验工作

国家局负责制定抽验方案,确定抽验品种和抽样方式,并组织开展针对性的评价性抽验工作,对中药注射剂的储存、运输、保管以及破损回收等环节进行检查,对企业的储存、运输、保管、返工、销毁等管理制度和落实情况进行评估,重点分析影响药品内在质量安全性的问题,排查安全隐患。

此外,还包括提高中药注射剂药品标准、加强中药注射剂不良反应(事件)监测的措施。

(三)仿制药一致性评价

仿制药一般是指原研药专利过期后申请的,具有与被仿制药相同的活性成分、剂型、规格、适应证或者功能主治、给药途径和用法用量,以原研药的化学名或通用名经批准后上市的药品。我国批准上市的药品中95%是仿制药,美国2018年平均每100个处方中就有90个处方是仿制药。

1. 仿制药一致性评价的含义和意义

仿制药一致性评价是指对已经批准上市的仿制药,按与原研药质量和疗效一致的原则,分期分批进行质量一致性评价。原研药品是指在全球市场率先上市的,拥有或曾经拥有相关专利,或者获得了专利授权,具有完整和充分的安全性和有效性数据作为上市依据的原创性药品。过去我们批准上市的药品没有与原研药一致性评价的强制性要求,所以有些药品在疗效上与原研药存在一些差距。仿制药一致性评价是保障仿制药在质量和疗效上与原研药一致,在临床上实现与原研药相互替代,不仅可以节约医疗费用,也有助于提升我国仿制药的质量和制药行业的整体发展水平,保证公众用药安全有效。

2016 年 3 月 5 日,国务院办公厅发布了《国务院办公厅关于开展仿制药质量和疗效一致性评价的意见》(国发〔2016〕8 号),随后国家食品药品监督管理总局出台《关于发布仿制药质量和疗效一致性评价参比制剂备案与推荐程序的公告》(2016 年第 99 号)、《关于发布仿制药质量和疗效一致性评价工作程序的公告》(2016 年第 105 号)等一系列文件。要求在《化学药品注册分类改革工作方案》实施前批准上市的国产仿制药、进口仿制药和原研药品地产化品种,未按照与原研药品质量和疗效一致原则申报和审评的,需按照有关规定开展一致性评价。

通过一致性评价的品种,药监部门允许其在说明书和标签上予以标注,并将其纳入《新批准上市以及通过仿制药质量和疗效一致性评价的化学药品目录集》,相关部门也会给予相应的政策支持。原则上,自第一家生产企业的品种通过一致性评价后,其他药品生产企业生产的相同品种应在 3 年内完成一致性评价。逾期未完成的企业经评估认为属于临床必需市场短缺的品种,可向所在地省级药监部门提出延期评价申请,经省级药监部门会同卫生行政部门组织研究认定后可以延期,逾期再未完成的不予再注册。截至 2019 年底,国家药监局共审评通过 385 个品规的一次性评价,申请涉及 134 个品种,按照新注册分类批准仿制药 187 个品规涉及 81 个品种,累计发布参比制剂目录 22 批,共 1 899 个品规,其中包括注射剂产品制剂 402 个品规(141 个品种)。

2. 一致性评价审评程序

药品生产企业在完成一致性评价研究后,应按照《仿制药质量和疗效一致性评价工作程序》(国家食品药品监管总局公告 2016 年第 105 号)进行申报:国产仿制药由省级食品药品监督管理部门负责本行政区域内一致性评价资料的接收和相关补充申请资料的受理,组织研制现场核查和生产现场检查,现场抽取连续生产的三批样品送到指定的药品检验机构进行复核检验。完成上述工作后,由省级食品药品监督管理部门汇总报送一致性评价办公室。进口仿制药由国家药品监督管理局行政事项受理服务和投诉举报中心(以下简称"受理和举报中心")受理,对申报资料进行形式审查,并通知企业送 3 批样品至指定的药品检验机构进行复核检验。完成上述工作后,由受理和举报中心汇总报送一致性评价办公室。

一致性评价办公室负责一致性评价工作,组织专家审核确定参比制剂;对企业提交的一致性评价资料进行评价;对有关政策和工作程序等内容进行咨询指导,并负责组织药品审评中心对生物等效性试验和临床有效性试验等工作的技术要求进行咨询指导;负责组织核查中心对生产现场检查、研制现场核查和临床核查等工作的技术要求进行咨询指导;负责组织中国食品药品检定研究院和承担复核检验工作的各药品检验机构对各品种复核检验等工作的技术要求进行咨询指导。

一致性评价办公室组织设立专家委员会,专业范围覆盖药学、临床医学、药物经济学、统计学、法学等。专家委员会负责对一致性评价办公室的评价品种选择、参比制剂审核、品种评价等工作提出咨询意见;负责审议参比制剂选择结果和品种评价结果;负责对一致性评价工作的总体部署、重大政策和关键技术问题提供决策咨询意见。

3. 开展一致性评价的范围

要求在《化学药品注册分类改革工作方案》实施前批准上市的国产仿制药、进口仿制药和原研药品地产化品种,未按照与原研药品质量和疗效一致原则申报和审评的,需按照有关规定开展一致性评价。首批对国家基本药物目录(2012 年版)中 2007 年 10 月 1 日前批准上市的化学药品仿制药口服固体制剂进行一致性评价。化学药品口服固体制剂量大面广、最为常用,也是基本药物中保障群众基本用药需求的品种。

上述以外的其他化学药品仿制药口服固体制剂,企业可自行组织一致性评价工作,自首家品种通过一致性评价后,三年后不再受理其他药品生产企业相同品种的一致性评价申请。基本药物目录中其他剂型的药品、非基本药物目录的品种等,由于涉及品种众多、情况复杂,因此国家食品药品监督管理总局将分期分批发布开展质量和疗效一致性评价的品种名单。对这些品种,鼓励企业提前开展评价。

4. 参比制剂的选择

参比制剂是指用于仿制药质量一致性评价的对照药品,可为原研药品或国际公认的同种药物。国际公认的同种药物是指在欧盟、美国获准上市并获得参比制剂地位的仿制药。选择已在国内上市药品的参比制剂,优先选择原研上市许可持有厂家原产地进口产品,其次可以选择原研上市许可持有厂家其他产地进口产品,但该产品须在欧盟、美国、日本上市,并具有参比制剂地位。若原研上市许可持有厂家和产地均发生变化的,则需证明其为原研产品。原研药品和国际公认的同种药物通常具有完善的临床研究数据或生物等效性研究数据。

行业协会可向一致性评价办公室推荐参比制剂,原研药品生产企业、国际公认的同种药物生产企业可向一致性评价办公室申报参比制剂。一致性评价办公室主动对参比制剂的备案、推荐和申报信息向社会公开。国家食品药品监督管理总局及时公布推荐和确定的参比制剂信息,药品生产企业原则上应选择公布的参比制剂开展一致性评价。对于企业找不到且无法确定参比制剂的,应由药品生产企业开展临床有效性试验。

5. 一致性评价的方法

药品生产企业对拟进行一致性评价的品种,首先应参照《普通口服固体制剂参比制剂选择和确定指导原则》(国家食品药品监管总局公告 2016 年第 61 号)的要求选择参比制剂。按照《仿制药质量和疗效一致性评价参比制剂备案与推荐程序》(国家食品药品监管总局公告 2016 年第 99 号),将选择的参比制剂向国家食品药品监督管理总局仿制药质量一致性评价办公室(以下简称"一致性评价办公室")备案。一致性评价方法分为体外评价方法和体内评价方法,体外评价包括反映内在质量特征的关键指标(如特征性杂质、原料晶型、辅料等)、体外溶出曲线、制剂处方工艺、稳定性考察等的比较;体内评价包括生物等效性试验(BE)和临床有效性试验。

开展生物等效性试验的品种,应根据《关于化学药生物等效性试验实行备案管理的公告》(国家食品药品监管总局公告 2015 年第 257 号)规定的程序备案,并按照《以药动学参数为终点评价指标的化学药物仿制药人体生物等效性研究技术指导原则》(国家食品药品监管总局通告 2016 年第 61 号)等的有关要求进行试验研究。对符合《人体生物等效性试验豁免指导原则》(国家食品药品监管总局通告 2016 年第 87 号)的品种,由药品生产企业申报,一致性评价办公室组织审核后公布,允许该药品生产企业仅采取体外溶出试验的方法进行一致性评价。

对无参比制剂需开展临床有效性试验的品种,应区分两种情况处理:①若属于未改变处方、工艺的,则应按一致性评价办公室的要求进行备案,并按照有关药品临床试验指导原则的相应要求开展试验研究;②若属于改变已批准处方、工艺的,则按照《药品注册管理办法》补充申请的有关要求开展试验研究。

(四)处方药与非处方药转换评价

处方药与非处方药转换评价属于药品上市后的评价范畴,以回顾性研究为主,应对品种相关研究资料进行全面回顾和分析,文献检索范围应包括国内外主要医药学文献及期刊,申请人提交的申请资料由综述资料、药学资料、药品安全性研究资料和有效性研究资料 4 部分组成,列出近 3 年来药品质量情况(如是否出现过质量问题、是否因质量问题被通报)、依赖性研究、耐受性研究、与其他药物和食物相互作用、消费者进行自我诊断、自我药疗情况下的安全性研究、广泛使用情况下的安全性研究等资料。

三、药品不良反应监测报告制度

（一）药品不良反应的定义及分类

根据中华人民共和国卫生部令第 81 号《药品不良反应报告和监测管理办法》，药品不良反应（Adverse Drug Reaction,简称 ADR）是指合格药品在正常用法用量下出现的与用药目的无关的有害反应，包括副作用、毒性作用、后遗效应、变态反应、继发反应、特异质反应、药物依赖性、致癌、致出生缺陷、致畸。药品不良事件是指药物治疗过程中出现的不良临床事件，它不一定与该药有因果关系，尚需要进一步评估。按照药品的不良反应与其药理作用之间有无关联性，分为 A 类不良反应、B 类不良反应和C 类不良反应。

1. A 类不良反应

A 类不良反应又称为量变型异常反应，临床上常见，是由于使用者的年龄、体质状况的差异，导致药物在体内的吸收、分布、代谢和排泄的过程不同而造成相对药物剂量过大或用药时间过长或相对药理作用增强引起的反应。通常与剂量相关，可以预测，停药或减量后症状减轻或消失，发生率高，致死率低，与药物制剂的差异、药动学差异及药效学差异等因素有关。副作用、毒性反应、继发反应、后遗效应、首剂效应和撤药反应等均属 A 型不良反应。例如苯二氮䓬类药物引起的嗜睡、抗凝血药所致的出血等。

2. B 类不良反应

B 类不良反应又称为质变型异常反应，与正常药理作用、使用剂量无关；难以预测，发生率低，死亡率高，可能是药物有效成分或其代谢物、添加剂、增溶剂、赋形剂等所引起，也可能是遗传因素导致的个体差异所引发。大多数药物过敏反应、变态反应和特异质反应，包括 Ⅰ 型（过敏性休克型）、Ⅱ 型（溶细胞型或细胞毒型）、Ⅲ 型（局部炎症或坏死反应）、Ⅳ 型（迟缓型细胞反应），属于 B 型不良反应。例如，青霉素引起的过敏性休克、氟烷引起的恶性高热等。

3. C 类不良反应

一些 A、B 型分类的不良反应通常在长期用药之后出现，潜伏期长，无明确的时间关联性，难以预测；其发病机制尚在探讨之中，其中多数与心血管系统、纤溶系统等变化有关，甚至致癌、致畸、致突变等。一般把它划归为 B 型不良反应，也有人将其另行归类为 C 类不良反应。

（二）新的药品不良反应、严重药品不良反应和药品群体不良事件

新的药品不良反应是指药品说明书中未载明的不良反应。说明书中已有描述，

但不良反应发生的性质、程度、后果或者频率与说明书描述不一致或者更严重的,按照新的药品不良反应处理。

严重药品不良反应是指因使用药品引起以下损害情形之一的反应:导致死亡;危及生命;致癌、致畸、致出生缺陷;导致显著的或者永久的人体伤残或者器官功能的损伤;导致住院或者住院时间延长;导致其他重要医学事件。

药品群体不良事件是指同一药品在使用过程中,在相对集中的时间、区域内,对一定数量人群的身体健康或者生命安全造成损害或者威胁,需要予以紧急处置的事件。

国际医学科学组织委员会推荐不良反应的发生率表示为:十分常见≥10%;常见1%~10%,含1%;偶见0.1%~1%,含0.1%;罕见0.01%~0.1%,含0.01%;十分罕见<0.01%。

(三)国家药品不良反应监测中心的主要职责

(1)承担国家药品不良反应报告和监测资料的收集、评价、反馈和上报,以及全国药品不良反应监测信息网络的建设和维护;

(2)制定药品不良反应报告和监测的技术标准和规范,对地方各级药品不良反应监测机构进行技术指导;

(3)组织开展严重药品不良反应的调查和评价,协助有关部门开展药品群体不良事件的调查;

(4)发布药品不良反应警示信息;

(5)承担药品不良反应报告和监测的宣传、培训、研究和国际交流工作。

(四)药品不良反应的报告与监测的实施

药品不良反应的发生涉及药物、机体和用药方案等多方面因素。对药品不良反应进行监测有助于促进合理用药,推动更为安全有效的新药的研制,科学地淘汰药品,最大限度地保障人们的用药安全。

药品不良反应实行逐级、定期报告制度,必要时可以越级报告。药品生产、经营企业和医疗机构必须指定专(兼)职人员负责本单位的药品不良反应报告和监测工作。生产、经营和使用单位每季度集中向所在地的省、自治区、直辖市监测中心报告,其中新的或严重的药品不良反应应于发现之日起15日内报告,死亡病例须及时报告。

药品生产、经营企业和医疗卫生机构发现群体不良反应,应当立即通过电话或者传真等方式报所在地的县级药品监督管理部门、卫生行政部门和药品不良反应监测机构,必要时可以越级报告。

监测期内的新药应当报告所有不良反应,每年汇总报告一次;其他国产药品,报告新的和严重的不良反应,在首次药品批准证明文件有效期届满当年汇总报告一次,以后每5年汇总报告一次。进口药品自首次获准进口之日起5年内,报告该进口药品的所有不良反应;满5年的,报告新的和严重的不良反应。

进口药品和国产药品在境外发生的严重药品不良反应(包括自发报告系统收集的、上市后临床研究发现的、文献报道的),药品生产企业应当填写《境外发生的药品不良反应/事件报告表》,自获知之日起30日内报送国家药品不良反应监测中心。国家药品不良反应监测中心要求提供原始报表及相关信息的,药品生产企业应当在5日内提交。

(五)定期安全性更新报告

药品生产企业应当对本企业生产药品的不良反应报告和监测资料进行定期汇总分析,汇总国内外安全性信息,进行风险和效益评估,撰写定期安全性更新报告。

设立新药监测期的国产药品,应当自取得批准证明文件之日起每满1年提交一次定期安全性更新报告,直至首次再注册,之后每5年报告一次;其他国产药品,每5年报告一次。首次进口的药品,自取得进口药品批准证明文件之日起每满1年提交一次定期安全性更新报告,直至首次再注册,之后每5年报告一次。

省级药品不良反应监测机构应当对收到的定期安全性更新报告进行汇总、分析和评价,于每年4月1日前将上一年度定期的安全性更新报告的统计情况和分析评价结果报省级药品监督管理部门和国家药品不良反应监测中心。国家药品不良反应监测中心应当对收到的定期安全性更新报告进行汇总、分析和评价,于每年7月1日前将上一年度国产药品和进口药品的定期安全性更新报告的统计情况和分析评价结果报国家药品监督管理部门和卫生部。

(六)评价与控制

药品生产企业应当对收集到的药品不良反应报告和监测资料进行分析、评价,并主动开展药品安全性研究。对已确认发生严重不良反应的药品,应当通过各种有效途径将药品不良反应、合理用药信息及时告知医务人员、患者和公众;采取修改标签和说明书,暂停生产、销售、使用和召回等措施,减少和防止药品不良反应的重复发生。对不良反应大的药品,应当主动申请注销其批准证明文件并报所在地省级药品监督管理部门和国家药品监督管理部门。

不良反应监测机构应当每季度对收到的药品不良反应报告进行综合分析,提取需要关注的安全性信息并进行评价,提出风险管理建议,及时报药品监督管理部门、卫生部门。药品监督管理部门根据分析评价结果,可以要求企业开展药品安全性、有效性相关研究,必要时应当采取责令修改药品说明书,暂停生产、销售、使用和召回药品等措施,对不良反应大的药品,应当撤销药品批准证明文件,并将有关措施及时通报卫生部。

国家药品不良反应监测中心应当根据对药品不良反应报告和监测资料的综合分析和评价结果,及时发布药品不良反应警示信息。省级以上药品监督管理部门应当定期发布药品不良反应报告和监测情况。影响较大并造成严重后果的药品群体不良事件及其他重要的药品不良反应信息,由国家药品监督管理部门和卫生部统一发布。

上市药品再评价对于确保公众用药的安全、有效,提高合理用药水平,完善我国药品监督管理过程,促进管理决策的科学化,规范我国的药品市场秩序,促进药品开发具有重要意义。

第八节　药品技术转让

药品技术转让是指药品技术的所有者按照《药品技术转让注册管理规定》的要求,将药品生产技术转让给受让方药品生产企业,由受让方药品生产企业申请药品注册的过程,分为新药技术转让和药品生产技术转让。

一、新药技术转让

属于下列情形之一的,可以在新药监测期届满前提出新药技术转让的注册申请:①持有《新药证书》的;②持有《新药证书》并取得药品批准文号的。对于仅持有《新药证书》、尚未进入新药监测期的制剂或持有《新药证书》的原料药,自《新药证书》核发之日起,应当在相应制剂的注册分类所设立的监测期届满前提出新药技术转让的申请。

新药技术转让的转让方与受让方应当签订转让合同。转让方除为《新药证书》所有署名单位外,还应当包括持有药品批准文号的药品生产企业。转让方应当将转让品种的生产工艺和质量标准等相关技术资料全部转让给受让方,并指导受让方试制出质量合格的连续 3 个生产批号的样品。

新药技术转让注册申请获得批准之日起,受让方应当继续完成转让方原药品批准证明文件中载明的有关要求,例如药品不良反应监测和Ⅳ期临床试验等后续工作。

二、药品生产技术转让

属于下列情形之一的,可以申请药品生产技术转让:

(1)持有《新药证书》或持有《新药证书》并取得药品批准文号,其新药监测期已届满的;持有《新药证书》或持有《新药证书》并取得药品批准文号的制剂,不设监测期的;仅持有《新药证书》、尚未进入新药监测期的制剂或持有《新药证书》不设监测期的原料药,自《新药证书》核发之日起,按照《药品注册管理办法》附件六相应制剂的注册分类所设立的监测期已届满的。

(2)未取得《新药证书》的品种,转让方与受让方应当均为符合法定条件的药品生产企业,其中一方持有另一方50%以上的股权或股份,或者双方均为同一药品生产企业控股50%以上的子公司的。

(3)已获得《进口药品注册证》的品种,其生产技术可以由原进口药品注册申请人转让给境内的药品生产企业。

药品生产技术转让的转让方与受让方应当签订转让合同。转让方应当将所涉及的药品的处方、生产工艺、质量标准等全部资料和技术转让给受让方,指导受让方完成样品试制、规模放大和生产工艺参数验证实施以及批生产等各项工作,并试制出质量合格的连续3个生产批号的样品。受让方生产的药品应当与转让方生产的药品质量一致。

从药品研发生产的角度分析药品技术转让应当包括药品研发过程中的所有资料,包括实验室研究阶段(中药的提取浓缩工艺、化学药物合成工艺、处方、质量标准,药理、毒理、药代、药效研究资料等)、临床试验阶段(临床试验批件、包括治疗作用和人体安全性评价试验等的临床试验研究资料),以及已经完成生产并上市销售阶段。因此,在药品技术转让活动中同时存在专利申请权、专利权、技术秘密等知识性产权和《新药证书》《药品批准文号》《中药保护品种证书》以及其他药品行政保护产权等的权力性产权的转移或交割,还包括纯技术的所有权的转让,其中专利申请权、专利权及技术秘密等具有或不具有知识性产权的技术和药品临床前研究成果的转让不属于注册管理的技术转让,而临床试验阶段、上市销售阶段的权力性产权的转让属于注册管理的技术转让。

三、药品技术转让注册申请的申报和审批

药品技术转让的受让方应当为药品生产企业,其受让的品种剂型应当与《药品生产许可证》中载明的生产范围一致。药品技术转让时,转让方应当将转让品种的所有规格一次性转让给同一个受让方。

麻醉药品、第一类精神药品、第二类精神药品原料药和药品类易制毒化学品不得进行技术转让。第二类精神药品制剂申请技术转让的,受让方应当取得相应品种的定点生产资格。放射性药品申请技术转让的,受让方应当取得相应品种的《放射性药品生产许可证》。

(一)审批程序

申请药品技术转让,应当填写《药品补充申请表》,按照补充申请的程序和规定以及本规定附件的要求向受让方所在地的省、自治区、直辖市药品监督管理部门报送有关资料和说明。并同时提交注销所转让品种药品原批准证明文件的申请,包括原药品批准文号、《进口药品注册证》、境内分包装批准证明文件、委托生产的相关证明性文件等。受让方的药品处方、生产工艺、质量标准等应当与转让方一致,不应发生原料药来源、辅料种类、用量和比例,以及生产工艺和工艺参数等影响药品质量的变化。

受让方所在地的省、自治区、直辖市药品监督管理部门对药品技术转让的申报资料进行受理审查,组织对受让方药品生产企业进行生产现场检查,药品检验所应当对抽取的 3 批样品进行检验。药品审评中心应当对申报药品技术转让的申报资料进行审评,做出技术审评意见,并依据样品生产现场检查报告和样品检验结果,形成综合意见,做出审批决定。符合规定的,发给《药品补充申请批件》及药品批准文号。转让前已取得药品批准文号或其他证明文件的,同时在《新药证书》或《进口药品注册证》原件上标注已批准技术转让的相关信息后予以返还;未获批准的,原件予以退还。不符合规定的,发给《审批意见通知件》,并说明理由。

经审评需要进行临床试验的,发给《药物临床试验批件》,其对照药品应当为转让方药品生产企业原有生产的、已上市销售的产品。完成临床试验后,受让方应当将临床试验资料报送药品审评中心,同时报送所在地省、自治区、直辖市药品监督管理部门。省、自治区、直辖市药品监督管理部门应当组织对临床试验进行现场核查。

(二)不予批准的技术转让

具有下列情形之一的,其药品技术转让注册申请不予受理,已经受理的不予批准:

(1)转让方或受让方相关合法登记失效,不能独立承担民事责任的;

(2)转让方和受让方不能提供有效批准证明文件的;

(3)转让的药品在国家中药品种保护期内的;

(4)申报资料中,转让方名称等相关信息与《新药证书》或者药品批准文号持有者不一致,且不能提供相关批准证明文件的;

(5)转让方未按照药品批准证明文件等载明的有关要求,在规定时间内完成相关工作的;

(6)经国家药品监督管理局确认存在安全性问题的药品;

(7)国家药品监督管理局认为不予受理或者不予批准的其他情形。

四、新药技术转让申报资料要求及其说明

(一)药品批准证明文件及附件

《新药证书》所有原件和药品批准证明性文件及其附件的复印件,包括与申请事项有关的本品的各种批准文件,如药品注册批件、补充申请批件、药品标准颁布件及修订件等。附件指药品质量标准、说明书、标签样稿及其他附件。

(二)证明性文件

(1)转让方《药品生产许可证》及其变更记录页、营业执照复印件。转让方不是药品生产企业的,应当提供其机构合法登记证明文件复印件。受让方《药品生产许可证》及其变更记录页、营业执照的复印件。

(2)申请制剂的,应提供原料药的合法来源证明文件,包括原料药的批准证明文件、药品质量标准、检验报告书、原料药生产企业的营业执照、《药品生产许可证》《药品生产质量管理规范》认证证书、销售发票、供货协议等复印件。

(3)直接接触药品的包装材料和容器的《药品包装材料和容器注册证》或者《进口包装材料和容器注册证》复印件。

(4)对于已经获准药品委托生产的,应提交药品监督管理部门同意注销委托生产的相关证明性文件。

(5)转让方拟转让品种如有药品批准文号,应提交注销该文号申请。

(三)新药技术转让合同原件

转让方和/或受让方应提供新药技术转让合同原件。

(四)受让方药品说明书和标签样稿及详细修订说明

受让方应提供药品说明书和标签样稿及详细修订说明。

(五)药学研究资料

工艺研究资料包括原料药制备工艺、制剂处方及生产工艺、质量研究资料和稳定性研究资料等,应详细说明生产工艺、生产主要设备和条件、工艺参数、生产过程、生产中质量控制方法与转让方的一致性、生产规模的匹配性,并同时提供转让方详细的

生产工艺、工艺参数、生产规模等资料。质量研究工作的试验资料需对转让方已批准的质量标准中的检查方法进行验证,以确证已经建立起的质量控制方法能有效地控制转让后产品的质量。根据原料药的理化性质和/或剂型特性,选择适当的项目与转让方原生产的药品进行比较性研究,重点证明技术转让并未引起药品中与药物体内吸收和疗效有关的重要理化性质和指标的改变,具体可参照相关技术指导原则中的有关研究验证工作进行。还需提供药材、原料药、生物制品生产用原材料、辅料等的来源及质量标准、检验报告书,注意说明与转让方原使用的材料的异同,以及重要理化指标和质量标准的一致性。药物稳定性研究需对生产的 3 批样品进行 3～6 个月加速试验及长期留样稳定性考察,并与转让方的药品稳定性情况进行比较。对药品处方、生产工艺、主要工艺参数、原辅料来源、生产规模等与转让方保持严格一致的,可无须提交稳定性试验资料,其药品有效期以转让方药品的有效期为准。

生产技术转让申报资料和新药技术转让申报资料一样,包括五部分资料,要求相近,其中药学研究资料应当符合《药品注册管理办法》附件 1、附件 2、附件 3“药学研究资料”的一般原则,若受让方生产规模的变化超出转让方原规模的十倍或小于原规模的十分之一的,则应当重新对生产工艺相关参数进行验证,并提交验证资料。

五、不带药品批准证明文件的转让

不带药品批准证明文件的技术转让是纯技术的转让,不涉及行政审批。

1. 工艺技术转让

(1)化学药品的工艺技术转让:化学药品的制药工艺包括实验工艺、中试放大工艺和批量生产工艺,其中可转让的工艺主要包括:合成工艺、生产工艺(如反应温度、压力、反应时间、辅料、催化剂、反应终点的选择)、中间体纯化工艺、制剂工艺、“三废”处理工艺。

(2)中药的工艺技术转让:中药的制药工艺包括净制、切制等前处理、提取、分离纯化、浓缩、干燥,其中可转让的工艺技术主要包括净制工艺、切制工艺、炮制工艺、处方工艺(如药味组成、药味用量、辅料比重以及制剂口服剂量)、粉碎工艺(如粉碎程度、粉碎方法)、分离除杂浓缩干燥工艺(如相关方法以及温度、湿度等工艺条件)、制剂工艺(如制剂方法,稀释剂、润湿剂、黏合剂等辅料的种类与用量比重选择、制剂工艺条件)、灭菌工艺。

(3)生物药的工艺技术转让:生物药的制药工艺包括发酵、前处理、提取、分离纯化、浓缩、干燥,其中可转让的工艺主要包括发酵工艺(如培养基种类的选择与配制)、灭菌与除菌工艺、菌种的选育工艺、工艺参数控制(如温度、压力、空气流量、表面黏度等物理参数,pH 值等化学参数,菌体浓度、菌体湿度等生物学参数)。

2.专利技术转让

药品专利主要涉及产品、制备工艺、用途三个方面。药品产品专利主要包含:

(1)药物化合物专利,此类专利主要保护药物所包含的化合物的结构,或其立体异构体、互变异构体等。

(2)药物组合物专利,包括中药组合物、西药组合物、中西药复方组合物,此类专利是以西药、中药的配制组分以及其质量份比为保护内容;除此之外,还有中药活性成分组合物专利,其中活性成分包括中药有效部位或单一化合物。

(3)药品方法专利主要有:药物化合物的制备方法、西药制剂的制备方法、中成药制备工艺、中西药复方制剂制备工艺、中药活性成分的筛选及提取方法、药物质量控制方法和已上市药品改剂型方法等。

(4)药物的用途发明专利,是指对已上市销售药物发现了某种未曾有人知道的新用途时,比如发现新的适应证,则可以针对新发现的用途本身申请专利保护,从而使得其他制药企业不得在其说明书或者广告等途径宣称其生产的同种药物具备此用途。

专利权转让是指药品专利所有权的转让,而专利实施许可是转让药品专利技术的使用权,专利技术转让与前述工艺技术转让主要的区别是技术是否已公开。

(赵晔,杜亚朋)

参考文献

[1]　药品注册管理办法[Z].国家市场监督管理总局令第 27 号,2020.

[2]　中华人民共和国药品管理法[Z].中华人民共和国主席令第 31 号,2019.

[3]　中华人民共和国中医药法[Z].中华人民共和国主席令第 59 号,2017.

[4]　张晓东,王庆利,周跃华,等.我国《药品注册管理办法》修订工作及有关思考[J].中国新药杂志,2017,26(13):1494 - 1497.

[5]　国家食品药品监督管理局.药品技术转让注册管理规定[Z].国食药监注〔2009〕518号,2009.

图书在版编目(CIP)数据

新药研发与注册 / 郑晓晖，赵晔主编. —西安：
西北大学出版社，2020.12
ISBN 978 - 7 - 5604 - 4675 - 2

Ⅰ.①新…　Ⅱ.①郑…②赵…　Ⅲ.①新药—研制
②新药—注册—中国　Ⅳ.①R951②R97

中国版本图书馆 CIP 数据核字(2020)第 268430 号

新药研发与注册

主编　郑晓晖　赵　晔

出版发行　西北大学出版社
(西北大学校内　邮编:710069　电话:029 - 88303059)
http://nwupress.nwu.edu.cn　E-mail:xdpress@nwu.edu.cn

经　销	全国新华书店
印　刷	西安华新彩印有限责任公司
开　本	787 毫米×1092 毫　1/16
印　张	22

版　次	2020 年 12 月第 1 版
印　次	2020 年 12 月第 1 次印刷
字　数	405 千字

书　号	ISBN 978 - 7 - 5604 - 4675 - 2
定　价	56.00 元

本版图书如有印装质量问题,请拨打 029-88302966 予调换。